W0257131

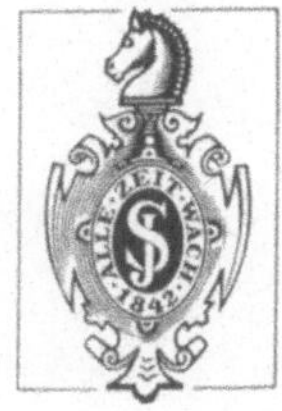

W. Leydhecker

Die Glaukome in der Praxis

Ein Leitfaden

Fünfte, völlig neubearbeitete Auflage

Mit 57 Abbildungen und 7 Tabellen

Springer-Verlag
Berlin Heidelberg New York
London Paris Tokyo
Hong Kong Barcelona
Budapest

Professor Dr. Dr. h. c. Wolfgang Leydhecker
Em. Direktor der Universitäts-Augenklinik im Kopfklinikum
Josef-Schneider-Straße 11
W-8700 Würzburg, Bundesrepublik Deutschland

Die 2. und 3. Auflage erschienen in der Reihe Kliniktaschenbücher
© by Springer Verlag Berlin Heidelberg 1973, 1979

Die Deutsche Bibliothek – CIP-Einheitsaufnahme
Leydhecker, Wolfgang: Die Glaukome in der Praxis : ein Leitfaden / W. Leydhecker. – 5., völlig
neubearb. Aufl. – Berlin ; Heidelberg ; New York ; Tokyo ; Hong Kong ; Barcelona ; Budapest :
Springer, 1991
  ISBN-13: 978-3-540-53482-2   e-ISBN-13: 978-3-642-76306-9
  DOI: 10.1007/978-3-642-76306-9

Dieses Werk ist urheberrechtlich geschützt. Die dadurch begründeten Rechte, insbesondere die
der Übersetzung, des Nachdrucks, des Vortrags, der Entnahme von Abbildungen und Tabellen,
der Funksendung, der Mikroverfilmung oder der Vervielfältigung auf anderen Wegen und der
Speicherung in Datenverarbeitungsanlagen, bleiben, auch bei nur auszugsweiser Verwertung,
vorbehalten. Eine Vervielfältigung dieses Werkes oder von Teilen dieses Werkes ist auch im Einzelfall nur in den Grenzen der gesetzlichen Bestimmungen des Urheberrechtsgesetzes der Bundesrepublik Deutschland vom 9. September 1965 in der jeweils geltenden Fassung zulässig. Sie ist
grundsätzlich vergütungspflichtig. Zuwiderhandlungen unterliegen den Strafbestimmungen des
Urheberrechtsgesetzes.

© Springer-Verlag Berlin Heidelberg 1962, 1973, 1979, 1985, 1991

Die Wiedergabe von Gebrauchsnamen, Handelsnamen, Warenbezeichnungen usw. in diesem
Werk berechtigt auch ohne besondere Kennzeichnung nicht zu der Annahme, daß solche Namen
im Sinne der Warenzeichen- und Markenschutz-Gesetzgebung als frei zu betrachten wären und
daher von jedermann benutzt werden dürften.

Produkthaftung: Für Angaben über Dosierungsanweisungen und Applikationsformen kann vom
Verlag keine Gewähr übernommen werden. Derartige Angaben müssen vom jeweiligen Anwen-
der im Einzelfall anhand anderer Literaturstellen auf ihre Richtigkeit überprüft werden.

Satz: Appl, Wemding
11/3130-543210 – Gedruckt auf säurefreiem Papier

Vorwort

Mit einer Therapie, deren Wirkungsweise wir erst im letzten Jahrzehnt zu verstehen beginnen, behandeln wir eine Krankheit, von deren Verständnis wir weit entfernt sind, erstaunlicherweise erfolgreich. Wir besitzen genügend wirksame Waffen im Kampf gegen die verschiedenen Glaukomformen. Dieses Buch gibt eine kurze Information über praktische Probleme der Diagnose und Therapie. Wer mehr als eine praktische Anleitung wünscht, sei auf die beiden 1989 erschienenen Werke über Glaukom hingewiesen, die im Literaturverzeichnis genannt sind.

Die Prognose der Glaukomkrankheit hängt entscheidend vom Arzt ab: Von dem *rechtzeitigen Erkennen* durch Tonometrie und Papillenuntersuchung bei jedem Patienten und dem *ausreichenden Behandeln,* wobei der intraokulare Druck durch die 24 Stunden jeden Tages unter 20 mm Hg gesenkt werden muß, bei Risikopatienten und im Spätstadium auf 15 mm Hg oder darunter. Als dritter Pfeiler ist die verständliche und wiederholte *Aufklärung des Patienten* zu nennen, ohne die der Kranke seine Medikamente nicht vorschriftsmäßig anwenden wird.

Viele Risikofaktoren können wir nicht ändern – so die familiäre Belastung, das Lebensalter oder Gefäßkrankheiten – und wahrscheinlich kennen wir nicht alle. Es ist deshalb für den Augenarzt, der seinen Kranken helfen möchte, schmerzlich, daß in dem modernen Schrifttum die unzweifelhafte Bedeutung der Drucksteigerung oft als wenig wichtig abgetan wird und die Aufklärung des Kranken nur geringe Beachtung findet. Dies sind ja die entscheidenden „Stellschrauben", an denen wir etwas bessern können. Der häufigste Druck bei Gesunden ist 15 mm Hg, aber selbst wenn man den Druck nur unter 20 mm Hg reguliert, hört der weitere Gesichtsfeldverfall bei 80% der Kranken mit bisherigem Verfall auf.

Diese 5. Auflage wurde überall modernisiert. Einige Kapitel sind gekürzt, so die Tonografie und die Belastungsproben. Manche Verfahren blieben im Text erhalten, obwohl man zweifeln kann, ob sie nicht überholt sind, so die Tonometrie nach Schiötz oder die kinetische Perimetrie. Natürlich zieht man die Applanationstonometrie und die rechnergesteuerte Perimetrie heute vor, die beide ausführlich geschildert sind. Die Zyklodialysetechnik ist nicht mehr beschrieben, die Anwendung der Argon- und YAG-Laser neu hinzugekommen. Die periphere Iridenkleisis blieb in Text und Bild, weil sie zu Unrecht aus der „Mode" gekommen ist.

Bei Medikamenten wurde der generische Name bzw. der Freiname der WHO genannt und manchmal in Klammern der Handelsname hinzugefügt.

Herrn Professor Dr. G. K. Krieglstein danke ich für Abbildungen 22 und 37 sowie für manchen wertvollen Rat. Dem Verlag danke ich für das geduldige Eingehen auf meine Wünsche.

Würzburg   W. Leydhecker

Inhaltsverzeichnis

Abbildungsverzeichnis

Tabellenverzeichnis

1 Der Glaukombegriff

1.1 Zusammenfassung

Glaukom ist ein Sammelbegriff für die ätiologisch verschiedensten Krankheiten, deren gemeinsames Kennzeichen bei voll entwickeltem Krankheitsbild typische Gesichtsfelddefekte, Papillenveränderungen und eine Steigerung des intraokularen (i. o.) Druckes über die individuell verträgliche Höhe sind. Die Definition des Glaukombegriffes ist schwierig, weil die statistische Streubreite der Drucke gesunder Augen groß ist und der individuell normale Druck vor Krankheitsbeginn fast stets unbekannt bleibt. Besonders jenseits des 50. Lebensjahres können pathologische Veränderungen an Gesichtsfeld und Papille beginnen, während der i. o. Druck noch im statistischen Normbereich ist. Eine dann hinzutretende Steigerung des i. o. Druckes beschleunigt den Verfall, während die Senkung des i. o. Druckes auf niedrige Werte die Verschlechterung aufhält. Andererseits kommen mäßige Steigerungen des i. o. Druckes bis 26 mmHg ohne Gesichtsfeldschaden vor, und man kann nicht sicher voraussagen, ob und wann es zu Schäden kommt.

Therapeutisch ist Glaukom in erster Linie ein Problem des erhöhten Druckes, der normalisiert werden muß. Ätiologisch dagegen sind außer der Regulationsstörung des Druckes noch andere Einflüsse beteiligt, die ungenügend erforscht sind. Deshalb ist die Tensionstoleranz individuell so verschieden. Druckwerte von 26 mmHg oder mehr werden meistens auf die Dauer schädlich sein.

Diese Wahrscheinlichkeit wächst mit dem Druck. Die Diagnose des Glaukoms soll man nicht erst nach dem Nachweis eines bereits eingetretenen, meist irreversiblen Schadens stellen. Man muß vielmehr bereits bei Druckwerten, die mit weit überwiegender Wahrscheinlichkeit zu einem Schaden führen werden, von Glaukom sprechen. Das ist i. allg. ab 26 mmHg der Fall. Solche Zahlen sind aber nur ein allgemeiner Anhalt, der eine mehr oder weniger große Wahrscheinlichkeit bedeutet. Es gibt keine magische Zahl, die für alle Menschen gilt und Gesunde von Kranken scheidet. Ein Auge mit einem Maximaldruck von 27 mmHg ist nicht grundsätzlich verschieden von einem anderen Auge mit 25 mmHg. Bei Risikofaktoren kann die Schädlichkeitsgrenze des i. o. Druckes unter 20 mmHg liegen.

1.2 Die Frühdiagnose des Glaucoma simplex

1.2.1 Schwankende Befunde, Wiederholungen. Alle Einzelbefunde von Druck und Gesichtsfeld können im Beginn des Glaucoma simplex schwanken, jede Einzeluntersuchung enthält Fehlerquellen. Selbst bei der computergesteuerten Perimetrie sind die Anleitung des Untersuchten und das persönliche Eingehen auf seine Ermüdung, Spannung, Angst und seine geistigen Fähigkeiten wichtige vom Untersucher beeinflußte Faktoren. Man gewinnt jedoch Sicherheit durch Wiederholen aller Untersuchungen. Bei der Tonometrie gibt eine nötigenfalls wiederholte Tagesdruckkurve, die mit einer Messung morgens im Bett vor dem Aufstehen bei Zweifelsfällen beginnen sollte, Auskunft über Maximaldruck, Mittelwert und Schwankungsbreite.

1.2.2 Wodurch entsteht ein Verdacht auf Frühglaukom? Der Verdacht auf ein Frühstadium entsteht am häufigsten durch Druckwerte über 21 mmHg, die bei einer Routineuntersuchung gemessen wurden, oder durch den Papillenbefund. Die Tonometrie und die Papillenuntersuchung gehören zur Standarduntersuchung des Patienten in der augenärztlichen Sprechstunde. Das Gesichtsfeld dürfte kaum jemals den Glaukomverdacht erwecken, weil der Kranke seine Ausfälle jahrelang nicht bemerkt und eine Perimetrie aus Zeitgründen nicht bei allen Patienten ohne begründeten Krankheitsverdacht ausgeführt werden kann. Wie weit die Rauschfeldperimetrie sich für das Entdecken frühester Veränderungen eignet, bleibt abzuwarten.

1.3 Risikofaktoren

1.3.1 Erhöhter i.o. Druck. Die schädlichen Folgen der Drucksteigerung sind vielfältig belegt. Bei Tieren kann man eine Atrophie und randständige Exkavation der Papille durch eine experimentelle Drucksteigerung auf 70 mmHg in 2 Wochen erzeugen. Beim Menschen entsteht sie bei Sekundärglaukom oder Steroidglaukom genauso wie bei primärem Glaukom. Bei beiderseitigem Glaukom ist die Papille am Auge mit dem höheren Druck stärker geschädigt. Bei

experimenteller Drucksteigerung durch Kompression des Auges bei gesunden Freiwilligen entstehen dieselben Gesichtsfeldausfälle wie bei Glaukom. Die Druckregulierung unter 20 mmHg bringt bei 80% der Glaukomaugen, die vorher bei nicht reguliertem Druck einen fortschreitenden Gesichtsfeldverfall hatten, diesen zum Stillstand oder bessert das Gesichtsfeld, wie eine eigene 5-Jahres-Studie mit dem Octopusperimeter zeigte.

Meine Reihenuntersuchung von 20 000 Augen zeigte eine Verteilung der Druckwerte, die von allen späteren Studien prinzipiell bestätigt wurde (Abb. 1). Der häufigste Druck ist 15–16 mm, die untere Grenze 8 mm. Die Verteilung ist nicht symmetrisch, weil im Gesamtkollektiv Gesunde und Glaukome, die erst bei der Reihenuntersuchung entdeckt wurden, enthalten sind. Meine Interpretation ist, daß eine glockenförmige Verteilung der Druckwerte Gesunder vorliegt (gepunktete Linie in Abb. 1) und die Schiefe durch neuentdeckte Glaukome bedingt ist. Hiernach liegen 95% der Druckwerte gesunder Augen zwischen 10 und 21 mmHg (M ± 2s). Von dem statistisch normalen Druck ist der individuell-normale (normative) Druck zu unterscheiden. 19 mmHg ist statistisch normal, aber bei einem Auge, dessen normativer Druck in gesunden Tagen 10 mmHg betrug, 9 mmHg zuviel und kann sich ebenso schädlich auswirken wie 30 mmHg bei einem Auge, dessen normativer Druck bei 21 liegt.

Je höher der i.o. Druck ist, desto wahrscheinlicher werden Sehnerv und Gesichtsfeld leiden (vgl. Kap. 1.7). Die Ansichten über die Schädlichkeit der Drucksteigerung sind jedoch auch heute noch unterschiedlich, obgleich dies seit wenigstens 150 Jahren als Hauptkennzeichen des Glaukoms gilt. Einige Autoren glauben, daß die Druckregulierung

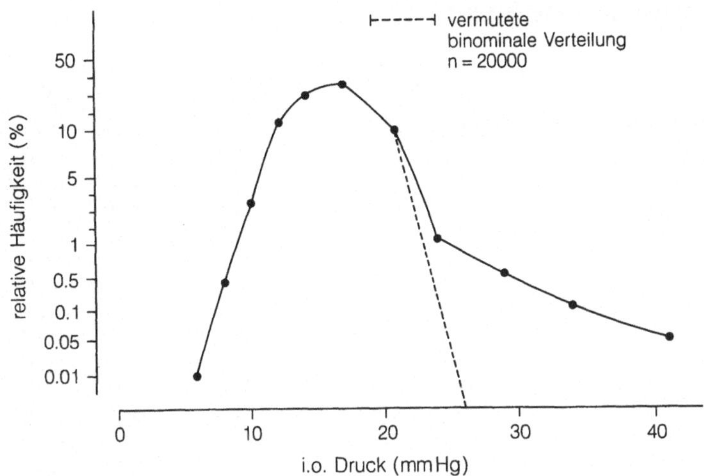

Abb. 1. Ergebnisse meiner Reihenuntersuchung an 20 000 Augen. *Ausgezogene Linie:* **Gemessene Druckwerte.** *Gestrichelte Linie:* vermutete binominale Verteilung der Druckwerte bei Gesunden. Beachte: Druckwerte von 8 mmHg sind nicht Hypotonie, sondern gemessene normalniedrige Werte. Der häufigste Druckwert liegt bei 15–16 mmHg. Die obere Grenze der Normalwerte ist nur vermutungsweise anzugeben, weil im Gesamtkollektiv Gesunde und erst bei der Reihenuntersuchung entdeckte Glaukomkranke enthalten sind

dem Glaukomkranken wenig nutzt, andere wollen den i. o. Druck nur dann senken, wenn bereits Gesichtsfeldschäden vorliegen und ihn sonst unbehandelt lassen, selbst wenn er 50 bis 70 mmHg beträgt. Aus prospektiven Studien wissen wir, daß bei leichter Drucksteigerung unter 25 mmHg in 5 Jahren selten Gesichtsfeldausfälle entstehen (Tabelle 1). Bei steigendem i. o. Druck wächst proportional die Zahl der Augen mit Gesichtsfeldschäden. Über 30 mmHg tritt bei mehr als 40% der Patienten ein Gesichtsfeldausfall in wenigen Jahren auf.

Wir können *individuell* nicht exakt voraussagen, ab welcher Höhe der i. o. Druck sich schädlich auswirkt, sondern nur Wahrscheinlichkeiten abschätzen. Bei der individuellen Beurteilung kann uns die Berücksichtigung aller hier diskutierten Risikofaktoren helfen. Liegen keine sonstigen Risikofaktoren vor, so kann man im allgemeinen damit rechnen, daß ein i. o. Druck von 21 bis 25 mmHg jahrelang ohne Schaden vertragen wird.

Ich halte bei Druckwerten ab 26 mmHg die Wahrscheinlichkeit, daß ein Schaden entsteht, für so groß, daß ich mit der medikamentösen Therapie beginne. Andere ziehen diese Grenze bei 30 mmHg. Solche Zahlen sind jedoch nur allgemeine Anhaltspunkte für das Schätzen einer Wahrscheinlichkeit und stellen keine „magische Zahl" dar, die für alle Menschen gleich gilt und „gut" von „böse" exakt scheidet.

1.3.2 Der Zustand des zweiten Auges. Das primäre Offenwinkelglaukom befällt in der Regel beide Augen, aber bei 50–70% der Patienten ist das Stadium rechts und links verschieden. Dies weist auf einen zeitlich verschiedenen Beginn hin. Glaukom an dem einen Auge läßt mit größter Wahrscheinlichkeit annehmen, daß eine okuläre Hypertension an dem zweiten Auge nicht harmlos ist, sondern ein beginnendes Glaukom darstellt; eine medikamentöse Behandlung ist dann angezeigt.

Tabelle 1. Auftreten von Gesichtsfeldausfällen bei unbehandelter okulärer Hypertension

Autor	Beobachtungszeit (Jahre)	i. o. Druck (mmHg)	Gesichtsfeldausfälle entstanden bei/von (%)
Linnér u. Stromberg (1967)	5	> 20	3/152 (2.0)
Graham (1968)	4	> 20	1/232 (0.4)
Armaly (1969)	5	< 20	2/3330 (0.1)
		20–23	1/504 (0.2)
		24–29	1/90 (1.1)
		> 29	0/12 (0.0)
Norskov (1970)	5	20–24	1/136 (0.7)
Schappert-Kimmijser (1971)	5	22–30	12/94 (12.8)
		> 30	5/12 (41.7)
Perkins (1973)	5–7	< 20	7/72 (1.0)
		> 20	4/124 (3.2)
Wilensky et al. (1974)	5	> 21	3/50 (6.0)
Kitazawa et al. (1977)	9	> 21	7/75 (9.3)
Sorenson et al. (1978)	15	> 19	2/55 (3.6)
David et al. (1977)	3.5	21–25	2/75 (2.7)
		26–30	3/25 (12.0)
		> 30	7/17 (41.2)
Glaucoma Collaborative Study[a]	5–13	< 16	20/2468 (0.8)
		16–19	33/2343 (1.4)
		20–23	26/826 (3.1)
		> 23	21/249 (8.4)

[a] Armaly: nicht veröffentlicht

Nach: Phelps, C. D.: The „No Treatment" Approach to Ocular Hypertension Surv. Ophthalmol. Vol. 25, Nr. 3, 175–182 (1980)

Wenn an dem einen Auge Gesichtsfeld- und Papillenschäden bei nur wenig gesteigertem i. o. Druck (unter 30 mmHg) aufgetreten sind, ist dies ein Signal, auch an dem zweiten Auge leichte Drucksteigerungen nicht abwartend hinzunehmen, sondern beidseits den i. o. Druck möglichst unter 15 mmHg zu senken.

1.3.3 Familiäre Belastung. Eine familiäre Belastung mit Glaukom ist bei etwa 20% der Kranken vorhanden. Leicht erhöhte Druckwerte müssen bei familiärer Belastung als Hinweis auf Glaukom angesehen werden.

1.3.4 Abnorme Papillen. Risikofaktoren seitens der Papille sind Seitendifferenzen der Exkavation zwischen beiden Augen, eine tiefe Exkavation, eine Abknickung der Gefäße am Exkavationsrand, Blutungen am Papillenrand oder Blässe des stehengebliebenen Randgewebes. Die Größe der Exkavation korreliert schlecht mit Gesichtsfelddefekten, solange die Exkavation weniger als 80% beträgt. Aufschlußreicher ist die Kontrolle des zeitlichen Verlaufs, wozu am besten Stereofotografien der Papille dienen. Freilich hinkt man dann mit der Therapie dem bereits eingetretenen Schaden hinterher.

In der Praxis ist man selten darauf angewiesen, die Zunahme der Exkavation mit Hilfe von Stereofotos abzuwarten, ehe man eine Diagnose stellt, da man mit empfindlichen perimetrischen Methoden viel frühere Hinweise auf Glaukom erhält (Gl-Programm Octopus). Bei einem i. o. Druck von 28 mmHg oder mehr und einer Exkavation von 60%, bekommen alle Augen Gesichtsfelddefekte.

1.3.5 Ungünstige kardiovaskuläre Faktoren, Alter über 60 Jahre. Ein erhöhtes Risiko für den Gesichtsfeldverfall bei i. o. Drucksteigerung besteht bei Arteriosklerose, Alter über 60 Jahren, Diabetes, sonstigen peripheren Gefäßleiden, erniedrigtem oder gesteigertem Blutdruck, verminderter Durchgängigkeit der A. carotis, zerebrovaskulären Krankheiten, Anämie, bei einer reaktiven Polyglobulie sowie einer verminderten Herzleistung. Auch die medikamentös herbeigeführte Senkung des erhöhten Blutdrucks kann zu einem ungenügenden Blutminutenvolumen des Sehnervs führen. Alle diese Erkrankungen sind im Alter häufiger als in der Jugend, und oft im Alter miteinander kombiniert. Auch hierbei gilt wieder, daß bestimmte Zahlen eine individuell ganz verschiedene Bedeutung haben können und „das Alter" nicht bei jedem Menschen mit genau 60 Jahren anfängt. So wie der i. o. Druck *im allgemeinen* über 26 mmHg zu hoch ist, oder ein Blutdruck über 160/100 mmHg *in der Regel* behandelt werden sollte, wird man bei einem Lebensalter von 60 Jahren bei den meisten Menschen mit einem erhöhten Risiko rechnen müssen.

1.3.6 Myopie. Glaukom bei Myopie verläuft meist als Glaucoma simplex. Es wird bei Schiötz-Tonometrie übersehen, weil die Rigidität bei Myopie vermindert ist und bei Impressionstonometrie deshalb zu niedrige Werte gefunden werden.

Die Exkavation bleibt bei dem schrägen Optikuseintritt myoper Augen oft unerkannt. Die Gesichtsfelddefekte werden als Refraktionsskotome fehlgedeutet.

Bei Kindern könnte ein ursächlicher Zusammenhang zwischen beiden Krankheiten bestehen, da bei Hydrophthalmie nicht nur der vordere Augenabschnitt gedehnt wird, sondern auch eine Achsenmyopie entsteht. In manchen Familien werden Glaucoma simplex und Myopie abwechselnd oder gemeinsam vererbt. Die Therapie ist wie bei Glaucoma simplex ohne Myopie. Natürlich darf man nur die applanatorisch gefundenen Druckwerte berücksichtigen.

1.3.7 Pseudoexfoliation. Bei der Pseudoexfoliation entstehen hohe Druckwerte besonders rasch, deshalb gehört sie zu den Risikofaktoren (Näheres in Kap. 9.1).

1.3.8 Eine schlechte Mitarbeit des Patienten. Sie kann viele Gründe haben. Aus Leichtsinn vergißt der Kranke das Eintropfen oder die Kontrollen beim Augenarzt, aus Aberglauben läßt er sich paramedizinisch behandeln, oder er versteht nicht, wozu das Eintropfen dient. Vergeßlichkeit im hohen Alter oder der Versuch, das Krankheitsbewußtsein zu verdrängen, können ähnliche Folgen haben. Auf diesem Gebiet bleibt für manchen Augenarzt noch viel zu lernen, wenn er meint, das Ausschreiben eines Rezeptes genüge bereits. Bei dem Augenarzt können Leichtsinn und Unwissenheit dazu führen, die Perimetrie nur alle paar Jahre vorzunehmen und den i. o. Druck nicht genügend zu regulieren, während das Gesichtsfeld des Patienten verfällt. In das Gebiet des Aberglaubens gehört die Behandlung bei Glaukom mit Jod.

Eine Mitarbeit kann man nur vom aufgeklärten Patienten erwarten. Für diesen Zweck habe ich ein Büchlein für Glaukomkranke geschrieben, das dem Arzt viel Zeit bei Aufklärungsgesprächen ersparen kann. Nur die Hälfte der Patienten tropft nach einer nur mündlichen Aufklärung regelmäßig. Das Eintropfen muß dem Patienten genau gezeigt werden und er muß es dem Augenarzt anschließend vormachen, damit dieser Fehler korrigieren kann.

1.3.9 Folgerungen. Offenwinkelglaukom ist eine multifaktorielle Krankheit. Die Risikofaktoren, von denen die wichtigsten hier besprochen wurden, sind um so bedeutender, je stärker sie ausgeprägt sind. Das Risiko steigt, wenn mehrere von ihnen zusammentreffen. Viele von ihnen sind nicht zu ändern, so die abnorme Papille, die familiäre Belastung, ungünstige vaskuläre Faktoren, ein hohes Alter oder der Zustand des zweiten Auges. *Für die ärztliche Aufgabe, den Patienten vor Schaden zu bewahren, ragen die Normalisierung und sorgfältige Überwachung des i. o. Druckes sowie die Aufklärung des Patienten deshalb hervor. Dies sind die einzigen „Stellschrauben", an denen wir etwas bessern können.*

1.4 Okuläre Hypertension

Bei Augen mit leicht gesteigertem i. o.Druck, jedoch normaler Papille und normalem Gesichtsfeld, sprach Elschnig 1924 von Hochdruck ohne Glaukom. Der neuere Ausdruck „okuläre Hypertension" besagt dasselbe. „Glaukomverdacht" ist die bessere Bezeichnung, denn „okuläre Hypertension" suggeriert einen unschädlichen Dauerzustand. Es kann sich jedoch um das Anfangsstadium eines Glaucoma simplex mit der Tendenz zu weiteren Anstiegen des Druckes handeln. Man muß bei Druckwerten über 21 mmHg deshalb stets weitere Druckmessungen und bei Bestätigung des erhöhten Druckes die sorgfältige Untersuchung des Gesichtsfeldes mit einem für früheste Veränderungen geschaffenen Suchprogramm (Octopus G 1) anschließen. Die Papillenuntersuchung gehört ebenso wie die Tonometrie ohnehin zur Standarduntersuchung jedes Patienten.

1.5 Glaukom ohne Hochdruck

Als Glaukom ohne Hochdruck bezeichnet man den Gesichtsfeldverfall wie bei Glaukom mit Exkavation und Atrophie der Papille, aber ohne Drucksteigerung und ohne erkennbare sonstige Ursache. Die Diagnose wird oft zu unrecht gestellt, wenn nämlich eine Drucksteigerung übersehen wurde (s. Kap. 2.9).

Das tonometrische Tagesprofil muß normal sein, wenn man ein Glaukom ohne Hochdruck annehmen will, sonst handelt es sich um ein echtes Glaukom mit seltenen oder mit geringen Drucksteigerungen.

Bei vermutlichem Glaukom ohne Hochdruck sind folgende Untersuchungen nötig: Anamnese: Klärung welche Medikamente der Patient nimmt oder nahm (Kortison, herz- oder kreislaufwirksame Medikamente?), Befragen nach früher gemessenen Druckwerten, Herzinsuffizienz, Hypotonie, akute Blutverluste, Nikotinschäden. Tonometrie vor dem Aufstehen im Bett, Prüfung ob der Druck im Liegen applanatorisch wesentlich höher als im Sitzen ist, Tonografietest, Gesichtsfeldprüfung mit sorgfältiger Korrektur der Refraktion (Refraktionsskotome!), Fotos der Papillen.

Der Neurologe soll hinzugezogen werden mit der Bitte um Dopplersonographie zum Ausschluß einer Karotisstenose und mit den Fragen, ob eine neurologische Erkrankung vorliegt und eine Therapie zur besseren Durchblutung erlaubt ist. Die Lokalisation der beginnenden Gesichtsfeldausfälle ist wie bei sonstigem primären Glaukom, nämlich vorzugsweise im nasalen oberen Quadranten, während rein vaskulär bedingte Gesichtsfelddefekte vorwiegend in der unteren Hälfte liegen.

Bei den meisten Augen mit Glaukom ohne Hochdruck liegen die Druckwerte nahe der oberen Normgrenze bei 17–20 mmHg und die Tagesschwankungen des Druckes sind stärker als normal. Das spricht für einen individuell zu hohen Druck, so daß das Glaukom ohne Hochdruck wahrscheinlich eng verwandt ist mit Glaucoma simplex, jedoch die Tensionstoleranz (Kap. 1.7) verschlechtert ist. Hierzu Kap. 13.7 u. 20.9.

Wir fanden sehr oft einen erniedrigten allgemeinen Blutdruck, was einen verminderten arteriellen Perfusionsdruck der Papille bedeutet und sich wohl ebenso schädlich auswirkt, wie ein gesteigerter i. o. Druck.

Therapie. Der i. o. Druck soll unter 15 mmHg gesenkt werden. In Zusammenarbeit mit dem Internisten sollten Medikamente gegeben werden, die als Hemmer der Thrombozytenaggregation wirken und die Fließeigenschaften der Erythrozyten bessern, nach Möglichkeit die Gefäße erweitern und die Herzleistung optimieren. Ein niedriger Blutdruck soll möglichst gehoben werden. Nikotin ist völlig untersagt.

Auf die Notwendigkeit, den i. o. Druck auch im Liegen zu messen, wird in Kap. 2.9 hingewiesen.

1.6 Pseudoglaukom

Pseudoglaukom ist differentialdiagnostisch abzugrenzen von Glaukom ohne Hochdruck. Es handelt sich um eine Exkavation mit Atrophie und entsprechenden Gesichtsfeldausfällen nach bekannten Schäden wie z. B. Riesenzellenarteriitis.

1.7 Tensionstoleranz

Tensionstoleranz ist die individuell verschiedene Zeit, während der ein gesteigerter i. o. Druck ohne Schaden vertragen wird. Die Tensionstoleranz ist schlecht bei Risikopatienten (Kap. 1.3) sowie im Spätstadium des Glaukoms. Die Verträglichkeit eines gesteigerten Druckes bei sonst normalen Befunden am Gesichtsfeld (okuläre Hypertension, Glaukomverdacht) läßt sich nach Pillunat u. Stodtmeister an der VECP-Amplitude bei experimenteller Drucksteigerung durch Kompression des Auges erkennen. Für eine intakte Autoregulation der Papillendurchblutung spricht ein Plateau der Amplitude zwischen 30 und 60 mmHg, wie man es bei diesem Test bei Gesunden findet, während ein lineares Absinken ohne Plateau mit steigendem Kompressionsdruck bei Glaukom und gestörter Autoregulation gefunden wird.

Leicht verständlich ist, daß ein sehr niedriger Blutdruck einen verminderten arteriellen Perfusionsdruck der Papille bedeutet. Auch der meist nicht bekannte normative i. o. Druck, das heißt der individuell normale Druck vor Krankheitsbeginn, erklärt Unterschiede der Drucktoleranz. Die therapeutischen Entscheidungen richten sich nach der Größe des Risikos, das nicht exakt kalkulierbar ist. Der Entschluß zum Therapiebeginn hängt also nicht allein von der Höhe des Druckes ab. Ohne Risikofaktoren beginne ich meist mit der Therapie, wenn der Druck mehrmals 26 mmHg oder mehr betrug. Bei Risikofaktoren (Kap. 1.3) verordne ich drucksenkende Medikamente ab 21 mmHg, falls der Patient diese Therapie verträgt und sie den Druck erheblich senkt. Da die Tensionstoleranz individuell nicht zu berechnen ist, sollte der Arzt seine individuellen Entscheidungen im Krankenblatt durch einen kurzen Vermerk begründen, z. B.

„Druck nie über 23 mmHg, jedoch behandelt weil ..." oder „gelegentliche Druckspitzen bis ..., jedoch nicht behandelt weil ..." (s. auch Kap. 21.2). Bei Glaukom im Spätstadium des Gesichtsfeldverfalles oder bei Glaukom ohne Hochdruck nehme ich sogar einen Druck von 18 mmHg nicht als ungefährlich hin, sondern versuche, Druckwerte unter 15 mmHg zu erreichen.

2 Der Augeninnendruck bei Gesunden

2.1 Zusammenfassung

Bei rund 99% der gesunden Augen liegt der i.o. Druck zwischen 10 und 21 mmHg. Der i.o.Druck schwankt auch bei dem selben Individuum, deshalb schließt ein einmal gemessener normaler Druck ein Glaukom nicht aus, sondern gibt lediglich keinen Hinweis auf die Krankheit. Ein leicht gesteigerter Druck bis 25 mmHg beweist nicht das Vorliegen eines Glaukoms, aber er weist auf die Krankheit hin und fordert weitere Untersuchungen (z.B. Tagesdruckprofil, Papillenuntersuchung, Perimetrie). Ein Druck von 26 mmHg oder mehr ist bei Gesunden so selten, daß man mit weit überwiegender Wahrscheinlichkeit zunächst einmal – bis zum Beweis des Gegenteils – ein Glaukom annehmen muß.

2.2 Grenzen des i.o. Druckes bei Gesunden

Der Mittelwert ist bei Gesunden 15 ± 2,5 mmHg. Die Schwankungen im Laufe eines Tages betragen meist bis zu 3 mmHg, selten auch einmal 5 mmHg oder mehr. Das Druckmaximum findet man meist morgens um 5.00 bis 8.00 Uhr, seltener im Lauf des Vormittags oder gegen Mittag, noch seltener nachmittags – ähnlich wie bei den meisten Glaukomformen. Kurzfristig kann auch beim Gesunden der i.o. Druck erheblich steigen

(Kap. 2.8), aber das ist offensichtlich unschädlich, denn in wenigen Sekunden pendelt der Druck sich wieder auf seinen Normwert ein. Dieser liegt im Alter etwas höher als in der Jugend und bei Frauen etwas höher als bei Männern. Bei der ersten Tonometrie findet man bei 10–20% aller Gesunden Druckwerte über 20 mmHg, wenn der Untersuchte sich nicht entspannt. Bei einer erneuten Tonometrie nach 10 min werden normale Werte gemessen. Nur etwa 10% der bei tonometrischen Reihenuntersuchungen zunächst Verdächtigen hat Glaukom (1–2% der Bevölkerung über 40 Jahren). Ein leicht erhöhter Wert bei der ersten Tonometrie ist nicht maßgebend. Selbst das dauernde Überschreiten der 21 mmHg-Grenze ist nicht immer krankhaft, aber Werte von 22 bis 25 mmHg müssen den Verdacht auf ein Glaukom erwecken und den Arzt zu weiteren Untersuchungen veranlassen, um ein Glaukom ausschließen zu können. Druckwerte von 26 mmHg oder mehr sind bei Gesunden extrem selten, selbst wenn nicht bei völliger körperlich-seelischer Entspannung gemessen wird. Je höher der i.o. Druck bei entspannter Ruhelage gefunden wird, desto unwahrscheinlicher ist es, daß er noch normal ist. Ein einzelner Wert sagt jedoch wenig aus. Es kommt diagnostisch auf die Drucklage rund um die 24 h an. Bei allen Angaben über Druckwerte wird hier eine instrumentell und technisch korrekte Applanationsmessung vorausgesetzt, wozu auch gehört, daß der Arzt den Patienten beruhigt und dieser sich möglichst entspannt (s. auch Kap. 2.8 u. 13.11).

2.3 Normale Druckschwankungen

Der Druck des Gesunden zeigt außer den Tagesschwankungen (2–3 mmHg) pulsatorische Schwankungen bis ± 1,5 mmHg, ferner durch das Atmen bedingte Schwankungen mit einer Frequenz von 4 s und vasomotorische Schwankungen mit einer Frequenz von 8 bis 20 s. Man gleicht bei der Tonometrie diese Schwankungen durch wiederholtes Messen aus. Praktisch interessiert besonders der Mittelwert einer Tageskurve und deren Maximum und Minimum. Auch langfristige Druckschwankungen kommen vor.

2.4 Entstehung und Abfluß des Kammerwassers

Das Kammerwasser wird im Ziliarepithel unter Mitwirkung der Karboanhydrase sezerniert. Es fließt aus der hinteren Kammer durch die Pupille in die Vorderkammer. Mit den umgebenden Geweben besteht ein reger Austausch von löslichen Bestandteilen und Wasser. Die Gesamtmenge der Flüssigkeit, die durch das Trabekelwerk in den Schlemm-Kanal abfließt, ist etwa 2 ml/min, so daß das Kammerwasser alle 1–2 h vollständig erneuert ist. Der Abfluß erfolgt durch die Poren des Trabekelwerks. Der Abflußwiderstand sitzt hauptsächlich in dem juxtakanalikulären Maschenwerk. 25–35 Sammelkanälchen führen das Kammerwasser aus dem Kanal größtenteils in den intraskleralen Venenplexus, z. T. auch in oberflächlich unter der Bindehaut gelegene Gefäße (Wasservenen).

Der Abflußwiderstand hängt auch von der strukturellen Anordnung des Trabekelwerks ab, die vom Ziliarmuskel reguliert wird. Seine Spannung wird durch Parasympathikomimetika verstärkt und spreizt die Maschen, wodurch der Abflußwiderstand sinkt. Im Alter nimmt der Abflußwiderstand zu, weil unter der Innenwand des Schlemm-Kanals Ablagerungen von extrazellulärem Material auftreten (Kollagen Typ VI und Chondroitinsulfat). Hierdurch nehmen die Elastizität und die Durchlässigkeit des Netzes, das die Innenwand des Schlemm-Kanals und die Trabekel mit dem Ziliarmuskel verbindet, ab. Da sich im Alter auch die Kammerwasserproduktion verringert, bleibt der i. o. Druck annähernd konstant. Auf diesem Wege fließt etwa 80% der Kammerwassermenge ab. Der Abfluß nimmt bei Kompression des Auges zu.

Rund 20% (10–25%) des Kammerwassers sickert unabhängig von der Höhe des i. o. Druckes nach hinten durch die Lücken des Ziliarmuskels in den Suprachorioidalraum (uveoskleraler Abfluß). Die Kammerwasserproduktion sinkt, wenn der i. o. Druck steigt (Homöostase, Kap. 2.7). Das wirkt sich bei der Tonografie rechnerisch wie ein vermehrter Abfluß aus (Pseudofazilität, Kap. 14.5).

2.5 Wasservenen

Wenn einzelne größere Gefäße nur mit Kammerwasser gefüllt sind und erst an der Oberfläche der Sklera eine Blutbeimengung enthalten, kann man den dauernden Abfluß des Kammerwassers an der Spaltlampe gut beobachten. Man sieht oft ein Gefäß, in dem eine kurze Strecke lang ungemischt nebeneinander das klare Kammerwasser und eine Blutsäule fließen. Diese gestreiften Venen mit laminarer Strömung werden von manchen Autoren Wasservenen genannt, während andere Autoren nur die wasserklaren Abflußgefäße ohne Blut so nennen, die man erst findet, wenn man ein gestreiftes Gefäß stromaufwärts verfolgt. Klare Wasservenen heben sich von der Bindehaut optisch nur wenig ab. Die geringste Störung, das Einbringen eines Augentropfens, das Anheben des Oberlides, sogar der spontane Lidschlag können eine Blutfüllung der Gefäße bewirken. Erst die Entdeckung der Wasservenen durch Ascher (1942) klärte endgültig, daß das Kammerwasser nicht stagniert, sondern fließt.

2.6 Die Hydrodynamik des Kammerwassers

Der i.o. Druck P_o hängt ab vom Abflußwiderstand R und der Kammerwasserproduktion F. Zu deren Produkt $R \times F$ ist der episklerale Venendruck P_v zu addieren, also: $P_o = R \times F + P_v$ (Goldmanns Formel). Statt R wird meist der reziproke Wert, die Abflußleichtigkeit $C = \dfrac{1}{R}$ verwendet. Ungefähre Normalwerte sind $C = 0{,}33$ mm^3/mmHg; $F = 2$ mm^3, $P_v = 9$ mmHg. Das ergibt überschlägig einen i.o. Druck von 15 bis 16 mmHg.

Auch die Messung der Kammerwasserströmung nach Einbringen von Fluoreszein (Fluorphotometrie) ergab ein Minutenvolumen von etwa 2 mm^3.

2.7 Homöostasis und konsensuelle Einflüsse

Trabekelwerk und Lumen des Schlemm-Kanals sind druckabhängig. Bei experimentell niedrigem Druck zeigt das Abflußsystem kompaktere Formen, der Widerstand steigt, während bei Drucksteigerung am durchströmten Auge eine Auflockerung der Struktur und Zunahme der Riesenvakuolen eintritt. Am gesunden Auge wird so durch das Zusammenspiel von Kammerwasserproduktion und Abflußwiderstand der i.o. Druck konstant gehalten (Homöostase).

Konsensuell nennt man Druckänderungen eines Auges als Folge von Druckschwankungen des anderen Auges. Bei gesunden Augen sind solche Änderungen selten, sie betragen nur 1–2 mmHg und dauern nur wenige Minuten. Auch bei Glaukom sind Einflüsse des einen auf das andere Auge in wenigen Minuten vorüber, wie z.B. das Absinken des i.o. Druckes am zweiten Auge bei Tonografie am ersten Auge. Eine konsensuelle dauernde Drucksteigerung bei einseitigem Glaukom gibt es wahrscheinlich nicht. Auf eine konsensuelle Drucksenkung hoffen mitunter Patienten und verlangen vom Augenarzt, eine drucksenkende Operation am blinden Auge mit Glaukom auszuführen, damit sich der Druck des sehenden Auges mit senkt. Auf diesen außerordentlich seltenen und vorübergehenden Effekt kann man aber keinen Therapieplan ausrichten (vgl. Kap. 12).

2.8 Vorübergehende Drucksteigerungen in gesunden Augen

Vorübergehende Drucksteigerungen in gesunden Augen sind durch viele Einflüsse möglich und nicht als Glaukom mißzudeuten. Das Zukneifen der Lider, Atemanhalten und Pressen wie beim Stuhlgang oder bei Wehen sowie eine Kopftieflagerung können den i.o. Druck Gesunder für Augenblicke auf 40–50 mmHg steigen lassen. Geringere Anstiege sind bei plötzlicher seelischer Erregung möglich. Beim flachen Liegen ist der Druck etwa 2 mmHg, selten sogar bis

10 mmHg höher als im Sitzen. Bei Kopfstand kann der i.o. Druck auf Werte über 40 mmHg steigen. Sport ändert den i.o. Druck nur kurzfristig und unbedeutend. Klima, Kälte, Wärme, Meereshöhe, Rasse, Gesamtflüssigkeitsaufnahme pro Tag, Lesen oder Fernsehen sind ohne wesentlichen Einfluß. 1–2 Tassen Kaffee ändern den Druck nicht. Alkohol in jeder Form bewirkt bereits in kleinen Mengen (1 Flasche Bier oder 20 ml 38%-iger Weinbrand) eine Drucksenkung um etwa 20%, größere Alkoholmengen senken den Druck nicht stärker. Im Schlaf sinkt der i.o. Druck durch Abnahme der Kammerwasserbildung

2.9 Das Übersehen eines Glaukoms

Das Übersehen eines Glaukoms ist aus verschiedenen Gründen möglich:

a) Der Arzt hat den i.o. Druck nicht gemessen, weil keine Symptome bestanden, die seinen Verdacht in diese Richtung lenkten.

Um das 40. Lebensjahr herum wird Glaukom häufiger. Da es in jedem Alter beginnen kann, soll man unabhängig vom Lebensalter und von der Anamnese bei jedem augenärztlich Untersuchten den i.o. Druck messen. Das ist bei familiärer Belastung besonders wichtig.

b) Bei akutem Winkelblockglaukom sinkt zwischen den Anfällen der i.o. Druck auf normale Werte. Eine Abflachung der Peripherie der Vorderkammer, die Gonioskopie und die Vorgeschichte lassen solche Fälle erkennen.

c) Bei Glaucoma simplex ist im Beginn der i.o. Druck nicht dauernd erhöht, sondern kann frühmorgens pathologisch hoch sein, nachmittags normal. Bei einer Sprechstundenzeit in den Nachmittags-

stunden kann deshalb leicht ein beginnendes Glaukom übersehen werden. Besonders Verdachtsfälle soll man morgens um 8 Uhr oder früher und mittags um 11–12 Uhr messen.

d) Bei Tonometrie mit dem Schiötz-Tonometer zeigen Augen mit erniedrigter Rigidität, wie sie z.B. bei Myopie vorkommt, zu niedrige Werte. Man soll deshalb mit einem Applanationstonometer messen.

e) Bei abnormaler Beschaffenheit der Hornhaut (Narben, Keratokonus) können alle Tonometer falsche Werte anzeigen. Hierbei könnte man ausnahmsweise mit dem Schiötz-Tonometer auf der Sklera messen und diesen Wert mit der Sklera-Tonometrie des 2., gesunden Auges vergleichen, oder man mißt das gesunde Auge korneal und vergleicht dann den Palpationsbefund mit dem des kranken Auges.

f) Bei Augen mit einem früher niedrigen normativen Druck (z.B. 10 mmHg) bedeutet ein Druck von 20 mmHg, der statistisch noch normal ist, eine Steigerung um 10 mmHg. Mit der Tonometrie kann man dies nicht erkennen, wenn die Druckwerte aus gesunden Tagen nicht bekannt sind. Hinweise können ein wesentlich niedrigerer i.o. Druck am zweiten, gesunden Auge oder ein pathologisches Ergebnis des Tonografietests bei statistisch normalem Ausgangsdruck bieten, ferner der niedrigste Druck bei der Tagesdruckkurve oder nach Gabe eines schwachen Miotikums wie Pilocarpin 0,5–1%.

g) Ein Glaukom kann übersehen werden, wenn man den Glaukombegriff zu eng an die statistische Druckverteilung und dabei insbesondere an einen einzelnen Wert bindet. Bei Gesichtsfeldverfall trotz statistisch normaler Druckwerte ist an die oben genannte Möglichkeit zu denken, daß der i.o. Druck individuell zu hoch sein kann und zu prüfen, ob eine Senkung des i.o. Druckes unter 15 mmHg den weiteren Verfall verhindert. Bei Risikopatienten (Kap. 21.3) darf man sich nicht damit beruhigen, der i.o. Druck sei ja z.B. 21–23 mmHg, also ungefährlich, sondern man muß eine Tagesdruckkurve anlegen, die Papille und das Gesichtsfeld untersuchen. Im Zweifelsfall sind Verschlechterungen der Befunde nach 3–6 Monaten entscheidend für den Beginn der Behandlung oder eine Änderung der Therapie. Deshalb müssen die Befunde möglichst genau fixiert werden: Papillenfotos, wiederholte computergesteuerte Gesichtsfeldprüfung bei gleichen Bedingungen (gleiche Pupillenweite, Korrektur von Reaktionsfehlern).

h) Im Liegen ist der i.o. Druck normalerweise etwa 2 mmHg höher als im Sitzen, weil der episklerale Venendruck um diesen Betrag steigt. Bei manchen Menschen ist die Differenz 10 mmHg. Sie haben im Sitzen normalen i.o. Druck, im Liegen und somit während der ganzen Nacht erhöhten i.o. Druck. Bei Schäden an Gesichtsfeld und Papille muß man deshalb vergleichend im Sitzen und im Liegen tonometrieren.

3 Die Einteilung der Glaukome

3.1 Vorbemerkung

Die Einteilung der primären Glaukome in Glaucoma simplex (Offenwinkelglaukom), akutes Winkelblock-Glaukom, chronisches Winkelblockglaukom und Mischform (Glaucoma simplex mit zeitweilig verlegtem Kammerwinkel) beschreibt jeweils klinisch Zusammengehöriges. Eine bessere Einteilung wird erst möglich, wenn die Ursachen weiter erforscht sind, die primären Glaukome also nicht mehr „primär" genannt zu werden brauchen. Glaucoma simplex und Winkelblockglaukom sind ätiologisch völlig verschiedene Krankheiten, die nicht pauschal zusammengefaßt werden können, wenn z. B. über die Therapie berichtet wird. Die Hydrophthalmie kann man, soweit sie auf einer Entwicklungsstörung des Kammerwinkels beruht, zu den primären Glaukomen rechnen. Man könnte sie auch mit anderen Entwicklungsstörungen des Kammerwinkels zusammenfassen und bei den sekundären Glaukomformen einteilen oder als Gruppe für sich allein stellen. Solchen Gruppierungsfragen soll man keine zu große Bedeutung zumessen. Entscheidend ist, daß man mitteilen kann, was man meint. Die sekundären Glaukomformen sind hier nur kurz genannt und in Kap. 8 näher besprochen.

3.2 Primäre Glaukome

Primäre Glaukome sind Glaukomformen, bei denen sonstige Augenkrankheiten als erkennbare Ursache der Drucksteigerung fehlen.

3.2.1 Glaucoma simplex, Offenwinkelglaukom, im englischsprachigen Schrifttum abgekürzt POAG („primary open angle glaucoma"). Kennzeichen: Der Kammerwinkel ist beim Druckmaximum offen. Er kann weit oder eng sein. Bei Glaucoma simplex mit engem Kammerwinkel kann ein Winkelblockglaukom zusätzlich entstehen, wobei man von einer Mischform spricht (Kap. 3.2.4).

Der Ort des erhöhten Abflußwiderstandes: in den Trabekeln nahe der Wand des Schlemm-Kanals, vielleicht auch in den Abflüssen des Kanals.

Stadien:

1. Früh: Im Gesichtsfeld entstehen zuerst stellenweise gesteigerte Fluktuationen der Lichtunterschiedsempfindlichkeit, die nur mit der rechnergesteuerten Rasterperimetrie nachweisbar sind, später an diesen Stellen relative inselförmige Skotome in den zentralen 30°, besonders bei 10–17° im nasal-oberen Quadranten, die später absolut werden, Druck 22–30 mmHg.

2. Mittel: Absolute Gesichtsfeldausfälle bis zu $^1/_4$ des Gesichtsfeldes, die mit dem blinden Fleck zusammenfließen und entsprechend der Raphe der Sehnervenfa-

sern teilweise eine horizontale Grenze zeigen (Rönne-Sprung). Papille meist noch nicht randständig exkaviert, der vertikale Durchmesser der Exkavation oft 50% des Papillendurchmessers oder mehr. Seitendifferenzen der Papillen. Sonstige Papillenveränderungen: Kap. 19.2.

3. Spät: Größere Ausfälle als $^1/_4$ des Gesichtsfeldes. Die Exkavation wird randständig. Atrophie des noch nicht exkavierten temporalen Gewebssaumes. Druck meist 30–50 mmHg, seltener bis 60 mmHg.

Subjektive Symptome: Meist keine subjektiven Symptome, bei rund 20% der Patienten atypische und vieldeutige Augensymptome, bei Endotheldegeneration auch Nebelsehen, Farbringe oder Kopfschmerzen.

Diagnostische Hilfen: Tonometrie, Tagesdruckkurve, computergesteuerte Rasterperimetrie, Skizze und möglichst Fotografie der Papille, Gonioskopie. Besondere Verlaufsformen s. Kap. 9.

3.2.2 Akutes Winkelblockglaukom.

Kennzeichen: Der Kammerwinkel ist beim Druckmaximum verlegt, im Intervall zwischen den Anfällen eng. Die Symptome entsprechen den verschiedenen Stadien, die weiter unten genannt sind.

Ort des erhöhten Abflußwiderstandes: Der Kammerwinkel ist durch vorübergehende Anlagerungen der Iris an die Trabekel verlegt.

Stadien:

1. Prodromales Stadium: Zeitweilige Verlegung des Kammerwinkels mit Druckanstieg. Der Winkelblock löst sich in diesem Anfangsstadium meist spontan. Prodromale Symptome werden nur von 20–25% der Menschen bemerkt, die später einen Anfall bekommen. Sie bestehen im anfallsweisen Sehen von Farb-

ringen oder zeitweiliger Sehverschlechterung mit Schmerzen im Auge oder in der Umgebung des Auges.

2. Winkelblock: Typischer Glaukomanfall, Kammerwinkel verlegt, Druck über 60 mmHg, Hornhautödem, Gefäßstauungen, meist Schmerzen in den Augen oder im Kopf (90%) und Sehverschlechterung (nur von 45% der Patienten spontan bemerkt), selten schmerzfrei (8%).

3. Intervall: Zustand nach spontan oder medikamentös beseitigtem Druckanstieg, Druck normal, Tonografie normal, Kammerwinkel eng, aber offen. Vorderkammer flach. Oft Cataracta glaucomatosa oder stellenweise Irisatrophie als Zeichen früherer Anfälle. Kurz nach dem Anfall oft Hypotonie, Deszemetfalten, Kammerwasser dann getrübt.

Die Stadien folgen nicht immer nacheinander. Es gibt typische Anfälle ohne Prodrome. Selten kommt ein Kammerwinkelverschluß mit Druckanstieg, aber ohne Gefäßstauung vor, der beim Fehlen von subjektiven Symptomen meist unbemerkt bleibt. Auch ein vorübergehender Winkelblock ohne Druckanstieg kommt selten einmal vor, wenn die Kammerwasserproduktion zur Zeit minimal ist.

Druck: 60–80 mmHg.

Diagnose: Im Anfall tonometrisch leicht möglich. Im Intervall: Anamnese, flache Vorderkammer, enger Kammerwinkel, Glaukomflecken der Linse, sektorielle periphere Irisatrophie. Tonometrie zur Zeit der subjektiven Beschwerden kann zeigen, ob diese druckabhängig sind oder nicht. Auch das Verschwinden der subjektiven Symptome nach Eintropfen von Pilocarpin, das der Patient vorsichtshalber bei sich hatte, kann auf die Ursache der Symptome hinweisen. Diagnostische Hilfsmittel (meist überflüssig): Dunkelzimmertest mit Bauchlagerung, Mydriasistest und Tonografietest in Mydriasis.

3.2.3 Chronisches Winkelblockglaukom.

Kennzeichen: Kammerwinkel eng, teilweise durch Synechien verlegt.

Ort des Abflußwiderstandes: Teilweise dauernde Verlegung des Kammerwinkels durch periphere Synechien, zusätzlich oft Undurchlässigkeit der Trabekel wie bei Glaucoma simplex; bei akuten Druckanstiegen zusätzlich Block des Kammerwinkels wie bei akutem Winkelblockglaukom.

Stadien: wie bei Glaucoma simplex.

Druck: meist 30–60 mmHg.

Subjektive Symptome: Bei der Hälfte der Patienten keine oder unbestimmte Symptome, bei der anderen Hälfte zeitweise Nebelsehen, Farbringe um Lichter, Augen- oder Kopfschmerzen. Diagnostische Hilfen: Anamnese, enger Kammerwinkel, Synechien im Kammerwinkel, Perimetrie, Untersuchung der Papille. Tonografietest meist unnötig, da Druck dauernd erhöht. Diese Glaukomform wurde früher chronisch-kongestives Glaukom genannt. Die Kongestion ist jedoch nicht das wesentliche Kennzeichen und kann auch fehlen.

Das chronische Winkelblockglaukom entsteht nach wiederholten akuten Verschlüssen des Kammerwinkels (wiederholtem akutem Winkelblockglaukom). Es bleiben Synechien zurück, die den Kammerwinkel auch im Intervall verlegen und den Druck nicht mehr auf normale Werte sinken lassen. Seltener erfolgt das Zuwachsen des Kammerwinkels durch ein gleichmäßiges Vorwärtskriechen der Iriswurzel (im englischen Schrifttum „creeping angle"). Die Glaukomform kann auch aus den im folgenden beschriebenen Mischformen (Kap. 3.2.4) entstehen. Das Ziliarblock-Glaukom rechne ich nicht hierher, sondern zu den sekundären Glaukomformen.

3.2.4 Mischform.

Kennzeichen: Es handelt sich um Augen mit Glaucoma simplex und engem Kammerwinkel. Wenn nie ein Winkelblockglaukom auftritt, sind Symptome und Verlauf wie bei Glaucoma simplex. Wenn der Kammerwinkel sich verlegt, entstehen zusätzlich die Symptome des Winkelblockglaukoms. Bei längerer Dauer kann ein chronisches Winkelblockglaukom entstehen.

Differentialdiagnose: Im akuten Glaukomanfall ist eine Unterscheidung von unkompliziertem akutem Glaukom kaum möglich. Im Intervall bleiben im Gegensatz zum unkomplizierten Winkelblockglaukom der Druck und der Abflußwiderstand erhöht, Gesichtsfeldausfälle sind wie bei Glaucoma simplex. Vom chronischen Winkelblockglaukom unterscheidet sich die Mischform zunächst durch das Fehlen von Synechien im Kammerwinkel. Nach wiederholten Anfällen können jedoch Synechien entstehen, es entwickelt sich dann ein chronisches Winkelblockglaukom.

Ort des Abflußwiderstandes: Wie bei Glaucoma simplex *und* akutem Winkelblockglaukom.

Druck und subjektive Symptome: Ohne Kammerwinkelverlegung wie bei Glaucoma simplex, mit Kammerwinkelverlegung wie bei Winkelblockglaukom.

Klinische Bedeutung: Die Mischform wird meist durch das Versagen der Iridektomie bei vermeintlich einfachen akutem Glaukomanfall entdeckt. Die Iridektomie beseitigt den akuten Anfall, das Glaucoma simplex bleibt jedoch. Deshalb ist es sicherer, im akuten Anfall grundsätzlich die Iridektomie mit einer Iridenkleisis zu kombinieren.

Diagnostische Hilfen: Wie bei Glaucoma simplex und Winkelblockglaukom.

3.2.5 Hydrophthalmie durch Entwicklungsstörungen des Kammerwinkels.

Kennzeichen: Bei Kleinkindern Verlegung des Kammerwinkels durch persistierendes irisähnliches Gewebe. Lichtscheu, Tränen, Blepharospasmus bei Lichteinfall, zeitweise Rötung des Auges und Trübung der Hornhaut, später Vergrößerung des Auges.

Ort des Abflußwiderstandes: Zwischen Vorderkammer und Schlemm-Kanal.

Stadien:

1. Früh: Lichtscheu, Tränen, zeitweilig Hornhautödem. Guter Einblick in den Kammerwinkel.
2. Mittel: Vergrößerung des Hornhautdurchmessers auf 13–14 mm, Hornhautparenchym noch so klar, daß der Kammerwinkel gonioskopisch sichtbar ist.
3. Spät: Zunehmend dichte Hornhautnarben, Kammerwinkel gonioskopisch nicht mehr sichtbar. Starke Vergrößerung des Vorderabschnittes über 14 mm Durchmesser, randständige Exkavation (falls Einblick möglich).

Der Druck zeigt besonders starke Tagesdruckschwankungen und kann auch von Tag zu Tag stärker variieren als beim Glaukom der Erwachsenen. Diagnostische Hilfen: wiederholte Tonometrie, Hornhautdurchmesser messen und Längenzunahme des Bulbus mit Ultraschall messen. Pathologisches Gewebe im Kammerwinkel. Deszemetrisse. Exkavation bei Spätfällen. Sekundäre Formen sind in Kap. 7.2 (Tabelle 2) genannt (s. auch Kap. 8.5).

3.3 Sekundäre Glaukome

Sekundäre Glaukome sind Drucksteigerungen, die infolge sonstiger Augenleiden entstehen. Näheres im Kap. 8. Man kann sie einteilen in Sekundärglaukome *bei Krankheiten der Uvea oder der i. o.*

Gefäße: Bei oder nach Iridozyklitis, Heterochromiezyklitis, glaukomatozyklitischen Krisen, Verlegung der Zentralvene oder Zentralarterie der Retina, Diabetes, Sturge-Weber-Syndrom, Pigmentdegeneration, Pigmentglaukom.

Bei iridokornealen endothelialen Syndromen,

linsenbedingte Glaukomformen, einschließlich Ziliarblockglaukom,

nach Staroperation,

nach therapeutischen Maßnahmen: Keratoplastik, Röntgenbestrahlung, Ablatiooperation, Linseneinpflanzung, Lufteinblasen in die Vorderkammer, Sulfonamiden, Kortikosteroiden und anderen Medikamenten.

Nach Verletzungen: Prellungen, Perforationen, Verätzungen, i. o. Blutungen.

Weitere Formen: Nach Keratitis, nach Trachom, bei retrolentaler Fibroplasie, bei i. o. Tumor. Bei Steigerung des episkleralen Venendruckes. Bei Exophthalmus, bei epidemischer Wassersucht.

3.4 Grenze zwischen primären und sekundären Glaukomen

Die Grenze zwischen primären und sekundären Glaukomen ist unsicher (vgl. Kap. 8). Oft findet man an einem Auge ein scheinbar typisches Sekundärglaukom, etwa nach Zentralvenenverschluß, während am anderen Auge ein primäres Glaukom besteht. Man kann verschiedener Meinung darüber sein, ob die Hydrophthalmie infolge einer Fehlentwicklung des Kammerwinkels primär oder sekundär zu nennen ist, oder ob man das Glaukom bei Pseudoexfoliation primär oder sekundär nennen soll. Von praktischer Bedeutung wird die Frage nur, wenn man das (primäre) Glaukom des einen Auges übersieht, weil man das Glaukom des anderen Auges für rein sekundär und somit monolateral hält, ferner bei Gutachten (Kap. 12).

3.5 Information im Arztbericht

Glaukomform, Stadium und Kammerwinkelweite sollten stets genannt werden, wenn man eine Kurzinformation geben will, denn die Glaukomform allein besagt wenig. Jede Einteilung ist nur ein ungenügendes schematisches Abstempeln. Will man sich über einen Einzelfall verständigen, so muß man dem Krankheitsnamen einige weitere Daten beifügen: vorausgegangene Operationen, Sehschärfe, Zustand und Verlauf von Linse und Gesichtsfeld, Druckhöhe, Erfolg oder Mißerfolg der medikamentösen Therapie, ferner Zustand des 2. Auges, Lebensalter, Allgemeinzustand, Konstantbleiben des Gesichtsfeldes oder Verfall in den letzten Monaten (bei welchem Druck?) und Risikofaktoren. Dies ist das Minimum an Information, das man als Konsilarius oder weiterbehandelnder Augenarzt braucht, um einen Patienten zu beraten und das deshalb in Arztberichten enthalten sein sollte.

3.6 Unnötige Namen

Ein unnötiger Name ist z. B. das juvenile Glaukom, da es sich hierbei entweder um eine Spätform der Hydrophthalmie oder um ein früh beginnendes Glaucoma simplex oder um ein Sekundärglaukom handelt. Ungenau definiert und deshalb zu vermeiden sind ferner die Ausdrücke Präglaukom, subakutes Glaukom, kongestives Glaukom, Weitwinkelglaukom. Mit dem Ausdruck Weitwinkelglaukom wird zu Unrecht das primäre Glaukom mit offenem Kammerwinkel bezeichnet. Dieser kann jedoch auch eng (und offen) sein, weshalb das Wort Weitwinkelglaukom irreführend sein kann oder einen unwichtigen Tatbestand bezeichnet.

4 Die Ursachen der Drucksteigerung

4.1 Glaucoma simplex

Bei Offenwinkelglaukom ist der Ort des Widerstandes nach heutiger Auffassung im Trabekelwerk unmittelbar vor der trabekelseitigen Wand des Schlemm-Kanals zu suchen. Elektronenmikroskopisch fand man erst in den letzten Jahren hier Veränderungen aus Kollagen Typ VI und Chondroitinsulfaten, die sich von Altersveränderungen unterscheiden. Über den Zusammenhang des Glaucoma simplex mit Allgemeinleiden körperlicher oder seelischer Art wurde viel spekuliert, aber so gut wie nichts bewiesen. Alle zentralen drucksteigernden Einflüsse werden bei normalem Abflußwiderstand in wenigen Minuten durch einen vermehrten Abfluß von Kammerwasser ausgeglichen.

4.2 Akutes Winkelblockglaukom

Akutes Winkelblockglaukom, die plötzliche Blockierung des Kammerwinkels, kommt bei anlagemäßig engem Kammerwinkel vor, wie er z. B. bei Achsenhypermetropie oder großer Linse gefunden wird. Auslösende Ursachen für den Winkelverschluß können alle pupillenerweiternden Einflüsse sein: die örtliche Gabe von Mydriatika; die allgemeine Anwendung pupillenerweiternder Medikamente (Adrenalinzusatz des Lokalanästhetikums bei Operationen, Belladonnapräparate bei Magen-Darm-Leiden, manche Psychopharmaka), Schreck, Angst oder Aufregung. Fast ebenso oft wie Mydriatika lösen Miotika einen Winkelblock aus, weil die Iris der Linse dann wasserdicht anliegt und das hinter der Iris gestaute Kammerwasser die Irisperipherie in den Kammerwinkel vorwölbt, der so verlegt wird. Auch eine Gefäßerweiterung von Iris und Ziliarkörper bei Entzündungen kann den Kammerwinkel verlegen. Meistens läßt sich die auslösende Ursache nicht sicher feststellen.

4.3 Chronisches Winkelblockglaukom

Das chronische Winkelblockglaukom entsteht, wenn nach wiederholten akuten Druckanstiegen oder nach Entzündungen Synechien im Kammerwinkel zurückbleiben. Wird bei solchen Augen die Pupille nach einem akuten Winkelblockglaukom medikamentös wieder verengt, so sinkt der i. o. Druck nicht auf normale Werte wie beim akuten Winkelblockglaukom, sondern bleibt zwischen den akuten Anfällen erhöht.

4.4 Sekundäre Glaukomformen:

Kap. 8. Hydrophthalmie: Kap. 7.2.

5 Glaucoma simplex, Offenwinkelglaukom

5.1 Symptome

Die *objektiven Symptome* entwickeln sich in der Reihenfolge: Zunahme und Fixierung des Abflußwiderstandes, anfangs noch Druckausgleich durch Abnahme der Kammerwasserproduktion, dann zeitweiliger, später dauernder Anstieg des i. o. Druckes, nach Jahren vermehrte Fluktuationen, dann Gesichtsfeldausfälle innerhalb der zentralen 30°, oft im Bjerrumbereich (12°–17°), Zunahme der Exkavation und sonstiger Papillenveränderungen (Kap. 19), individuell sehr unterschiedlich rasche Zunahme des Widerstandes und Druckes, meist erst nach weiteren Jahren randständige Exkavation und Atrophie der Papille. Einige weitere Frühsymptome wurden in den letzten Jahren erforscht: Störungen des Blau-Gelb-Sinnes bei Prüfung mit dem Farnsworth Munsell 100 Hue Test oder dem Panel 15 Test, verminderte Kontrastempfindlichkeit bei dem Arden-Test, Nervenfaserausfälle, die sich bei Fotografie mit Grünfilter darstellen lassen. Noch ist unklar, wie diese Symptome zeitlich einander folgen und wie spezifisch sie sind. Besonders interessant ist das Ergebnis von Untersuchungen am Octopusperimeter, wonach noch vor dem Nachweis von Skotomen eine raschere Ermüdung einzelner Netzhautareale und vermehrte Fluktuation der Lichtunterschiedsempfindlichkeit vorkommen. Eine abrupte medikamentöse Senkung des erhöhten Blutdruckes ist gefährlich, weil das Gesichtsfeld dann beschleunigt verfällt. *Subjektive Symptome* fehlen bei etwa 60% der Patienten völlig, bis endlich im Spätstadium ein Gesichtsfeldausfall von ihnen bemerkt wird. Bei (abgerundet) 20% der Patienten kommen atypische subjektive Symptome im Anfang vor, wie Brennen der Augen, Kopfschmerzen, zeitweilig schlechteres Sehen. Von einigen der Patienten werden Symptome angegeben, die wir sonst dem Winkelblockglaukom zuordneten: Nebelsehen, Stirnkopfschmerz, Farbringe um Lichter. Vermutlich sind dies Kranke mit Endothelstörungen der Hornhaut.

5.2 Soziale Bedeutung

Unbestritten ist Glaucoma simplex eine der häufigsten Ursachen der Erblindung in den Ländern mit ausreichender augenärztlicher Versorgung. Glaukomkrank sind etwa 10–20% der stationären Kranken einer Augenklinik, 8–13% aller Patienten eines niedergelassenen Augenarztes und etwa 15–20% aller Blinden. 1–2% aller Menschen nach dem 40. Lebensjahr haben ein Glaukom. Die Häufigkeit nimmt nach dem 40. Lebensjahr exponential zu.

5.3 Prognose bei medikamentöser Therapie

Die Prognose bei medikamentöser Therapie hängt von der Höhe des i.o. Drukkes ab, ferner von dem Druckgefälle der A. ophthalmica zum i.o. Druck, von der Gefäßfunktion am Zinn-Haller-Gefäßkranz und dem Stadium des Glaukoms. Risikofaktoren sind in Kap. 1.3 besprochen. Im Frühstadium verhindert eine Normalisierung des i.o. Druckes weitere Schäden, im Spätstadium wird die Drucknormalisierung den Verfall verlangsamen, aber er kommt nicht immer zum Stillstand. Bei 80% aller Augen mit Glaucoma simplex und Gesichtsfeldausfällen kann man weitere Schäden verhindern, wenn der i.o. Druck dauernd unter 20 mmHg gesenkt wird, obwohl der Druck dann in manchen Augen natürlich noch höher als der normative Wert ist. Dies zeigte eine retrospektive Studie von 126 Augen mit Glaucoma simplex, die 5 ($\pm$ 1,3) Jahre mit dem Octopusperimeter beobachtet wurden, nachdem der i.o. Druck von 26,49 auf 19 mm gesenkt war. Während vorher Gesichtsfelddefekte bei allen Augen aufgetreten waren, blieben nun die Gesichtsfelder bei 67% der Augen gleich, bei 12% wurden sie besser. Der hier erreichte Mittelwert von 19 mmHg ist gerade eben statistisch normal und wahrscheinlich für viele Augen individuell zu hoch. 20% von ihnen verschlechterten sich. Man soll im Spätstadium zunächst den i.o. Druck auf 10–15 mmHg senken, dann aber in enger Zusammenarbeit mit dem Internisten zusätzlich Medikamente geben, die die Herzleistung optimieren und die Fließeigenschaften des Blutes verbessern (vgl. Kap. 1.5, 21.8 u. 22.7).

Die Prognose aller primären Glaukomformen ist gut, wenn die Krankheit im Frühstadium erkannt und ausreichend behandelt wird. Je nachlässiger die Behandlung ist, desto schlechter werden die Aussichten. Hier liegt die große Verantwortung des Arztes. Er kann die Prognose bessern durch:

1. Rechtzeitiges Erkennen, d.h. Tonometrie und Papillenuntersuchung jedes Patienten mindestens ab dem 40. Lebensjahr, bei familiärer Belastung auch in jüngeren Jahren, und bei Glaukomverdacht auch Tonometrie der nächsten Blutsverwandten. Eine Augenuntersuchung nach dem 40. Lebensjahr ohne Tonometrie und Ophthalmoskopie ist fehlerhaft, außer wenn triftige Gründe gegen die Druckmessung sprechen.
2. Dem Verständnis des Patienten angemessene Aufklärung.
3. Richtige Einregulierung des i.o. Druckes.
4. Sorgfältige Überwachung der Druckregulierung, so daß der i.o. Druck stets unter 20 mmHg liegt, bei Spätfällen möglichst zwischen 10–15 mmHg.
5. Rechtzeitige Operation.
6. Richtige Wahl des Operationsverfahrens, richtige Operationstechnik und richtige Nachbehandlung.

5.4 Operationserfolge

Die *Druckregulierung* wird mit der ersten oder zweiten Filteroperation bei etwa 80% der Augen zunächst erreicht, aber die Erfolgsquote sinkt nach 3–10 Jahren auf etwa 50%. Erhebliche Unterschiede sind durch die Ausgangssituation und die individuell verschiedene Vernarbungstendenz bedingt. Nach einer Veröderungsoperation des Ziliarkörpers sind nach 1–2 Jahren nur 40% der Augen druckreguliert. Als erfolgreich wird eine Operation angesehen, wenn danach ohne oder auch mit Medikamenten, die vorher den i. o. Druck nicht regulierten, eine Einregulierung der Druckwerte bis zu 20 mmHg erreicht wurde. Das *Gesichtsfeld* bleibt bei Druckregulierung im Frühstadium fast stets unverändert, kann im Spätstadium jedoch trotz Druckregulierung manchmal weiter verfallen. Ohne Druckregulierung verfällt es im Spätstadium mit Sicherheit immer. Bei Spätfällen soll man den Druck unter 15 mmHg senken. Die *Sehschärfe* hängt besonders von dem Zustand der Linse ab, die bei den meist älteren Glaukompatienten im Laufe der Jahre altersabhängige Trübungen zeigt. Eine beginnende Linsentrübung kann nach einer Filteroperation rascher zunehmen. Kataraktfördernd wirken sich die postoperative Iridozyklitis und das Fehlen der Vorderkammer aus. Die Entzündung soll man medikamentös unterdrücken und die Iris ruhigstellen. Die Vorderkammer verschwindet bei regelrechter Technik bei der peripheren Iridenkleisis nicht, bei der Goniotrepanation oder Goniektomie mit einem Skleradeckel steht die Vorderkammer am Ende des Eingriffs. Oft übersteht eine klare Linse bei diesem Vorgehen den Eingriff ohne Trübung.

5.5 Äußere Einflüsse, Wetter, Jahreszeit, Luftdruck, Rasse, Geschlecht, rechts/links, Einseitigkeit

Äußere Einflüsse, Wetter, Jahreszeit und Luftdruck sind ohne Einfluß auf das Glaukom. Der Einfluß der *Rasse* ist umstritten: bei Negern und Juden soll das Glaukom häufiger als bei Europäern sein. Die angeblich schlechtere Prognose bei Negern beruht wohl auch auf zu später Diagnose und nicht genügend sorgfältiger Behandlung durch Unverständnis des Kranken und schlechte soziale Verhältnisse. Die größere Häufigkeit bei Juden wird vermutet, weil diese oft mehrere Ärzte konsultieren. Männer erkranken öfter an Glaucoma simplex als Frauen. Zwischen der Häufigkeit der Erkrankung des linken oder rechten Auges bestehen keine Unterschiede. Im Beginn kann natürlich ein Auge eher erkranken als das andere, aber im fortgeschrittenen Stadium ist Einseitigkeit des Glaucoma simplex selten. Oft handelt es sich in solchen Fällen um ein Sekundärglaukom nach Prellung oder bei Gefäßerkrankung.

6 Akutes Winkelblockglaukom

6.1 Symptome

An *Prodrome* erinnern sich nur die Hälfte aller Patienten, und oft sind diese nicht eindeutig. Viele vorübergehende Verschlüsse des Kammerwinkels mit Druckanstieg lösen sich anfangs von selbst und bleiben vom Kranken unbemerkt. Alle anfallsweisen Sehstörungen und Stirnkopfschmerzen müssen den Arzt veranlassen, die Kammerwinkelweite zu untersuchen. Im Anfall bestehen fast immer Augen- oder Stirnkopfschmerzen (89%), Erbrechen oder Übelkeit aber nur bei 37%. Die Sehverschlechterung fällt bei einseitigen Anfällen nur der Hälfte der Patienten auf. 8% der Patienten mit akutem Winkelblockglaukom merken keine erheblichen Beschwerden: Der Anfall ist also nicht immer ein dramatisches Ereignis. Deshalb kommen 17% der Patienten, die in Großstädten sofort einen Augenarzt erreichen könnten, dennoch erst nach 3 Tagen oder später zum Arzt.

Das wichtigste *objektive Symptom* ist die tastbare Härte des Auges. Die Verlegung des Kammerwinkels ist bei Hornhautödem gonioskopisch erst sichtbar, wenn man Glyzerin auftropft oder das Ödem mit einem Glasspatel kurzfristig wegdrückt. Die Stauungen der episkleralen und konjunktivalen Gefäße, die flache oder fast aufgehobene Vorderkammer, die Entrundung der weiten Pupille sind weitere bekannte Symptome. Kurz nach dem Anfall sieht man oft Deszemetfalten, Präzipitate, Zellen in der Vorderkammer und Glaukomflecken in der Linse, die wie auf einem Tisch verschüttete Milch aussehen und dicht unter der vorderen Kapsel liegen.

6.2 Anlage zum Winkelblockglaukom

In der Regel haben Augen mit Winkelblockglaukom eine flache Vorderkammer, eine kleine und stärker gekrümmte Hornhaut, kürzere Achsenlänge als normale Augen, oft eine dicke Linse. Der Kammerwinkel ist im anfallsfreien Intervall eng und offen. Die meisten dieser Augen sind hypermetrop. Ein wasserdichter Abschluß der hinteren Kammer von der vorderen entsteht am leichtesten bei mittelweiter Pupille, wenn Sphinkter und Dilatator gleichzeitig stimuliert sind, z. B. nach der Gabe von Pilocarpin und Adrenalin. Beide Irismuskeln können den Kontakt zwischen Iris und Linse vermehren. Bei einem Kammerwinkelverschluß, der mit Pilocarpin behandelt wird, überwiegt in der Regel der Zug des Sphinkter an der Irisbasis, die so aus dem Kammerwinkel herausgezogen wird. Starke Miotika (irreversible Cholinesterasehemmer) dagegen können die starr ausgebreitete Iris gegen die unter dem Akkommodationsimpuls sich stärker wölbende Linse pressen und so einen Glaukomanfall auslösen. Wenn der Kammerwasserstrom auf diese Weise blockiert wird, fließt zunächst das Kam-

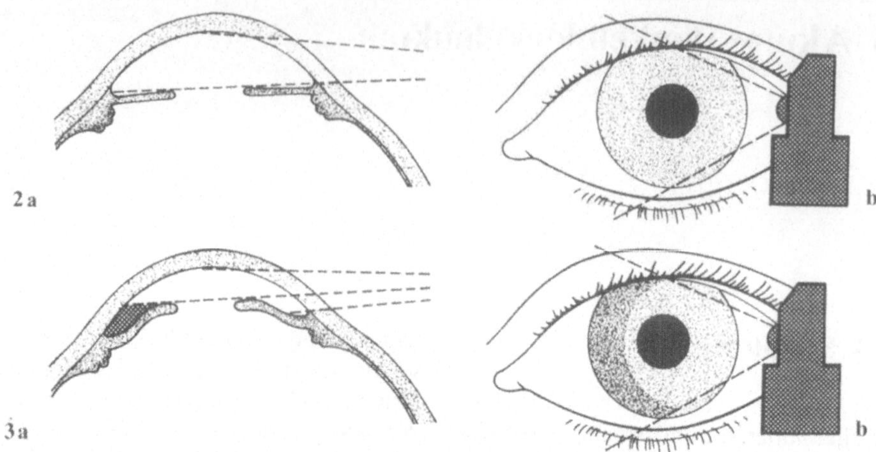

Abb. 2 a, b. Tiefe Vorderkammer, in der Regel auch weiter Kammerwinkel. Ohne Gonioskop kann man mit der Taschenlampe seitlich flach in das Auge leuchten. Bei tiefer Vorderkammer erscheint die ganze nasale Regenbogenhaut beleuchtet, wie aus **b** hervorgeht: Die Vorderkammer ist tief, der Kammerwinkel ist weit. (Aus: Leydhecker 1989)

Abb. 3 a, b. Flache Vorderkammer, enger Kammerwinkel. Wenn man bei engem Kammerwinkel und dementsprechend flacher Vorderkammer seitlich auf das Auge leuchtet, erscheint der nasale Anteil der Regenbogenhaut im Schatten, entsprechend **b**. Die Vorderkammer ist flach, in der Regel der Kammerwinkel hierbei eng. (Aus: Leydhecker 1989)

merwasser aus der Vorderkammer weiter ab. Gleichzeitig sammelt sich neugebildetes Kammerwasser in der Hinterkammer an und preßt die dünne Irisperipherie in den engen Kammerwinkel, der nun verlegt wird.

Die Abflachung der peripheren Vorderkammer läßt sich am besten an der Spaltlampe bei schmalem Lichtbüschel und schrägem Lichteinfall beurteilen. Auch ohne Spaltlampe gibt schon die seitliche Beleuchtung mit der Taschenlampe Aufschluß (Abb. 2, 3).

Nur jeder 20. Mensch mit engem Kammerwinkel erleidet einen akuten Glaukomanfall. Das Lebensalter zwischen 50–65 Jahren überwiegt bei weitem.

6.3 Auslösende Ursachen

Die auslösende Ursache bleibt bei 75% der Anfälle trotz sorgfältiger Anamnese unbekannt (eigene Untersuchungen, 300 akute Anfälle). Bei den übrigen Patienten waren Mydriatika oder Miotika fast gleich häufig auslösende Ursache. Der Kammerwinkelblock nach Mydriasis bedarf keiner Erklärung. Die Rolle des Sphinkters wurde in Kap. 6.2 geschildert. Bei Aphakie kann Glaskörper die Pupille verlegen. Auch eine Gefäßerweiterung, wie z. B. bei Erkältungen, kann einen Anfall auslösen. Seelische Einflüsse können durch Pupillenerweiterung, Änderungen der Blutfülle und vermutlich durch Zunahme der Sekretion einen Anfall auslösen, wenn die Voraussetzung (enger Kammerwinkel) gegeben ist, aber man darf dies nicht so leichtfertig annehmen, wie es oft geschieht: Die extremen seelischen Belastungen des letzten Weltkrieges ließen Glaukomanfälle nicht häufiger werden. Wenn zentrale Einflüsse so wichtig wären, wie es immer wieder behauptet wird, müßten die Anfälle meist beiderseits gleichzeitig auftreten, da die Disposition beiderseits gleich ist. Dies ist jedoch die Ausnahme. Als auslösende Ursachen werden oft Naharbeit, Kinobesuch, Ermüdung und Streß angegeben. Ein leichter Anfall löst sich mitunter durch Ruhe oder Schlaf.

6.4 Das zweite Auge

Glaukomanfälle sind nur bei 7,6% aller Anfälle beidseits gleichzeitig. Diese Zahl bezieht sich auf drei große Statistiken von 894 Patienten. Das beweist den verhältnismäßig geringen Einfluß zentraler Faktoren. Rund ein Viertel aller Patienten bekommen trotz medikamentöser Behandlung des zweiten Auges einen Anfall in 6 Monaten, und die Hälfte aller Patienten in den ersten vier Jahren. Dies zeigt, daß die Disposition für den Anfall beiderseits etwa gleich ist.

6.5 Prognose

Man versucht eine medikamentöse Lösung des Anfalles (Kap. 22.8). Hierzu kann auch die Ruhigstellung des Patienten in Rückenlage beitragen, ferner das Eindellen der anästhesierten Hornhaut mit einem Watteträger oder mit der Gonioskopielinse. Durch diesen axial ausgeübten Druck kann der Kammerwinkel sich öffnen, wenn in der Vorderkammer noch Kammerwasser vorhanden ist. Bei völlig aufgehobener Vorderkammer nutzt dies nichts. Falls die medikamentöse Therapie den Druck in etwa 6 h nicht erheblich senkt, sollte man mit der Operation nicht länger warten. In solchen Fällen reicht eine periphere Iridektomie mit dem YAG-Laser oder chirurgisch oft nicht aus. Man findet trotz dieser Operation später bei solchen Augen einen erhöhten Druck und muß nun dauernd Miotika geben oder eine Filteroperation als zweiten Eingriff ausführen. Die Ursache für das Versagen der einfachen Irid-

ektomie kann die häufige Kombination von Winkelblockglaukom mit Glaucoma simplex sein, ferner ein Schaden am Abflußsystem nach dem Anfall oder eine Plateauiris. Hierbei verläuft die Iris hornhautparallel nach vorn und biegt erst in der Höhe der Schwalbe-Linie zu etwa horizontalem Verlauf entsprechend der Linsenvorderfläche. Bei einer Iridektomie bleibt dann der Kammerwinkel verschlossen, obgleich eine Verbindung zwischen hinterer und vorderer Kammer besteht. Belastungsproben geben selbst nach der Iridektomie dann einen pathologischen Druckanstieg.

Aus diesen Gründen erscheint es am besten, nur bei einem sich leicht lösenden akuten Glaukomanfall eine periphere Iridektomie mit dem YAG-Laser bei reizfreiem Auge auszuführen, dagegen bei einem auch nach 6 h nicht vollständig gelösten Anfall eine periphere Iridenkleisis mit peripherer Iridektomie auszuführen. Durch den Zug an der Iris wird der Kammerwinkel unten frei. Die Hälfte der nicht operierten Patienten bekommt trotz regelmäßiger medikamentöser Therapie in 2–3 Jahren einen erneuten Anfall. Auch dies spricht für die Operation. Bei sehr kurzen Augen und sehr großer Linse besteht nach einer Glaukomoperation die Gefahr des Ziliarblockglaukoms mit schlechter Prognose (Kap. 8.10.4).

6.6 Geschlecht, Jahreszeit, Rasse

Bei Frauen ist das Winkelblockglaukom 2- bis 3mal häufiger als bei Männern. Ein Novembergipfel der Häufigkeit wurde von mehreren Forschern beschrieben. Bei manchen Rassen (Eskimos) ist der Kammerwinkel enger als bei Europäern, Glaukomanfälle sind 40mal häufiger als bei Europäern, die in denselben Breiten leben.

7 Hydrophthalmie

7.1 Klinisches Bild und Untersuchung

Als Hydrophthalmie bezeichnet man die pathologische Vergrößerung des Auges bei Kleinkindern, die eine Folge der Drucksteigerung ist. Die Namen „Hydrophthalmus" oder „Buphthalmus" sind sprachlich unrichtig. Frühsymptome sind Tränen und Lichtscheu, spätere Zeichen eine anfallsweise Trübung der Hornhaut und eine Vergrößerung des Hornhautdurchmessers. In diesem Stadium rühmen die Eltern oft noch die „schönen großen Augen", ohne zu ahnen, daß das Kind auf dem Weg zur Erblindung ist. Der Hornhautdurchmesser beträgt bei gesunden Neugeborenen 10–10,5 mm, am Ende des ersten Lebensjahres 11–12 mm. Die Iris ist fast stets hypoplastisch, wobei der Sphinkter sehr deutlich sichtbar ist. Das anschließende Stroma ist flach, wenig strukturiert, die Iriskrause fehlt auf weiten Strecken ganz. Radiär verlaufende Gefäße sind zusammen mit grauem Bindegewebe wie Radspeichen in der Peripherie zu sehen. Schließlich entstehen eine Verbreiterung des Limbus, Einrisse der Deszemet (Haab-Leisten), dauernde Trübung der Hornhaut, Dehnung des Auges auch in der Längsachse, Exkavation und Atrophie der Papille. Die Diagnose läßt sich bei beginnenden Fällen eindeutig nur in tiefer Narkose stellen (Halothan-Lachgas). Wir messen in Narkose den Hornhautdurchmesser, beurteilen die brechenden Medien und den Fundus. Sodann messen wir den i.o. Druck mit dem Applanationstonometer und dem Schiötz-Tonometer und führen eine Gonioskopie aus.

Bei der Tonometrie ist zu berücksichtigen, a) daß starke spontane Tagesschwankungen vorkommen, ein normaler Druckwert also nichts beweist, b) daß durch die Narkose der i.o. Druck um 2–6 mmHg sinken kann, c) die Hornhaut oft verdünnt ist, während alle Tonometer für eine normale Hornhaut geeicht sind. Eigene Vergleiche von Manometrie, Applanations- und Schiötz-Tonometrie zeigten erhebliche Abweichungen beider Tonometrien vom Manometerwert, wobei die Schiötz-Messung dem Manometerwert am nächsten kam, die Applanation erheblich zu tief lag. Bei Hydrophthalmie wird man eine Applanationsmessung in Narkose nur dann als normal bezeichnen dürfen, wenn die Werte unter 15 mmHg liegen. Der Wert der Narkosetonometrie wurde deshalb bestritten. Die Kritik geht aber zu weit, denn ohne Narkose kann man den Druck beim Säugling nicht messen und dieser ist der entscheidende Parameter. Die langjährige klinische Nachbeobachtung hat ferner gezeigt, daß eine operative Regulierung des Druckes auf Werte unter 21 mmHg, womit die durch die Narkose vielleicht verfälschten Werte gemeint sind, damals noch gemessen mit dem Schiötz-Tonometer, weitere Schäden verhindert.

Man erhält also durch die an verschiedenen Tagen wiederholte Schiötz-Tonometrie in Narkose praktisch entscheidende Aussagen. Bei der Narkoseuntersuchung muß man abwarten, bis die Augen nicht mehr nach oben gewendet sind und so geradeaus (bezogen auf eine aufrechte Körperhaltung) stehen, daß eine sichere Messung möglich ist.

Auch die Ergebnisse der Gonioskopie sind nicht immer völlig eindeutig, da auch beim gesunden Säugling der Kammerwinkel anders aussieht als beim Erwachsenen. Beim gesunden Säugling ist eine Iridokornealmembran vorhanden, die individuell in verschiedenem Maße zurückgebildet und mehr oder weniger dicht ist.

Bei Hydrophthalmie sieht man meistens das Iridokornealband als grauweiße Oberfläche der Iris nach vorn konkav zum Trabekelwerk oder zur Schwalbe-Linie ziehen. Die Irisperipherie erscheint oft verwaschen, dünn und homogen, die normale Struktur der Iris fehlt. Radiäre Gefäße ziehen mit begleitendem grauem Gewebe wie Radspeichen vom Trabekelwerk in die Iris. Auch der Erfahrene kann selbst bei Untersuchung mit dem Operationsmikroskop Schwierigkeiten haben, den Kammerwinkel eines gesunden Säuglings eindeutig von dem Befund bei Hydrophthalmie zu unterscheiden. Die bei Erwachsenen so deutlich erkennbaren Unterschiede zwischen Schwalbe-Linie, Trabekeln, Skleralsporn und Ziliarkörperband sind nicht zu sehen. Erst mit 1–2 Jahren entsteht die Schnabelform des Kammerwinkels des Erwachsenen.

Maßgebend für die Diagnose sind das Hornhautödem, Deszemetrisse, die Drucksteigerung, die Größe der Exkavation, bei einseitiger Erkrankung Seitenunterschiede des Hornhautdurchmessers, der Achsenlänge, die man mit Ultraschall mißt, und die Progredienz von Bulbuslänge und Papillenveränderungen.

7.2 Ursachen

7.2.1 „Primäre" Hydrophthalmie. Bei der primären Form der Hydrophthalmie ist der Kammerwinkel durch fetales Gewebe verlegt. Die Ansichten gehen darüber auseinander, ob dieses Gewebe sich ungenügend gespalten hat, mangelhaft differenziert oder übermäßig gebildet ist. Auch eine Abflußbehinderung in den Trabekeln selbst oder eine Fehlinsertion des Ziliarmuskels an den Trabekeln wurde als Ursache der Hydrophthalmie angesehen. Bei Spätfällen mit starker Dehnung des Vorderabschnittes kann als Folge der Drucksteigerung der Schlemm-Kanal stellenweise verschwinden, was für die Operationsprognose ungünstig ist.

7.2.2 Sekundäre Formen

Das Axenfeld-Syndrom. Zu dem prominenten Schwalbe-Ring, dem Ende der Deszemet-Membran (Embryontoxon posterius Axenfeld) ziehen Irisfasern.

Das Rieger-Syndrom. Zu den Symptomen des Axenfeld-Syndroms kommt eine Stromahypoplasie der Iris hinzu, die bis zur Lochbildung fortschreitet. Oft ist die Pupille verlagert und ein Ektropium der Uvea vorhanden. Es besteht somit eine große Ähnlichkeit mit der progressiven Irisatrophie. Manchmal kommen auch Anomalien des Gesichtes und der Zähne hinzu, wie breiter Nasenrücken, weiter Augenabstand, verminderte Anzahl der Zähne oder Mikrodontie. Etwa die Hälfte der Personen mit Axenfeld- oder Rieger-Syndrom hat Glaukom, das meist mit 5–30 Jahren erkannt wird. Im Gegensatz zu den iridokorneoendothelialen Syndromen (Kap. 8.5) ist

Tabelle 2. Sekundäre Glaukome bei Kleinkindern

---

1. Mißbildung des Vorderabschnittes
   (mesodermale Dysgenesie von Iris und
   Hornhaut)
   1.1 Axenfeld-Syndrom (AD)
   1.2 Rieger-Syndrom (AD)
   1.3 Peters-Syndrom (AR > AD)
   1.4 Aniridie (AD > AR)

2. Phakomatosen
   2.1 Sturge-Weber-Syndrom (AD, SP)
   2.2 Neurofibromatose v. Recklinghausen
       (AD)
   2.3 Okulodermale Melanozytose
       (Naevus Ota) (AD, SP)

3. Intraokulare Tumoren

4. Stoffwechselstörungen
   4.1 Okulo-zerebro-renales Syndrom
       (Lowe-Syndrom) (X_{rez})
   4.2 Homozystinurie (AR)

5. Entzündungen
   5.1 Glaukom bei Rubeolen der Mutter
   5.2 Glaukom bei Herpes-Iridozyklitis

AD   Vererbung autosomal dominant
AR   autosomal rezessiv
SP   sporadisches, nicht erbliches Vorkommen
X_{rez} an das X-Chromosom gebundene rezessive Vererbung

die Störung beidseitig und die Hornhaut klar.

Die Peters-Anomalie zeichnet sich durch einen zentralen Defekt der Deszemet-Membran und des Endothels der Hornhaut aus, mit dem vordere Synechien der Iris bestehen. Manchmal kommt es auch zum Kontakt des Hornhautdefektes mit der Linse. Eine Kombination mit dem Rieger-Syndrom kommt vor.

Die Aniridie ist bei 50–75% der Befallenen mit Glaukom verbunden, das aber meistens erst in den Entwicklungsjahren manifest wird. Gonioskopisch sieht man einen rudimentären Irisstumpf im Kammerwinkel, der mit den Trabekeln

verwachsen ist. Miotika sind meist wirkungslos. Bei Operationen in der Vorderkammer hält man sie durch Infusion mit BSS dauernd vertieft, damit man mit dem Instrument die Linse nicht berührt, die ja von der Iris nicht geschützt ist. Im Frühstadium eignet sich die Goniotomie oder die Zyklodialyse, im Spätstadium besser die Kryooperation des Ziliarkörpers.

Das Sturge-Weber-Syndrom, die Angiomatosis trigeminocerebralis. Bei 60–70% der Patienten mit Naevus vasculosus des Gesichts entsteht ein Glaukom. Zu dem Syndrom gehören epileptiforme Krämpfe und Verkalkung der kleinsten Hirngefäße. Am Auge findet man meist ein episklerales Hämangiom, das auch mit einem Aderhautangiom in Verbindung steht.

Therapie. Vor einer Trepanation nach Elliot muß man die episkleralen Gefäße mit Diathermie (50–60 mAmp) oder mit dem Kauter veröden. Bei Versagen der Filteroperation hatte ich mit der Zyklodialyse Erfolg, die unbedingt bei hochbleibendem i. o. Druck mit perforiertem Spatel und laufender Flüssigkeitsfüllung der Vorderkammer ausgeführt werden muß, um Blutungen zu vermeiden. Medikamente nutzen nichts.

Die im folgenden genannten Veränderungen sind wesentlich seltener: Bei der **Neurofibromatose v. Recklinghausen** findet man Café-au-lait-Flecken der Haut und gestielte weiche Neurofibrome, die auch an den Lidern oder im Auge vorkommen. Die **konnatale okulodermale Melanozytose, der Naevus Ota** ist noch seltener und kann mit Glaukom verbunden sein.

Ein Retinoblastom ist die häufigste Art eines intraokularen Tumors bei Kindern. Sekundärglaukom entsteht durch die

Gefäßneubildung auf der Iris und im Kammerwinkel oder durch Pupillar- und Kammerwinkelblock bei starker Exsudation sowie bei Verlegung der Abflußwege durch Tumorzellen. Eine Neovaskularisation der Iris findet man aber auch bei M. Coats, alter Ablatio und persistierendem hyperplastischem primären Glaskörper. Außer dem Retinoblastom kommen in der Kindheit auch ein juveniles Xanthogranulom oder ein Medulloepitheliom (Diktyom) vor.

Das Lowe-Syndrom (okulozerebrorenales Syndrom) ist gleichfalls selten. Allgemeine Symptome sind geistig verzögerte Entwicklung, Tubulusinsuffizienz der Nieren, Aminoazeturie, Hypotonie. Am Auge findet man beiderseits Katarakt und Glaukom, manchmal auch Mikrophthalmus, Miosis, Nystagmus und Irisatrophie.

Das Glaukom bei **Homozystinurie** gehört zu den linsenbedingten Glaukomformen. Die Kranken sehen wie bei dem Marfan-Syndrom aus, aber die Linsenluxation erfolgt meist nach unten und früher im Leben als bei dem Marfan-Syndrom. Die Differentialdiagnose erfolgt durch Urinuntersuchung.

7.3 Differentialdiagnose der primären Hydrophthalmie

Die Hydrophthalmie könnte verwechselt werden mit der hohen Myopie und der Megalokornea. Bei der Myopie sind Hornhautdurchmesser und Krümmungsradius der Hornhaut normal, Deszemetrisse fehlen meist, der Limbus ist nicht verbreitert. Bei der Megalokornea fehlen gleichfalls Deszemetrisse und die Verbreiterung des Limbus, außerdem bestehen oft Irisschlottern und Irisatrophie, Trübung und Verlagerung der Linse. Der Kammerwinkel ist normal. Bei Myopie wie bei Megalokornea ist der i. o. Druck normal. Die Abgrenzung kann jedoch verwischt sein: milde Formen der Hydrophthalmie könnten spontan heilen, Myopie kann mit Hydrophthalmie zusammen vorkommen, Megalokornea und Hydrophthalmie können in der gleichen Familie abwechselnd oder zusammen vererbt werden.

7.4 Vorkommen, Vererbung

Hydrophthalmie kommt bei einem von 10 000 Kindern vor. Etwa 1 von 3000 Augenkranken hat diese Krankheit, die bei 65–80% der Erkrankten beidseitig ist und bei Knaben häufiger als bei Mädchen vorkommt (3:2). Meist ist die Krankheit sporadisch, nicht familiär. Bei den rund 10% familiär vorkommenden Fällen ist die Vererbung meist autosomal-rezessiv. Hydrophthalmie und das Glaukom Erwachsener sind genotypisch verschieden. Sie können in derselben Familie getrennt vererbt werden.

7.5 Therapie

Miotika haben wahrscheinlich keine drucksenkende Wirkung, jedenfalls reichen sie nie zur Behandlung aus. Betablocker senken den i. o. Druck, langfristige Ergebnisse liegen noch nicht vor. Die Therapie der Wahl ist operativ. Sie ist nicht Sache eines Augenarztes, der in eigener Praxis arbeitet und nur selten einmal diese sehr diffizile Operation zu verrichten hat, sondern gehört in die Hände eines in dieser Operationstechnik besonders erfahrenen Arztes, zumal auch bei der Operation mitwirkende Ärzte und Schwestern einen wesentlichen Anteil am Gelingen haben, man also einer gut eingeübten Arbeitsgruppe bedarf. Wenn gonioskopisch der Einblick in den Kammerwinkel gut ist, halte ich die Goniotomie nach Barkan bzw. meine Modifikation hiervon, die Angulozision, für die geeignetste Operation. Falls der Einblick in den Kammerwinkel keine Goniotomie mehr erlaubt, kommt die Trabekulotomie nach Harms in Frage. Bei beiden Verfahren, der Angulozision wie der Trabekulotomie, wird das Gewebe zwischen dem Schlemm-Kanal und der Vorderkammer zertrennt. Beide Eingriffe kann man bei Versagen mehrmals wiederholen. Danach kommt die Einpflanzung des Abflußsystems nach Molteno in Frage. Die Aussichten einer Trepanation nach Elliot, einer Zyklodialyse oder einer Zyklodiathermie sind schlecht. Bei Filteroperationen soll man die meist stark verdickte Tenon-Faszie im Operationsgebiet entfernen.

7.6 Prognose

Die Prognose ist bei Frühfällen gut. Mit der Angulozision wie mit der Trabekulotomie wird man 90% der primären Frühfälle heilen können. In Spätfällen (weiße Hornhaut, Durchmesser der Hornhaut über 15 mm, starke Dehnung des Limbus) sowie bei der Kombination mit sonstigen Anomalien sinken die Heilungsaussichten unter 40%. Vor Einführung der Goniotomie waren die Erfolge viel schlechter: $2/3$ aller Augen hatten später ein schlechteres Sehvermögen als 0,1 oder waren blind. Es gibt milde Formen, die spontan heilen und manchmal erst im beginnenden Erwachsenenalter zu Druckanstiegen führen. Manche Ärzte sprechen hierbei von juvenilem Glaukom, einem unnötigen Namen, da es sich nicht um eine eigene Krankheitsgruppe handelt.

Das Sehvermögen im Erwachsenenalter ist bei den meisten Augen gut, deren i. o. Druck im Kindesalter normalisiert wurde, wenn es sich um eine primäre Hydrophthalmie handelt. Bei sekundären Formen ist es viel seltener möglich, operativ den i. o.Druck zu normalisieren, und selbst dann ist die Sehschärfe später oft schlecht durch Trübungen von Hornhaut und Linse. Mit Abschluß der Pubertät steigt manchmal der i. o. Druck in Augen, die im Säuglingsalter erfolgreich operiert worden waren, wieder an. Der mit der Goniotomie freigelegte Abfluß genügt nicht mehr. Oft ist vermutlich eine Anlage zu Glaucoma simplex vorhanden. Ein als Kind operierter Patient sollte sich deshalb auch später alle sechs Monate den Druck messen lassen.

8 Sekundäre Glaukomformen

8.1 Allgemeines

Die sekundären Glaukomformen werden nach ihrer klinischen Zusammengehörigkeit besprochen, auch wenn die Ätiologie verschieden ist, z.B. bei den hämorrhagischen Glaukomformen. Es wurde schon darauf hingewiesen, daß bei vermeintlichem Sekundärglaukom eine Anlage wie bei primärem Glaukom vorhanden sein kann. Man muß daher stets auch das zweite, scheinbar gesunde Auge sorgfältig untersuchen und das erkrankte Auge nach Abheilen des Leidens, das zum Druckanstieg führte, weiterbeobachten. Sekundäre Glaukomformen, die im Kleinkindesalter manifest werden, sind in Kap. 7.2 besprochen.

Prognose. Die Prognose ist schlechter als bei primärem Glaukom.

Verlauf. Der Verlauf ist oft ähnlich wie bei dem primären chronischen Winkelblockglaukom: Schmerzen und Rötung des Auges, Druckwerte zwischen 35 und 55 mmHg.

Morphologische Ursachen: Die morphologischen Ursachen sind:
a) Verlegung des Kammerwinkels durch Synechien oder Membranen,
b) Verstopfung der Trabekel durch Zelltrümmer oder Pigment,
c) Zerstörung der Trabekel nach Prellung,

d) Verlegung des Kammerwinkels oder des Abflusses von der hinteren zur vorderen Kammer (Linsenluxation, Napfkucheniris).

Schädlichkeit der Drucksteigerung. Die Schädigung des Sehnervs durch die i.o. Drucksteigerung ist derselbe Vorgang, wie wir ihn bei primärem Glaukom kennen und widerlegt die Ansicht, auf die Höhe des i.o. Druckes komme es wenig an und der entscheidende Parameter bei Glaukom sei irgendetwas anderes als die i.o. Drucksteigerung. Auch die Entwicklung des Gesichtsfeldverfalles und der Exkavation folgen völlig den entsprechenden Vorgängen bei primärem Glaukom. Eine weitere Ähnlichkeit mit primären Glaukomformen ist das Fehlen von Hypersekretionsglaukom bei normalem Abflußwiderstand.

8.2 Glaukom bei Iridozyklitis

Bei etwa 20% aller Iridozyklitiden kommt ein Glaukom vor. Bei frischer Entzündung wirken zahlreiche Faktoren zusammen drucksteigernd: Prostaglandinausschüttung, Anschwellen der Trabekel, Verstopfen des Maschenwerks mit Fibrin, Makrophagen, weißen Blutkörperchen und Eiweiß sowie eine gesteigerte Viskosität des Kammerwassers. Bei chronischer Entzündung kann der Abfluß des Kammerwassers von der hinteren zur vorderen Kammer durch Synechien zwischen Iris und Linse blockiert sein (Napfkucheniris), oder Synechien im Kammerwinkel behindern den Abfluß.

Therapie. Ziel der Behandlung ist, die Iritis zu heilen, Synechien zu verhüten und den i.o. Druck in erträglichen Grenzen zu halten, bis die Entzündung abgeklungen ist. Bei frischer Iritis stellt man die Iris mit Atropin und Adrenalinderivaten ruhig, gibt Aspirin, Indometacin oder Kortikosteroide örtlich und bei Chorioiditis Steroide auch allgemein, ferner bei Iritis Wärme in Form von Rotlicht. *Bei engem Kammerwinkel sind Mydriatika auch bei Iridozyklitis natürlich kontraindiziert, weil sie ein akutes Glaukom auslösen können. In diesen Fällen muß man die Pupille täglich kurzfristig bewegen, um Synechien zu verhindern, und Karboanhydrasehemmer geben. Auch bei weitem Kammerwinkel kann die Daueranwendung von Atropin gefährlich sein, weil dadurch zwar Synechien mit der Linse verhütet, aber Verwachsungen im Kammerwinkel begünstigt werden. Deshalb muß man den Kammerwinkel regelmäßig gonioskopisch untersuchen, um diese Gefahr zu erkennen.*

Wenn sich eine Seclusio pupillae oder eine breitflächige Verwachsung der Iris mit der Linse gebildet haben, die den Druckanstieg erklären, ist eine Operation unter Kortikosteroidtherapie i. allg. angezeigt (Elliot mit Skleradeckel). Die Transfixio iridis kann ich nicht empfehlen.

Die Gabe von Pilocarpin bei chronischer Entzündung ist nicht immer ein Fehler. Wenn der Eiweißreichtum des Kammerwassers gering ist, ist Pilocarpin erlaubt, wobei man alle paar Tage die Pupille in der Sprechstunde erweitern und mit der Spaltlampe nach Synechien suchen muß. Ein Kuraufenthalt im Mittelgebirge (Höchenschwand) kann ein chronisches entzündliches Sekundärglaukom günstig beeinflussen. Im allgemeinen verschiebt man Operationen bis zum Abklingen der Entzündung. Wenn die oben genannte Therapie versagt, kann in Zusammenarbeit mit dem Internisten eine immunosuppressive Therapie erwogen werden.

Differentialdiagnose. Eine Iridozyklitis kommt als Teilsymptom allgemeiner Erkrankungen vor.

Beim *Behçet-Syndrom* kommt eine chronisch rezidivierende Iridozyklitis vor, oft mit Hypopyon, Stomatitis aphthosa und genitalen Ulzerationen. HLA-B 5-Antigen ist oft positiv.

Zum *Reiter-Syndrom* gehört eine Urethritis, Arthritis, Konjunktivitis und oft auch Iridozyklitis. HLA-B 27-Antigen ist oft positiv.

Weil-Hepatitis. Sie gehört zu den Leptospirosen. Anamnestisch soll man nach einer früheren Lebererkrankung oder Ikterus fragen.

Sarkoidose, Boeck-Erkrankung. Granulomatöse Systemerkrankung unbekannter Ätiologie. Es kommt zu einer granulomatösen Iridozyklitis mit Granulomen auch der Bindehaut aus epitheloiden Histiozyten und Riesenzellen, von Lymphozyten umgeben, ohne zentrale Nekrose. Oft besteht eine Keratokonjunktivitis sicca. An der Retina kommt eine Perivaskulitis vor.

Heerfordt-Syndrom. Es handelt sich um eine Sonderform der Sarkoidose mit beidseitiger Uveitis und Parotitis sowie Fazialisparese.

Ankylosierende Spondylarthritis (M. Bechterew). Hierbei besteht eine fortschreitende Versteifung der Kyphose der Wirbelsäule. Fast nur Männer sind betroffen, meist im 20.–40. Lebensjahr.

HLA B 27-Antigen ist bei 90% nachweisbar. Die Iritis ist oft die Erstmanifestation der Krankheit, was für eine rechtzeitige Allgemeintherapie wichtig ist.

Bei Jugendlichen kommt eine *juvenile chronische Polyarthritis* vor. Bei der Oligoarthritis mit positivem HLA-B 27-Befund kommt eine akute Iridozyklitis bei 10–20% vor. Knaben überwiegen. Bei positiven antinukleären Faktoren kommt eine chronische Iridozyklitis mit nur geringfügigen äußeren Entzündungszeichen mit Sekundärglaukom, Cataracta complicata und später bandförmiger Hornhautdegeneration bei 50% der Befallenen vor. Mädchen überwiegen. Patienten mit Iridozyklitis und Glaukom sollte man mit der Frage nach diesen Allgemeinkrankheiten in der medizinischen Klinik vorstellen und Kinder und Jugendliche stets in der Kinderklinik untersuchen lassen.

Nach *Herpes simplex* oder nach *Zoster* kommt besonders oft ein Sekundärglaukom vor.

Auf folgende örtliche Ursachen sei hingewiesen, die bei der Suche nach der Ätiologie manchmal übersehen werden: Heterochromiezyklitis, i.o. Fremdkörper (manchmal keine anamnestischen Angaben; Holz- und Glassplitter stellen sich oft röntgenologisch nicht dar; Gonioskopie und Anamnese!), sympathische Ophthalmie (auch nach unvollständiger Enukleation des verletzten Auges möglich), Epithelinvasion der Vorderkammer nach Trauma oder nach Staroperationen, Uveitis durch Linseneiweiß, das bei Star durch die Kapsel wandert oder nach extrakapsulärer Extraktion zurückblieb. Glaukomatozyklitische Krisen.

8.3 Heterochromiezyklitis

Bei Heterochromia complicata findet man eine milde Zyklitis mit weißen Präzipitaten, eine Katarakt (bei 80%) und bei rund 10% der einseitigen, 30% der beidseitigen Fälle ein Glaukom. Es verläuft bei der Hälfte der Patienten wie ein Glaucoma simplex, bei der anderen Hälfte wie ein akutes Glaukom. Der Kammerwinkel ist offen und zeigt neugebildete Gefäße auf den Trabekeln. Die medikamentöse oder operative Therapie ist wie bei primärem Glaukom. Trotz der Präzipitate kann die Linse unbedenklich entfernt werden, was auch bei jüngeren Menschen wegen der erhöhten Brüchigkeit des Linsenaufhängebandes intrakapsulär gelingt, ohne daß man α-Chymotrypsin anwendet.

Eine Kunstlinse sollte man in ein chronisch entzündetes Auge nicht einsetzen.

8.4 Glaukomatozyklitische Krisen (Posner-Schloßmann-Syndrom)

Die Krankheit kommt fast nur zwischen dem 20.–50. Lebensjahr vor. Die Symptome sind: Wiederholte einseitige, sehr selten beidseitige akute Druckanstiege bis 80 mmHg bei blassem Auge, die Stunden bis Wochen anhalten und bei denen der Kammerwinkel offen bleibt. Die subjektiven Beschwerden sind dabei gering, das Auge ist blaß, die Pupille meist etwas weiter als auf der gesunden Seite. Präzipitate verschwinden nach dem Anfall wieder, Synechien entstehen nicht. Manchmal ist die Iris des erkrankten Auges hell. Die Ätiologie ist unbekannt, vielleicht handelt es sich um eine Trabekulitis. Therapeutisch sind Prostaglandinhemmsubstanzen und Karboanhydrasehemmer zu empfehlen. Die Prognose gilt trotz der hohen Druckwerte als günstig. Falls aber Optikusatrophie oder Gesichtsfeldausfälle eintreten, sollte man sich zur Operation entschließen. Ich habe mit der Elliot-Trepanation hierbei gute Erfahrungen gemacht.

8.5 Iridokorneale endotheliale (ICE) Syndrome

Diese Syndrome sind fast stets einseitig und kommen besonders bei Frauen im mittleren Lebensalter vor. Das Rieger-Syndrom, dem die ICE-Syndrome ähneln, unterscheidet sich von ihnen durch die Beidseitigkeit, das familiäre Vorkommen, die klare Hornhaut und die Manifestation in der Kindheit. Die Syndrome wurden auch als proliferative Endotheliopathie beschrieben. Endothelveränderungen der Hornhaut und periphere vordere Synechien mit der Schwalbe-Linie sind allen ICE-Syndromen gemeinsam.

8.5.1 Progressive Irisatrophie. Man sieht außer der Endotheliopathie eine Verziehung der Pupille, Ektropium des Irispigmentblattes, Schwund des Irisgewebes und Lochbildung in der Iris. Fast stets entsteht Glaukom durch Synechien im Kammerwinkel, die dort beginnen, wohin die Pupille verzogen ist. Hier findet man histologisch eine Membran aus einschichtigem Endothel, die von der Hornhaut zur Iris wächst. Eine Trepanation nach Elliot mit möglichst breiter Iridektomie sollte frühzeitig an einem Ort, der noch nicht von der Membran überwachsen ist, ausgeführt werden. Die Krankheit ist nicht familiär und schreitet rasch fort.

8.5.2 Das Syndrom von Chandler. Das Syndrom ist eine Variante der progressiven Irisatrophie, meist einseitig, ohne Lochbildung in der Iris. Typisch ist die

Endothelerkrankung der Hornhaut, durch die es trotz der nur leichten Drucksteigerung zu Hornhautödem und dem Sehen von Regenbogenfarben kommt. Eine degenerierte Schicht von Hornhautdothelzellen überzieht das Trabekelwerk.

8.5.3 Das Cogan-Reese-Syndrom. Auch hierbei kommt es zum Hornhautödem bei nur leichter Drucksteigerung wie bei dem Chandler-Syndrom. Typisch ist die Eversion des Pigmentepithels und die Bildung von Irisknöten, die multiplen Melanomen ähneln.

8.6 Iridoschisis

Bei der Iridoschisis findet man eine meist beidseitige Spaltung der Iris in 2 Gewebsschichten. Die Vorderschicht ist aufgesplittert, aber nicht völlig abgelöst, so daß einzelne Fasern wie eine Fahne in dem Kammerwasser flottieren. Im Gegensatz zur progressiven Irisatrophie fehlen Pupillenverziehung und Löcher der Iris. Glaukom kommt bei der Hälfte der Erkrankten vor. Die Krankheit tritt vorwiegend im hohen Alter und bei beiden Geschlechtern gleich häufig auf. Die Ursache des Glaukoms ist unbekannt. Wenn Miotika versagen, kommen eine Zyklodialyse oder eine Trepanation nach Elliot in Betracht.

8.7 Pigmentglaukom

Auch bei Pigmentglaukom ist eine Erkrankung der Iris vorhanden. Das Irispigment wird ausgeschwemmt und schlägt sich auf der Hornhautrückfläche (Krukenberg-Pigmentspindel) und auf der Irisvorderfläche nieder, wo es konzentrisch angeordnet ist, entsprechend den Kontraktionsfurchen, so daß die Iris wie mit Pfeffer bestreut aussieht. Besonders im Kammerwinkel ist eine dichte Pigmentausstreuung gonioskopisch sichtbar, die die Trabekel fast homogen bedeckt. Manchmal sind außerdem mesodermale Gewebsreste im Kammerwinkel vorhanden. Bei diaskleraler Durchleuchtung schimmern die Lücken des Pigmentblattes der Iris rot durch („Kirchenfensterphänomen"). Männer sind weit häufiger als Frauen betroffen, besonders im 3. Lebensjahrzehnt. Meist besteht eine mittlere Myopie. Der Kammerwinkel ist weit, aber dennoch klagen die Patienten nicht selten über Schmerzen oder über das Sehen von Farbringen bei Druckanstiegen.

Differentialdiagnostisch kann man die sehr massive Pigmentierung des Kammerwinkels leicht unterscheiden von der viel geringeren Pigmentierung im Alter oder bei Pseudoexfoliation der Linsenkapsel, wobei Lücken des Pigmentepithels bei diaskleraler Durchleuchtung fehlen. Eher ist eine Verwechslung mit dem seltenen Ringmelanom des Ziliarkörpers möglich, bei dem das Pigment über den Kammerwinkel hinaus auf die Hornhautrückfläche wandert, oft sternförmig angeordnet ist, und im Beginn der Erkrankung den Kammerwinkel nicht homogen auskleidet, sondern in einzelnen Inseln verteilt liegt. Löcher im Pigmentepithel fehlen dabei. Manche Autoren rechnen das Pigmentglaukom wegen der manchmal stark entwickelten mesodermalen Gewebsreste im Kammerwinkel zu den spät manifest gewordenen konnatalen Glaukomformen.

Therapie. Mydriatika sind nicht angezeigt, weil sie wie bei Diabetes eine Pigmentwolke aus der Iris schwemmen können, die zu einer weiteren Verstopfung des Kammerwinkels führt. Die Iridenkleisis ist kontraindiziert, weil sie nur bei intaktem Pigmentepithel gute Ergebnisse verspricht. Am geeignetsten ist die Trepanation nach Elliot. Schwache Miotika können eine weitere Pigmentaussaat verhindern.

8.8 Hämorrhagisches Glaukom (Glaukom mit Gefäßneubildung auf der Iris)

8.8.1 Allgemeines. Hämorrhagisches Glaukom ist eine Sammelbezeichnung für ätiologisch verschiedene Leiden, bei denen neugebildete Gefäße auf der Iris oder auf der Netzhaut und Glaskörperblutung zusammen mit Glaukom vorkommen. Die Neubildung von Gefäßen ist eine Folge des Sauerstoffmangels der Netzhaut, so bei Zentralvenenverlegung, Diabetes, seltener bei retrolentaler Fibroplasie, chronischer Iridozyklitis, Periphlebitis, Riesenzellenarteriitis mit oder ohne Arteriitis temporalis Horton, Verlegung der A. carotis, Heterochromiezyklitis. Der Verlauf ist meist wie bei chronischem Winkelblockglaukom. Wenn er dagegen subjektiv symptomlos wie bei Glaucoma simplex ist, erscheint es mir fraglich, ob es sich um ein sekundäres Glaukom handelt, da bei 30–50% dieser Patienten auch am zweiten Auge bei sorgfältiger Untersuchung ein (primäres) Glaukom zu finden ist.

8.8.2 Prognose, Behandlung. Die Prognose ist bei allen Formen des Glaukoms mit Gefäßneubildung schlecht, wenn es nicht gelingt, die Ischämie zu beseitigen. Eine Karotisstenose muß operiert werden. Die flächenhafte Laserkoagulation der ischämischen Retina kann zur Rückbildung der gefäßreichen Membran führen, die Iris und Kammerwasser überzieht. Medikamente oder die üblichen Operationen nutzen sonst wenig. Das Einpflanzen eines Abflußsystems nach Molteno u.a. verspricht Erfolg. Sonst bleibt bei erblindetem schmerzhaftem

Auge nur die retrobulbäre Alkoholinjektion oder die Enukleation.

8.8.3 Verlegung der Zentralvene. Das Sekundärglaukom tritt 6–12 Wochen nach der Verlegung der Zentralvene als akutes oder chronisches Winkelblockglaukom auf. Eine gefäßführende Membran überzieht Iris und Kammerwinkel. Bei hohem i. o. Druck sind diese Gefäße stark erweitert, bei Drucksenkung nach einer Operation werden sie dünn.

8.8.4 Diabetes. Bei Diabetes entsteht nach 15–18 Jahren eine Gefäßneubildung auf der Iris, die später auf den Kammerwinkel übergreift und zu einem klinisch sehr ähnlichen Bild wie nach Zentralvenenverlegung führt. Aber auch das primäre Glaukom ist bei Diabetes viel häufiger als bei der sonstigen Bevölkerung.

8.8.5 Verschluß der Zentralarterie und sonstige Ursachen für eine Membranbildung. Ebenso wie bei dem Verschluß der Zentralvene handelt es sich meistens um eine Intimaerkrankung. Das Sekundärglaukom entsteht nach 2–12 Wochen durch eine vaskularisierte Membran, die Iris und Kammerwinkel überzieht. Wie oben erwähnt, kann ein ganz ähnliches Bild seltener bei lange bestehender Iridozyklitis oder Netzhautablösung entstehen, ferner bei Periphlebitis, i. o. Tumor, retrolentaler Fibroplasie, Karotisverlegung oder Riesenzellenarteriitis. Auch bei Zentralarterienverlegung findet man am zweiten Auge oft ein primäres Glaukom.

8.9 Glaukom nach i. o. Blutungen

8.9.1 Geisterzellenglaukom. Nach lange bestehender Glaskörperblutung können ausgelaugte durchsichtige Erythrozyten (Geisterzellen) das Trabekelwerk verstopfen und zu einem akuten Druckanstieg führen. Diese gelblichen, runden Zellen sind starrer als frische rote Blutkörperchen und haben größere Schwierigkeiten, durch das Trabekelwerk abzuwandern. Wenn Medikamente versagen, hilft eine Vitrektomie oder ein Ausspülen der Vorderkammer.

8.9.2 Hämolytisches Glaukom. Bei Vorderkammerblutungen kann ein akuter Glaukomanfall mit offenem Kammerwinkel entstehen, wenn die Trabekelmaschen durch Blutzellen, Hämoglobin, Makrophagen und später durch Hämosiderin verstopft werden. Deshalb spült man die Vorderkammer mit BSS („balanced salt solution"), wenn sich die Blutung nach einer Woche noch nicht resorbiert. Der flüssige Anteil des Blutes läßt sich ausspülen. Der geronnene Anteil kann meist mittels einer Spritze aspiriert werden. Für die ersten Tage nach der Blutung geben wir Kalziumdobesilat, Lochbrille und täglich 1- bis 2mal einen Wasserstoß (1 l in 5 min trinken), wenn der Kreislauf dies gestattet.

8.9.3 Makroglobulinämie. Bei der Makroglobulinämie Waldenström findet man einen blutgefüllten Schlemm-Kanal mit akutem hohen Druckanstieg bei offenem Kammerwinkel. Möglicherweise handelt es sich um eine Thrombose des Schlemm-Kanals. Bei 10–20% der Fälle ist auch die Zentralvene verlegt.

8.10 Linsenbedingte Glaukomformen. Ziliarblockglaukom

8.10.1 Luxation der Linse. Die in die Pupille eingeklemmte Linse befreit man durch sanften Druck. Wenn sie in die Vorderkammer luxiert, fängt man sie dort durch Verengern der Pupille und entfernt sie. Meist entsteht akutes Glaukom durch die Verlegung des Abflusses. Die in den Glaskörper luxierte Linse verursacht in der Regel kein Glaukom und sollte dort belassen werden, wenn keine phakotoxische Entzündung entsteht. Meist trübt sie sich und schrumpft. Glaukom entsteht durch Zerreißen der Trabekel, wenn es sich um eine Prellung handelt oder durch angeborene Trabekelveränderungen (Marfan) oder durch Vordringen von Glaskörper in die Vorderkammer, jedoch nicht durch die Linse im Glaskörper.

Pseudoexfoliation s. Kap. 9.1.

8.10.2 Marfan-Syndrom.

Patienten mit Marfan-Syndrom haben lange Glieder, lange Hände und Finger (Arachnodaktylie = Spinnenfingerigkeit), Deformitäten der Brust, der Rippen und des Schädels. Bei der Hälfte der Patienten entsteht eine meist beiderseitige Subluxation der Linse nach oben. Zum Glaukom kommt es nur bei etwa 8 %, wahrscheinlich durch mesodermale Veränderungen im Kammerwinkel. Wenn man die Entfernung der ektopischen Linse erwägt, muß man bedenken, daß es bei etwa 20 % der Augen zum Glaskörperverlust und etwa ebenso oft später zur Netzhautablösung kommt, wenn man mit Starschnitt operiert.

Es erscheint mir deshalb richtig, die Linsen abzusaugen und nur dann zu entfernen, wenn dies aus optischen Gründen unbedingt nötig ist (Äquator in Pupillenmitte). Wenn die Linse in die Pupille eingeklemmt ist, kann man sie durch Mydriasis und sanften Druck meist befreien.

Homozystinurie s. Kap. 7.2.

8.10.3 Weill-Marchesani-Syndrom.

Im Gegensatz zum Marfan-Syndrom sind hier die Glieder kurz, besonders Hände und Finger (Brachydaktylie = Kurzfingerigkeit), und sie sind schlechter als normal beweglich. Die Linsen sind klein (Mikrophakie), kugelig (Sphärophakie) und meist nach unten subluxiert. Durch Einklemmen der Linse in die Pupille kann akutes Glaukom entstehen. Durch die Kugelgestalt der Linse besteht eine Brechungsmyopie.

Miotika vermehren bei Kugellinse den Kontakt zwischen Iris und Linse beträchtlich und verursachen einen Pupillarblock mit Drucksteigerung. Diese paradoxe Reaktion hat übrigens bereits 1882 Pflüger beschrieben.

8.10.4 Ziliarblockglaukom.

Als „malignes" Glaukom bezeichnete von Graefe (1869) das Fehlen der Vorderkammer und sehr hohen i. o. Druck nach einer Glaukomoperation bei Augen mit Winkelblockglaukom. Der i. o. Druck steigt über 60 mmHg. Verschiedene Vorgänge können diese schwere Komplikation verursachen. Am häufigsten handelt es sich um einen Block des Kammerwasserflusses zwischen Linse und Iris bei abnorm großer Linse oder lockerer Zonula. Das Kammerwasser staut sich hinter dem Iris-Linsen-Diaphragma und preßt dieses nach vorn. Miotika verschlechtern die Situation. Der Block kann auch zwischen Linsenäquator und Ziliarkörper auftreten. Seltener kann eine für das Auge zu große Linse bei lockerem Aufhängeband den operativ geschaffenen Abfluß verlegen. Auch ohne Voroperation kann der Zustand bei Nanophthalmus auftreten.

Auch bei Aphakie ist eine Verlegung des Abflusses durch zu innigen Kontakt zwischen dem Glaskörper und der Iris möglich oder durch Einklemmen einer Korpushernie in die Pupille. In allen diesen Fällen verschwindet nicht nur die Vorderkammer ganz, sondern oft auch die Hinterkammer, wobei das Kammerwasser hinter oder in den Glaskörper abgesondert wird („misdirection of flow").

Mit Ultraschall kann man oft Kammerwasserblasen in oder hinter dem Glaskörper nachweisen.

Behandlung. Die medikamentöse Behandlung besteht in Atropin oder Neosynephrin 10%, um den Iris- bzw. Ziliarblock zu beseitigen. Zusätzlich gibt man Karboanhydrasehemmer, Betablocker und Mannit. Diese Behandlung hat bei etwa der Hälfte der Fälle Erfolg. Mydriatika müssen über Wochen oder Monate weitergegeben werden. Bringen Medikamente in 2 Tagen keinen Erfolg, so kann man 6–8 Kälteherde (– 80°, je 2 min) transkonjunktival im Ziliarkörperbereich setzen. Wenn sich Kammerwasserblasen mit Ultraschall lokalisieren lassen, kann man diese durch die Pars plana punktieren und gleichzeitig die Vorderkammer mit Luft füllen. Die sicherste Methode ist jedoch das Entfernen der Linse mit gleichzeitig tiefem Einschneiden und teilweise Absaugen von Glaskörper. Eine intrakapsuläre Linsenentfernung mit intaktem Glaskörper, auf die der Operateur bei hohem i. o. Druck stolz zu sein pflegt, wäre hierbei ein Fehler, weil sich dann oft ein Aphakieglaukom entwickelt.

Vorbeugung. Am zweiten Auge ist fast immer der Verlauf ähnlich. Deshalb sollte man am 2. Auge vor oder bei einer Glaukomoperation die Linse primär entfernen und eine sehr breite periphere Iridektomie anlegen, zunächst ohne Diszission der Korpusgrenzmembran, damit nicht die Filteröffnung der Glaukomoperation durch Glaskörper verlegt wird. Entwickelt sich dann später dennoch ein Aphakieglaukom, so muß man die Glaskörperdiszission und Vitrektomie nachholen.

8.10.5 Phakolytisches Glaukom. Linseneiweiß kann bei überreifem Star plötzlich durch eine Ruptur der Kapsel treten. Es entsteht ein akuter i. o. Druckanstieg bei tiefer Vorderkammer und offenem Kammerwinkel. Die Abflußwege sind durch Eiweiß und Makrophagen verlegt. Auch bei fehlerhafter Lichtprojektion sind die Ergebnisse der Staroperation gut.

8.10.6 Phakoanaphylaktische Endophthalmitis. Allmählich durch die intakte Linsenkapsel wanderndes Eiweiß kann eine Iritis mit großen weißen Präzipitaten und viel Fibrin im Kammerwinkel bewirken. Der Kammerwinkel ist anfangs offen. Der Abfluß wird durch Fibrin, Linseneiweiß, Riesenzellen und später durch Synechien verlegt. Man kann hiervon die phakotoxische Reaktion histologisch trennen, aber klinisch oft nicht unterscheiden, bei der Makrophagen und Plasmazellen den Abfluß verlegen. Die entzündliche Reaktion auf Linseneiweiß ist beiden Formen gemeinsam, im Gegensatz zum phakolytischen Glaukom. Die Staroperation bringt auch hierbei trotz fehlender Lichtprojektion und trotz des hohen Druckes gute Ergebnisse.

8.11 Glaukom nach Staroperation und nach Einpflanzen einer Kunstlinse

Hierbei handelt es sich um ein primäres Glaukom, das vor der Staroperation übersehen wurde. Sekundär kann ein Glaukom entstehen, wenn sich Synechien im Kammerwinkel bildeten (lange aufgehobene Vorderkammer, Blutungen, Entzündung), wenn der Glaskörper oder Linsenmassen die Vorderkammer ausfüllen, wenn der Glaskörper in die Pupille eingeklemmt wird oder wenn Epithel in die Vorderkammer einwächst. Ungenügendes Ausspülen von Alphachymotrypsin kann eine vorübergehende oder eine langdauernde Drucksteigerung verursachen. Das Sekundärglaukom nach Linseneinpflanzung ist meist die Folge einer Iritis und muß entsprechend behandelt werden. Eine zu kleine oder das Pigmentblatt nicht mitfassende Iridektomie kann gleichfalls die Ursache sein.

Therapie. Die chirurgische Entfernung der Epithelzyste mit der beteiligten Iris und anschließende Kryotherapie des Hornhautendothels an dieser Stelle ist die häufigste chirurgische Entscheidung; 24 h zuvor kann man mit dem Argon-Laser die Iris-Grenze markieren. Ferner kommt die Röntgenbestrahlung des Auges in Frage: alle 2 Tage 200 rad, Gesamtdosis 2000 rad, Wiederholung der Serien nach 4–6 Wochen und 2–3 Monaten. Für andere Glaukomformen bei Aphakie ist die Zyklodialyse die Therapie der Wahl, wenn Mydriatika versagen. Auch mit der Iridenkleisis hatte ich Erfolg.

Nicht selten sieht man in der ersten Woche nach einer komplikationslosen intrakapsulären Staroperation eine mäßige Drucksteigerung mit Hornhautödem ohne wesentliche subjektive Beschwerden. Die Ursache ist oft nicht erkennbar. Ich gebe in diesen Fällen für einige Tage Azetazolamid oral sowie Adrenalinpräparate örtlich. Fast stets ist nach 3–4 Tagen die Drucksteigerung abgeklungen und kehrt nicht wieder, wenn es sich nicht um ein vor der Operation übersehenes Glaukom handelt.

8.12 Glaukom nach Verletzungen

8.12.1 Verätzung. Nach *Verätzungen* kommt Glaukom mit einer besonders ungünstigen Prognose vor, wenn ausgedehnte Partien des Limbus vernarben.

8.12.2 Prellung. Nach *Prellungen* tritt meist eine vorübergehende Hypotonie ein (2–3 Wochen lang). Seltener kommt dagegen eine Drucksteigerung vor. Sie kann als akutes Glaukom oder ohne erhebliche subjektive Symptome verlaufen und beginnt meist in den ersten beiden Wochen nach der Prellung, manchmal aber auch erst nach Monaten oder mehr als 10 Jahren. Die Ursache der Spätglaukome ist eine Zerreißung des Kammerwinkels, die gonioskopisch zu erkennen ist. Der Kammerwinkel sieht abnorm tief aus, was man als pathologisch erkennt, wenn man die entsprechende Stelle des nichtverletzten Auges zum Vergleich heranzieht. Die Angaben über die Häufigkeit der Glaukome schwanken zwischen 2% und 35%.

8.12.3 Perforation. Auch nach *perforierender Verletzung* entsteht ein Glaukom manchmal erst nach Jahren. Das Glaukom bei Siderose gehört in diese Gruppe.

Für den Unfallzusammenhang sind eine genaue Untersuchung von Papille und Gesichtsfeld des verletzten Auges sowie Tonometrie und Perimetrie des unverletzten Auges bei der ersten Versorgung des Patienten oft entscheidend! Die Therapie ist wie bei primärem Glaukom.

8.13 Glaukom nach Lufteinblasen in die Vorderkammer

Diese Glaukomform wird hier besonders erwähnt, weil manche Operateure nach Glaukom-, Star- und Keratoplastikoperationen Luft in die Vorderkammer blasen. Wenn diese hinter die Iris gelangt und sie gegen die Trabekel preßt oder wenn die Luftblase so groß ist, daß der Pupillenrand gegen die Linse gedrückt wird, kann dies einen Glaukomanfall auslösen. Bei Augen mit Iridektomie oder weiter Pupille besteht diese Gefahr kaum, besonders wenn die Luftblase klein ist. Man muß die Gefahr jedoch kennen. Die Injektion einer großen Luftblase in die Vorderkammer ist eines der sichersten Mittel, um bei Tieren experimentell Glaukom zu erzeugen. Die *Therapie* besteht im Erweitern der Pupille, Hochlagern des Kopfes und notfalls Ablassen der Luft.

8.14 Glaukom durch Volumensverkleinerung des Auges

Eine Volumensverkleinerung des Auges kommt nach Ablatiooperationen sowie nach der früher üblichen diathermischen Verödung des Ziliarkörpers durch Schrumpfen der Sklera vor. In beiden Fällen kann der i. o. Druck auf sehr hohe Werte steigen. Überschreitet er den systolischen Druck der A. ophthalmica, so erblindet das Auge rasch. Die Schmerzen können als Wundschmerz zunächst fehlgedeutet werden, die Sehverschlechterung bleibt wegen des Verbandes unbemerkt. Beim ersten Verbandswechsel kann jede Hilfe zu spät sein. Deshalb muß man bei Ablatio- oder Diathermieoperationen den i. o. Druck am Ende des Eingriffes messen und sich überzeugen, daß die Zentralarterie gut gefüllt ist.

Therapie. Bei der Operation bei erheblichem Druckanstieg Punktion der Vorderkammer. Nach der Operation Karboanhydrasehemmer, Miotika, notfalls nochmals Punktion der Vorderkammer. Kryooperation statt Diathermie.

8.15 Glaukom durch Kortikosteroide

Kortikosteroide können bei örtlicher oder allgemeiner Gabe Glaukom bewirken. Der Kammerwinkel ist dabei offen.

Das Glaukom verläuft meist wie Glaucoma simplex, selten mit Gefäßstauungen und Hornhautödem, also ähnlich wie akutes Glaukom, jedoch mit offenem Kammerwinkel. Gesichtsfelddefekte, Exkavation und Sehnervenatrophie entstehen wie bei primärem Glaukom unabhängig vom Lebensalter, folglich also auch bei Kindern. Auch bei einseitiger örtlicher Gabe kann das zweite Auge durch Resorption über die Tränenwege erkranken. Nur 5% der Bevölkerung haben die Erbanlage zu starker Drucksteigerung (Druckzunahme um mehr als 15 mmHg) durch Kortikosteroide. Bei diesen Menschen kann eine Behandlung von 3–4 Wochen genügen, um solche Drucksteigerungen hervorzubringen. Nach langdauernder Behandlung verschwindet die Drucksteigerung nicht immer nach Absetzen der Kortikosteroide, so daß eine Operation notwendig werden kann.

Der Druckanstieg entsteht durch die Ansammlung von Mukopolysacchariden im Kammerwinkel, weil deren normale Depolymerisation durch Steroide unterdrückt wird.

Therapie. Absetzen der schädigenden Medikamente, Miotika wie bei primärem Glaukom, notfalls Operation.

8.16 Sonstige Formen des Sekundärglaukoms

Die Sekundärglaukome, die in Tabelle 2 bei Kap. 7.2 erwähnt sind, können auch erst im Erwachsenenalter entdeckt werden, nämlich Glaukom bei Axenfeld-Syndrom, bei Rieger-Syndrom, Peters-Syndrom und Aniridie sowie bei den Phakomatosen: Sturge-Weber-Syndrom, gelegentlich auch bei Neurofibromatose von Recklinghausen und der okulodermalen Melanozytose (Naevus Ota).

Sekundärglaukom kommt auch bei polymorpher Dystrophie des Hornhautendothels vor, die mit vorderen Synechien und Irisatrophie einhergehen kann, sowie bei der Endotheldystrophie von Fuchs. Der i.o. Druck steigt nach Argonlaserbehandlung der Trabekel oft vorübergehend an. Stärkere Anstiege entstehen durch Iritis und Zelltrümmer nach Therapie mit dem YAG-Laser. Sie lassen sich durch Vorbehandlung mit Indometazin und Nachbehandlung mit Steroiden erheblich dämpfen. Ferner kommt Sekundärglaukom vor bei Pigmentdegeneration der Netzhaut, bei Keratokonus, bei Netzhautablösung, insbesondere bei Orarissen, bei i.o. Tumoren, retrolentaler Fibroplasie, bei parenchymatöser Keratitis oder Hornhautgeschwüren sowie nach Keratoplastik. Bei einer Steigerung des episkleralen Venendruckes durch ein arteriovenöses Aneurysma oder durch Kompression der Vena cava wurde ein Glaukom beschrieben, ebenso bei Einengung der Orbita durch Tumoren. Auch bei malignem Exophthalmus kann ein Glaukom vorkommen, jedoch nicht so häufig wie man bei Tonometrie des liegenden Patienten zunächst glaubt. Der Druck steigt nämlich oft nur im Moment der Messung, weil beim Heben des Auges zum Blick geradeaus bei verdickten und rigiden antagonistisch wirkenden Augenmuskeln eine Kompression des Bulbus entsteht. In Indien kommt eine besondere Glaukomform bei epidemischer Wassersucht vor, das sog. bengalische Glaukom, das wahrscheinlich durch eine Sanguinarinvergiftung entsteht.

9 Besondere Glaukomformen

9.1 Glaukom und Pseudoexfoliation

Am Pupillenrand sieht man grau-blaue Flocken, die der Linse lose anhaften und erst bei Pupillenerweiterung voll sichtbar werden; sie erscheinen dann als filzige, schuppige, etwa radiär angeordnete Auflagerungen der Linsenkapsel. Diese peripher gelegenen Veränderungen sind durch einen klaren Ring entsprechend der mittleren Pupillenweite von einer zentralen Auflagerungsscheibe getrennt, die fehlen kann. Im Kammerwinkel findet man die Flöckchen keineswegs immer, jedoch ist meist eine stärkere Pigmentierung vorhanden, die auch über die Schwalbe-Linie auf die Hornhaut hinausreichen kann.

Der Verlauf ist wie bei Glaucoma simplex, die Entwicklung zu höheren Druckwerten oft beschleunigt. Nach einer Augenoperation ist mit Entzündungen zu rechnen, deshalb sollten Kortikosteroide örtlich postoperativ gegeben werden.

Die Niederschläge sind nicht, wie man früher glaubte, Abschilferungen der Linsenkapsel, sondern Auflagerungen, die wahrscheinlich aus einer Erkrankung der vorderen Uvea stammen und nicht die Ursache des Glaukoms sind. Sie entstehen durch eine Überproduktion der Basalmembran. Unklar ist der Grund für die erheblichen Unterschiede der geographischen Verbreitung. Die Krankheit kommt besonders oft in Skandinavien vor. Ohne Untersuchung in Mydriasis wird sie leicht übersehen.

9.2 Glaukom bei Ablatio retinae

Glaukom bei Ablatio retinae begünstigt die Wiederanlage der Netzhaut keineswegs, wie man etwa vermuten könnte, sondern verschlechtert deren Prognose. Für die Kombination gibt es viele Ursachen: Beide Krankheiten können Folge einer Prellung sein, oder das Glaukom entstand infolge einer lang andauernden Ablatio oder als Folge der Operation der Ablatio durch Behinderung der Abflußwege von Blut oder Kammerwasser, oder die Ablatio entstand bei degenerativer Netzhaut durch deren Einriß nach starken Miotika. In den meisten Fällen handelt es sich also um ein Sekundärglaukom.

9.3 Glaukom bei jungen Menschen

Man glaubte früher fälschlich, das echte Glaucoma simplex beginne erst nach dem 40. Lebensjahr. Deshalb bezeichnete man das Glaukom bei 10- bis 35jährigen Menschen als juveniles Glaukom. Es handelt sich jedoch nicht um ein einheitliches Krankheitsbild, sondern es ist entweder ein früh beginnendes Glaucoma simplex (Antizipation) oder eine gering ausgeprägte Kammerwinkelmißbildung wie bei Hydrophthalmie oder ein Sekundärglaukom. Die Bezeichnung juveniles Glaukom, die diese verschiedenen Krankheitsbilder zusammenfaßt, halte ich deshalb für unglücklich. Besser sagt man, worum es sich tatsächlich handelt.

10 Lebensweise

Einschneidende Beschränkungen der Lebensweise wurden zu Unrecht verordnet, weil man von der Reaktion auf exzessive Belastungen fälschlich schloß, auch normale Einflüsse des täglichen Lebens müßten schaden (Wasser, Kaffee), oder die Einschränkungen wurden ohne jeden Grund verordnet (Alkohol). Es ist zwar richtig, daß Kaffee in der extremen Konzentration von 45 g in 150 ml Wasser, eine eklig schmeckende Brühe, bei unbehandeltem Glaukom leichte Druckanstiege bewirken kann, aber selbst diese Reaktion ist so selten, daß der Test zur Frühdiagnose wieder verlassen wurde. 1–2 Tassen Kaffee oder Mokka ändern bei operiertem oder medikamentös reguliertem Glaukom den i.o. Druck nicht, oder sie senken ihn sogar. Es ist auch richtig, daß 1000 ml Wasser, in 5 min getrunken, bei nicht reguliertem Glaukom i.o. Druckanstiege für etwa 1 h bewirken können, aber so schüttet kein normaler Mensch Flüssigkeit in sich hinein: Der Glaukomkranke kann unbedenklich trinken, was er mag, wenn er nicht mehr als 500 ml in etwa einer halben Stunde trinkt. Die Gesamtflüssigkeitsmenge pro Tag ist für den i.o. Druck selbst bei ungenügender Ausscheidung belanglos, denn sonst müßte jeder Nephrosekranke ein Glaukom haben.

Pupillenerweiternde Medikamente, wozu auch Psychopharmaka mit anticholinergischer Wirkung zählen, können nur bei engem Kammerwinkel gefährlich sein, einerlei ob ein Glaukom bekannt ist oder nicht. Bei Glaukomaugen, die operiert wurden, oder deren Pupille mit Miotika eng gestellt ist, sind sie unschädlich, ebenso wie das Tragen einer Sonnenbrille. Unschädlich sind auch alle rasch gefäßerweiternden Medikamente, die z.B. bei Angina pectoris gegeben werden (eigene Versuche). Alkohol senkt den i.o. Druck, wobei kleine Mengen genügen (20 ml Weinbrand oder 250 ml Wein), größere Mengen diese Wirkung jedoch nicht steigern.

Wir raten dem Glaukomkranken, möglichst ein normales Leben ohne allzuviel Hast und Streß zu führen, für regelmäßige Verdauung und möglichst eine kurze Mittagsrast zu sorgen und sich nach der Tagesarbeit zu entspannen, wobei ein Glas Wein nicht schaden kann. Die drucksenkende Wirkung der allgemeinen Entspannung sehen wir ja in der Klinik bei stationär aufgenommenen Patienten, deren Druck sich bei unveränderter Therapie in den ersten zwei Tagen fast stets beträchtlich senkt. Yoga-Freunden muß man sagen, daß bei Kopfstand der Augendruck auf Werte über 40 mmHg sogar bei Gesunden steigt, als Glaukomkranker soll man also Übungen mit Kopfsenkung über längere Zeit unterlassen. Im übrigen kann ein Glaukomkranker tun, was er mag. Erlaubt sind je 1–2 Tassen Tee oder Kaffee zum Frühstück und nach dem Mittagessen, Fernsehen, Sport, Fliegen, auch Sauna sowie sexuelle Tätigkeit. Bei fortgeschrittenen Gesichtsfeldausfällen verbiete ich Nikotin völlig, da selbst nach kleinen Mengen die Gefäße verengt werden, während wir ja medikamentös eine bessere Durchblutung zu erreichen versuchen.

11 Erblichkeit

Bei 20% der Patienten mit Glaucoma simplex ist ein dominanter Erbgang nachzuweisen, selten ein rezessiver. Die Anlage für Winkelblockglaukom, die flache Vorderkammer, wird gleichfalls dominant vererbt. Es ist deshalb nötig, auch die Blutsverwandten von Glaukompatienten zu untersuchen. Die Reaktion des i.o. Druckes auf die örtliche Gabe von Kortikosteroiden folgt gleichfalls Erbgesetzen: Bei 66% der Bevölkerung ändert sich der i.o. Druck kaum, bei 29% steigt der i.o. Druck um 6–15 mmHg, bei 5% steigt er um mehr als 15 mmHg, wenn man 0,1% Dexamethason 3–4 Wochen lang täglich 4mal eintropft. Die Erbanlage für Glaucoma simplex ist jedoch nicht identisch mit der Erbanlage für Drucksteigerung durch Kortikosteroide. Das Fehlen eines Druckanstiegs nach Steroidbelastung bedeutet nicht, daß kein Glaukom vorliegt.

Hydrophthalmie s. Kap. 7.

12 Probleme bei der Begutachtung Glaukomkranker

Ohne Schwierigkeiten lassen sich der Grad der Behinderung durch Glaukom und die *Untauglichkeit für bestimmte Tätigkeiten* beurteilen, da diese Urteile allgemeinen Regeln der Begutachtung folgen. Sehr schwierig kann jedoch die *Frage nach dem ursächlichen Zusammenhang* des Glaukoms mit einem angeschuldigten Ereignis sein. Der Gutachter muß versuchen, sich Klarheit über die Fragen zu verschaffen, ob vielleicht ein Glaukom schon vor dem angeschuldigten Ereignis bestand, ohne daß der Patient dies wußte, oder ob das Glaukom unabhängig von dem angeschuldigten Ereignis als primäres Glaukom entstand, oder ob es sich um ein Sekundärglaukom handelt, das durch dieses angeschuldigte Ereignis ausgelöst worden sein könnte. Der Gutachter muß die folgenden Fragen beantworten: Was gibt der Patient als Schadensereignis an? Datum und Tageszeit? Wie war der Zustand beider Augen unmittelbar vor und nach dem Ereignis? Welche Tätigkeit hat der Patient vorher und nachher ausgeübt? Wann wurde ein Arzt hinzugezogen? Welche Glaukomform lag nach dem Verlauf vor, ein akuter Winkelverschluß mit sehr hohen Druckwerten oder der subjektiv symptomarme Verlauf des Glaucoma simplex? Wann traten subjektive Glaukomsymptome auf? Wie beschreibt der Kranke diese? Kamen ähnliche Symptome auch vor dem Schadensereignis vor? Könnte die angegebene Ursache nach dem Stande unseres Wissens eine Drucksteigerung auslösen oder eine bestehende Drucksteigerung verschlimmern? Wann suchte der Patient erstmals einen Augenarzt auf, wann wurde die Diagnose gestellt, welche Umstände verhinderten allenfalls eine sofortige Untersuchung und Behandlung? Welche Befunde liegen von der ersten augenärztlichen Untersuchung über Papille, Gesichtsfeld, Tension und sichtbare Folgen des Schadensereignisses vor? Wann wurde die Glaukomdiagnose gestellt? Worin bestand die Behandlung und wie waren die Druckwerte? Wie oft wurde gemessen, mit welcher Methode? Sind zur Zeit der Begutachtung Unfallfolgen sichtbar? Ist der Kammerwinkel eng, könnte also ein Winkelblockglaukom bestanden haben? Sind Synechien im Kammerwinkel oder Glaukomflecken der Linse vorhanden, die auf eine frühere akute Drucksteigerung hinweisen? Genügen die zur Zeit der Begutachtung noch nachweisbaren Folgen des Schadens, um die Drucksteigerung zu erklären?

Ferner wird man einen genauen Befund des zweiten, vom Schaden nicht betroffenen Auges, möglichst vor dem Schadensereignis, ferner zur Zeit der ersten Begutachtung und zur Zeit des jetzigen Gutachtens benötigen, um ein Glaukom am zweiten Auge auszuschließen. Bei der Beurteilung subjektiver Symptome muß man berücksichtigen, daß der Patient die Symptome eines akuten Winkelblockglaukoms auch bei einer Keratokonjunktivitis oder einem Hornhautfremdkörper beschreiben kann (Schmerzen, Tränen des Auges, Rötung, Sehverschlechterung, Kopfschmerzen) und daß andererseits ein akuter Glaukomanfall nicht immer ein höchst dramatisches Ereignis ist, sondern auch subjektiv symptomarm verlaufen kann. Bei akutem Winkelblockglaukom ist zu berücksichtigen, daß bei 75% der Fälle, selbst bei sorgfältigster Befragung, die sogleich bei Krankenhausaufnahme erfolgt, dennoch die auslösende Ursache unbekannt bleibt, ferner, daß akute Winkelblockglaukome nahezu ebenso oft durch Miotika wie durch Mydriatika ausgelöst werden können. Falls Medikamente das akute Winkelblockglaukom verursacht haben sollten, darf der zeitliche Abstand höchstens 12 h betragen. Auch seelische Einflüsse wird man bei akutem Glaukom nur dann gelten lassen können, wenn der Anfall innerhalb von wenigen Stunden oder höchstens 2 Tagen nach einem sehr aufregenden Ereignis eintrat. Falls schon vorher ein chronisches Winkelblockglaukom bestand, dürfte man eine Verschlimmerung nur dann anerkennen, wenn durch den Schaden ein akuter Glaukomschub mit höherem Druck als sonst bei diesem Patienten üblich ausgelöst wurde. Bei Glaucoma simplex würde ich seelische Ereignisse nicht als auslösende oder verschlimmernde Ursachen anerkennen.

Wenn an beiden Augen zur Zeit der Begutachtung ein Glaukom besteht, ist die Frage zu klären, ob es sich an beiden Augen um ein nicht entschädigungspflichtiges primäres Glaukom handelt, oder ob am verletzten Auge ein entschädigungspflichtiges Sekundärglaukom, am anderen Auge unabhängig davon ein primäres Glaukom besteht oder schließlich, ob ein konsensuelles Glaukom am unverletzten Auge als Folge der Verlet-

zung des anderen Auges entstanden ist. Der letztere Fall ist außerordentlich selten und bedarf einer eingehenden Begründung. Insbesondere wäre dann nachzuweisen, daß durch eine medikamentöse oder operative Drucksenkung des einen Auges bei diesem Patienten am zweiten Auge konsensuell eine erhebliche und andauernde Druckbeeinflussung möglich ist. Ohne einen solchen experimentellen individuellen Nachweis einer konsensuellen Druckreaktion sollte man nicht die Möglichkeit eines konsensuellen Glaukoms gutachtlich erwägen. Hierbei wäre außerdem zu fordern, daß das unverletzte Auge kurz nach dem Unfall untersucht und normal befunden wurde und daß das Glaukom am zweiten Auge erst nach dem Glaukom des verletzten Auges auftrat.

Bei beidseitigem Glaukom zur Zeit der Begutachtung und anscheinend primärem Glaukom des unverletzten Auges nehme ich trotz der Anlage zu primärem Glaukom ein Sekundärglaukom des verletzten Auges an, wenn die Verletzungsfolgen so erheblich sind, daß sie für sich allein ausreichen würden, um ein Glaukom zu erzeugen und wenn ein Glaukom vor der Verletzung nicht bekannt war. Ein beiderseitiges primäres Glaukom trotz Verletzung eines Auges ist gutachtlich anzunehmen, wenn vor der Verletzung Glaukom bereits bekannt war und keine nachweisbare Beschleunigung oder Verschlechterung des Verlaufs am verletzten Auge erkennbar ist. Nach einer heftigen Prellung kann ein Glaukom auch noch nach Jahrzehnten entstehen. Gutachtlich entscheidend ist der Kammerwinkelbefund, der eine Zerreißung des Ziliarkörpers zeigt. Der Vergleich mit dem nichtverletzten Auge ist hierbei nötig.

Bei Gutachten ist eine Kenntnis der Tensionstoleranz (Kap. 1.7) sowie der klinischen Verlaufsform von Sekundärglaukom nötig. Einen Zusammenhang zwischen Hirnschäden (Kommotio, Kontusio) und Glaukom würde ich nur dann annehmen, wenn die seelische Erregung unmittelbar nach dem Unfall einen akuten Glaukomanfall auslöste und man dementsprechend bei der Begutachtung einen engen Kammerwinkel findet. Für einen Zusammenhang zwischen Glaukom mit offenem Kammerwinkel und Schädeltrauma gibt es keinerlei Beweise.

13 Tonometrie

13.1 Zusammenfassung

Den i. o. Druck kann man am zuverlässigsten mit dem Applanationstonometer nach Goldmann messen. Die Handapplanationstonometer von Draeger oder Perkins geben bei genügender Übung die gleichen Werte. Die Tonometrie mit dem Schiötz-Tonometer ist prinzipiell ungenauer und nur brauchbar, wenn man sich überzeugt hat, daß an dem gemessenen Auge die Werte mit dem Goldmann-Tonometer übereinstimmen. Bei Hydrophthalmie jedoch liegen die Schiötz-Werte meist näher an dem Manometerwert als Applanationswerte. Nach jeder Messung muß man das Schiötz-Tonometer auseinanderschrauben und mechanisch reinigen (Kap. 13.10.2). Schiötz-Tonometer ohne amtliche Eichung, die es in Deutschland erst seit 1968 gibt, darf man nicht mehr verwenden.

In der Bundesrepublik Deutschland muß jedes Tonometer eine Eichmarke haben, die das Datum anzeigt, an dem eine Nacheichung vorgeschrieben ist. Sie ist alle 2 Jahre fällig.

Neuentwickelte Tonometer werden in Deutschland erst nach Prüfung in der Physikalisch-Technischen Bundesanstalt Berlin zugelassen. Die Ergebnisse einer einmaligen Kurzzeittonometrie sind nicht repräsentativ für den i. o. Druck, dessen momentaner Wert wenig belangvoll ist. Es kommt vielmehr auf den Tagesmittelwert mit Minimum und Maximum an.

Messungen der sog. Rigidität sind ungenau und an demselben Auge oft nicht reproduzierbar. Die Rigidität kann man als normal bezeichnen, wenn die Differenz zwischen Goldmann-Tonometer im Sitzen und dem Schiötz-Tonometer im Liegen, Gewicht 5,5 g, nicht größer als ±2,0 mmHg ist.

13.2 Grundlagen

Der Augeninnendruck ist keine konstante Größe, sondern zeigt auch in Ruhe erhebliche Schwankungen (Kap. 1.3) und kann durch äußere Einflüsse (Kap. 2.8) verändert werden. Diese normalen Druckschwankungen stören bei der Bestimmung der Sklerarigidität (Kap. 13.10). Weitere Schwierigkeiten entstehen, weil der Augeninnendruck nicht direkt manometrisch gemessen, sondern aus Manipulationen an der Oberfläche des Auges erschlossen wird. Hierfür wählt man zwei verschiedene Verfahren, die Applanation oder die Impression. Die *Applanationstonometrie* gibt verläßlichere Ergebnisse. Man wählt bei der Applanation der Hornhaut entweder die Abplattungsgröße konstant und variiert die Kraft, die zur Erzeugung dieser Abplattung erforderlich ist. Dies ist das Prinzip des Goldmann-Tonometers und der nach diesem Prinzip gebauten Handapplanationstonometer von Draeger und Perkins. Als Abplattungsdurchmesser wird 3,06 mm gewählt, weil dann die Kraft von 1 pond einem Druck von 10 mmHg entspricht. Die Kalibrierung ist deshalb besonders einfach. Bei der Applanationstonometrie kann man aber auch die Kraft konstant halten und die Applanationsgröße variieren. Dies ist das Prinzip des Maklakoff-Tonometers und der ihm nachgebauten Geräte z.B. von Halberg. Die Applanationstonometrie nach Goldmann wird an dem Hornhautmikroskop vorgenommen, erlaubt deshalb eine besonders exakte Ablesung und gilt heute als *Bezugsgröße, an der man die Genauigkeit anderer Tonometrieverfahren mißt.* Die Applanationswerte werden durch die Steifigkeit der Hornhaut und die Beschaffenheit des Hornhautepithels (Ödem oder Austrocknung bei längerem Offenbleiben der Lidspalte) sowie durch die Fluoreszeinmenge beeinflußt. Technische Fehler, die dieses Meßergebnis verfälschen können, werden unten beschrieben.

Trotz der vielen Einwände, die gegen die *Impressionstonometrie* berechtigt sind, wurde das Impressionstonometer nach Schiötz jahrzehntelang angewendet. Seine Vorteile sind der niedrige Preis im Vergleich mit dem Goldmann-Tonometer, die leichte Transportierbarkeit und einfache Handhabung. Dem stehen viele Nachteile gegenüber: Das Meßprinzip ist nicht zuverlässig, denn man schließt aus dem Einsinken des Senkstiftes in die Hornhaut auf den Augeninnendruck. Die von dem Senkstift in der Hornhaut erzeugte Delle verdrängt Blut aus der Aderhaut und bewirkt eine Dehnung der Augenhüllen, da Flüssigkeiten nicht komprimierbar sind. Blutverdrängung und Dehnung sind individuell verschieden und nicht exakt meßbar. Sie werden gemeinsam mit dem schlecht definierten Begriff Rigidität bezeichnet. Diese wechselt individuell erheblich, so daß die Eichung des Impressionstonometers, die sich auf eine durchschnittliche

Rigidität bezieht, nur gilt, wenn auch am untersuchten Auge die Rigidität durchschnittlich ist, was man jedoch nicht individuell exakt messen kann. Individuell ist es also kaum möglich zu wissen, ob die mit dem Instrument gelieferte Eichtabelle (Kalibrierungstabelle) für das untersuchte Auge zutrifft. Es spricht jedoch nichts dagegen, das Schiötz-Tonometer zu verwenden, wenn man bei wiederholten Vergleichen mit dem Applanationstonometer fand, daß das untersuchte Auge mit beiden Geräten die gleichen Tonometriewerte zeigt. Bei Hydrophthalmie ist die Hornhaut vergrößert und verdünnt. Die Schiötzwerte lagen bei eigenen Vergleichen näher an den Manometerwerten als die Applanationswerte, die fast stets erheblich zu niedrig waren.

Weitere Probleme der Tonometrie sind die Standardisierung und die Eichung. Unter *Standardisierung* versteht man die Herstellung von Instrumenten, die in allen entscheidenden Teilen übereinstimmen und das Festlegen der Herstellungstoleranz. Bei den Applanationstonometern nach Goldmann und Maklakoff ist die Standardisierung einfach, während sie beim Schiötz-Tonometer ungeheure Schwierigkeiten machte. Auch die Kalibrierung des Schiötz-Tonometers war außerordentlich schwierig, so daß im Jahre 1955 bereits die 6., gleichfalls nicht endgültige Kalibrierung vorgelegt wurde. Für die Aufzeichnung der Tonometerwerte bedeutet dies, daß es eindeutiger ist, Teilstriche und Gewicht zu notieren, als den aus der gegenwärtig gültigen Kalibrierungstabelle ermittelten mmHg-Wert. Man notiert also 5/5,5 g besser als 17 mmHg, da bei einer erneuten Kalibrierung nur Teilstrich und Gewicht ihre Gültigkeit behalten.

Erst seit 1968 gibt es in der Bundesrepublik Deutschland gesetzliche Vor-

Tabelle 3. Staatliche Tonometerprüfstellen

1. Landesgewerbeamt Baden-Württemberg – Eichdirektion und Technisches Prüfwesen – Kanzleistraße 19 7000 Stuttgart 1	6. Niedersächsisches Landesverwaltungsamt – Eichwesen – Goethestraße 44 3000 Hannover 1
2. Bayerisches Landesamt für Maß und Gewicht Franz-Schrank-Straße 9 8000 München 19 Auch: Eichamt Aschaffenburg Leiderer Stadtweg 2 8750 Aschaffenburg	7. Landeseichdirektion Nordrhein-Westfalen Spichernstraße 73/77 5000 Köln 1
3. Landesamt für das Meß- und Eichwesen Abbestraße 5–7 1000 Berlin 10	8. Eichdirektion Rheinland-Pfalz Steinkraut 3 6550 Bad Kreuznach
4. Der Senator für Arbeit – Landeseichdirektion – Contrescarpe 73 2800 Bremen	9. Minister für Wirtschaft, Verkehr und Landwirtschaft – Eichaufsichtsbehörde – Hardenbergstraße 8 6600 Saarbrücken
5. Hessische Eichdirektion Holzhofallee 3 6100 Darmstadt	10. Der Minister für Wirtschaft und Verkehr des Landes Schleswig-Holstein – Amt für das Eichwesen – Düppelstraße 63 2300 Kiel 1

Die hier angegebenen Eichstellen können mitteilen, wo nach der Wiedervereinigung Deutschlands weitere Eichstellen eingerichtet werden, was zur Zeit der Neubearbeitung dieses Buches noch nicht bekannt war.

schriften für die Zulassung (Physikalisch-Technische Bundesanstalt Berlin). Die Eichung wird in den staatlichen Tonometerprüfstellen (Tabelle 3) kontrolliert. Vorher wurde in Deutschland die Eichung von Mitarbeitern einzelner Universitäts-Augenkliniken mit nicht genügend exakten Methoden ausgeführt.

Zur brauchbaren Tonometrie gehört auch, daß man das Instrument entsprechend pflegt. Ein Schiötz-Tonometer muß nach jeder Messung auseinandergenommen und gereinigt werden, weil bei der Tonometrie Tränen zwischen Zapfen und Zylinder hochsteigen, eintrocknen und die Reibung vergrößern, so daß die Messung verfälscht wird. Eine schonende Behandlung der empfindlichen Instrumente ist nötig, damit keine Verbiegungen oder Kratzer im Metall entstehen. Technische Meßfehler sind in Kap. 13.11 besprochen.

13.3 Applanationstonometer

13.3.1 Tonometer mit konstanter Applanationsfläche und variabler Kraft. Das *Goldmann-Tonometer* wird am sitzenden Patienten an der Spaltlampe angewandt, nachdem man die Tränenflüssigkeit mit Fluoreszein angefärbt hat. Das Meßkörperchen hat eine runde Vorderfläche, von der 3,06 mm Durchmesser beim Meßvorgang die Hornhaut abplatten. Der hierfür erforderliche Druck wird an der Meßtrommel abgelesen.

Der Vorgang wird bei Blaulicht durch das Hornhautmikroskop beobachtet, an dem man den fluoreszeingefärbten Ring von Tränenflüssigkeit am Rand des Meßkörperchens durch ein Prisma verdoppelt sieht. Die Tonometrie mit diesem Gerät gilt als die exakteste Messung des i. o. Druckes und ist die Bezugsgröße für

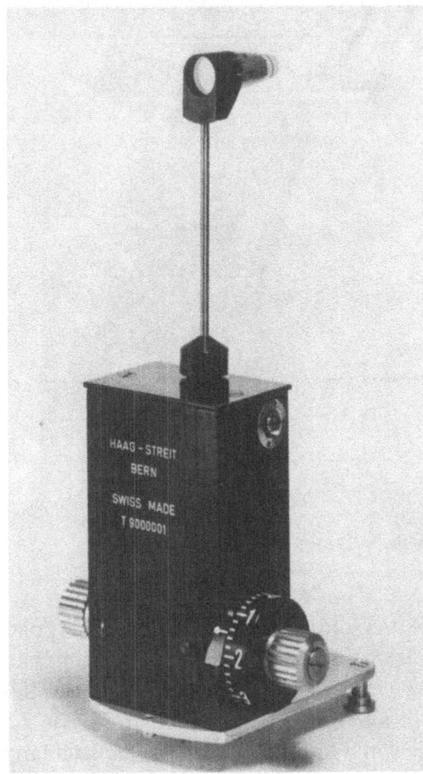

Abb. 4. Applanationstonometer nach Goldmann. Oben: Meßkörperchen, von dessen Vorderfläche 3,06 mm Durchmesser mit der Hornhaut in Kontakt gebracht wird. Unten: An der Meßtrommel verändert der Arzt den Druck der Gewichtswaage, die das Meßkörperchen gegen die Hornhaut drückt. Bei der hier eingestellten Zahl der Trommel beträgt der Druck 15 mmHg. Der Arzt erkennt die Abplattung der Hornhaut durch das Mikroskop der Spaltlampe nach Anfärben der Hornhaut mit Fluoreszein

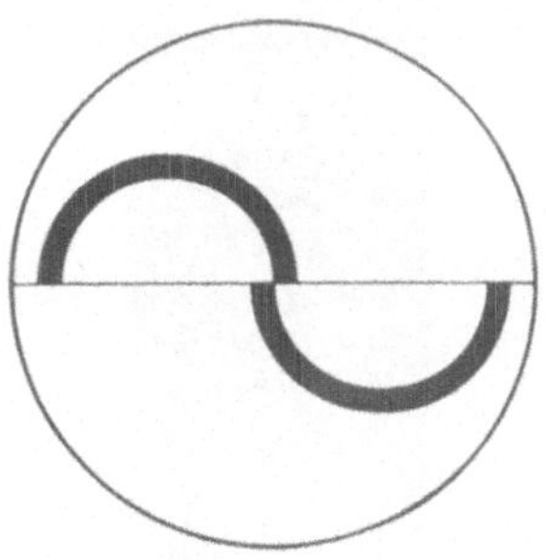

Abb. 5. Tonometrie am Goldmann-Tonometer. Ringe richtig eingestellt

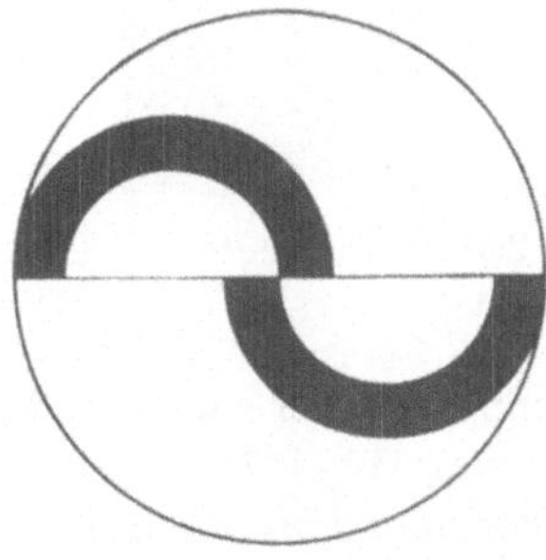

Abb. 6. Tonometrie am Goldmann-Tonometer, Ringe zu dick (zu viel Fluoreszein). Der abgelesene Wert ist zu niedrig. Wahrscheinlich haben die Lider das Meßkörperchen berührt. Abhilfe: Spaltlampe zurückziehen, Meßkörperchen mit Watte trocknen. Pat. soll Lider weit öffnen

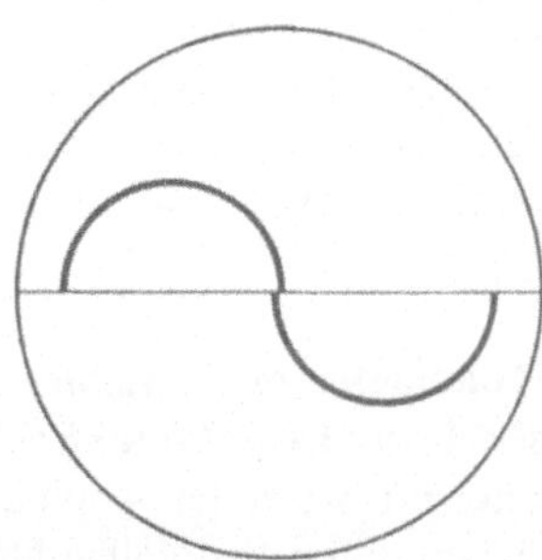

Abb. 7. Tonometrie am Goldmann-Tonometer, Ringe zu dünn (zu wenig Fluoreszein). Der abgelesene Wert ist zu niedrig. Abhilfe: Pat. schließt einige Male die Lider, um den Farbstoff über die Hornhaut zu verteilen. Messung wiederholen. Falls dies nicht genügt: erneut Fluoreszein geben

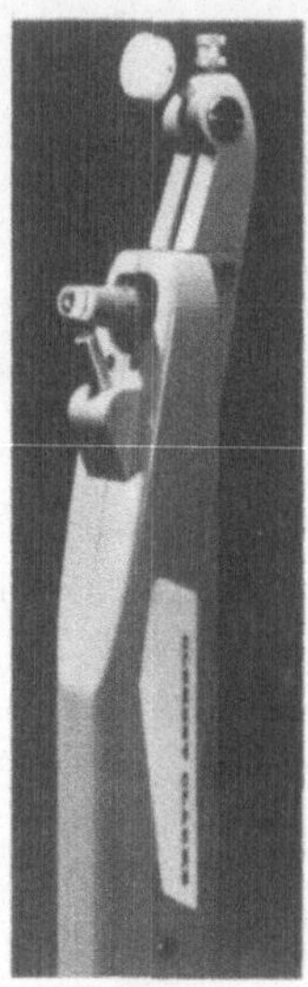

Abb. 8. Perkins Tonometer

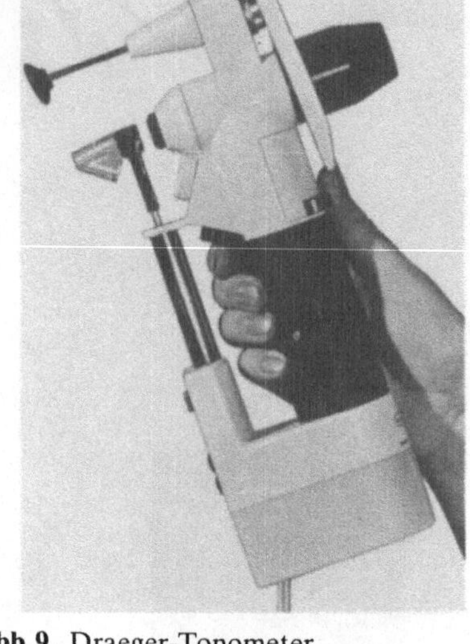

Abb. 9. Draeger-Tonometer

die Richtigkeit aller sonstigen Tonometerresultate (Abb. 4–7).

Handapplanationstonometer nach Goldmanns Prinzip wurden von Draeger und von Perkins entworfen. Wenn man die Technik der Anwendung lernt, soll man prüfen, ob man die gleichen Werte wie am Goldmann-Tonometer erhält (Abb. 8, 9).

Beide haben im Vergleich miteinander Vor- und Nachteile. Das Bild der Fluoreszein-Halbringe ist beim Draeger-Gerät größer und lichtstärker. Das Perkins-Tonometer ist leichter und wegen des Batteriebetriebes von einer Stromquelle unabhängig.

13.3.2 Tonometer mit variabler Applanationsfläche und konstanter Kraft. Alle Tonometer mit variabler Applanationsfläche haben den prinzipiellen Nachteil, daß die Eigensteifigkeit der Hornhaut und die Kapillarkräfte zwischen Tränenfilm und Meßkörperchen zusätzlich zu den Rigiditätsproblemen die Meßwerte beeinflussen. Diese Kräfte heben sich gegenseitig nur dann auf, wenn (wie

beim Goldmann-Tonometer) die Applanationsfläche etwa 3 mm Durchmesser hat, was bei variabler Applanationsfläche also ein seltener Zufallstreffer ist. Zu diesen Tonometern, die in Deutschland nicht gebräuchlich sind, gehört das *Maklakoff-Tonometer*. Es besteht aus einem Satz von Hohlzylindern von 5,5 g, 7,5 g, 10 g und 15 g Gewicht, die an beiden Enden plane Glasscheiben aufweisen. Vor der Messung wird die Glasscheibe mit einem Farbstoff (Bismarckbraun) eingerieben, den die Feuchtigkeit der Hornhaut im Abplattungsbereich abwäscht. Sogleich nach dem Messen, das am liegenden Patienten erfolgt, wird der Stempel auf Fließpapier abgedrückt und der Durchmesser des farbfreien Zentrums gemessen. Durch Variationen des Farbstoffauftrags oder durch Fehlen beim Abmessen des Stempelabdruckes können erhebliche Irrtümer entstehen. Je höher das benutzte Gewicht ist, desto eher wird die individuell nicht bekannte „Rigidität" in die Messung mit eingehen und die Ergebnisse verfälschen.

Das *Applanationstonometer* nach Halberg entspricht in den Abmessungen dem Maklakoff-Tonometer. Man kann durch eine eingebaute Meßskala und Lupe die Applanationsfläche während der Messung beurteilen. Aus einer Tabelle werden die zugehörigen Werte in mmHg entnommen. Das Kalibrierungsproblem ist nicht gelöst.

13.4 Impressionstonometer

13.4.1 Das Schiötz-Tonometer bedarf hier keiner eingehenden Beschreibung. Man mißt, wie tief ein Metallzapfen von 3 mm Durchmesser die Hornhaut eindellt, die durch das Gesamtgewicht des Tonometers von 16,5 g im Bereich der Fußplatte abgeplattet wurde. Das Eindellungsgewicht von Zapfen, Hebel und Zeiger zusammen beträgt 5,5 g. Durch Auflagegewichte (von 2,0 und 4,5 g) kann das Gesamtgewicht dieser Einheit auf 7,5 g oder 10 g vergrößert werden, wenn die Höhe des i. o. Druckes dies erfordert. Deshalb sind diese Auflagegewichte mit „7,5" und „10" markiert. Die Gewichtsbelastung bewirkt eine Kompression des Auges, die zusammen mit der Impression durch den Zapfen Flüssigkeit verdrängt, die nicht sofort abfließen kann. Deshalb werden die Hüllen des Auges (Kornea und Sklera) auf Dehnung beansprucht. Nur wenn der Widerstand gegen die Dehnung, die Rigidität, dem Durchschnittsauge entspricht, auf das sich die Kalibrierung bezieht, stimmen die Druckwerte der Kalibrierungstabellen auch für das untersuchte Auge. Die Herstellung gleicher Exemplare ist schwierig (Standardisierung), die Kontrolle der entscheidenden Abmessungen, wie z. B. die Kantenkrümmung des Senkstiftes, erst seit 1968 effektiv, da sie erst seit dieser Zeit durch Fachleute für Eichungen ausgeführt wird.

13.4.2 Elektronische Tonometer werden in Deutschland von der Firma Ruck, Scholl u. Friedrich in 5180 Eschweiler und von Erbe Opti-Glauxon Elektromedizin, Tübingen, vertrieben. Das Meßprinzip ist wie beim Schiötz-Tonometer, aber das Einsinken des Zapfens in die Hornhaut wird elektronisch und somit reibungsfrei registriert. Die Meßskala ist wesentlich vergrößert. Sie bieten nur für die Tonographie Vorteile.

13.5 Pneumotonometer

Das pneumatische Tonometer stellt ein Applanationsgerät dar, wobei die Applanationskraft durch ein offenes pneumatisches System geliefert wird, das mit Freongas betrieben wird. Zugleich wird aber auch das Prinzip der Impression verwandt, jedoch mit einer wesentlich geringeren Flüssigkeitsverdrängung als bei dem Schiötz-Tonometer. Der Vorzug des Pneumotonometers ist die Möglichkeit, den i. o. Druck kontinuierlich als Kurve zu schreiben, so daß man von Ablesefehlern unabhängig wird. Das Gerät wurde so kalibriert, daß die im Sitzen gemessenen Werte den am Goldmann-Tonometer im Sitzen gemessenen Werten entsprechen sollen. Das Tonometer ist in der Bundesrepublik nicht zugelassen.

13.6 Kurzzeittonometer

13.6.1 Das Non-contact-Tonometer. Es wurde von Grolmann in den USA entwickelt und ist in Deutschland seit 1982 zugelassen. Das Gerät mißt die Zeit zwischen der Auslösung eines auf die Hornhaut gerichteten Luftimpulses bis zur Abplattung der Hornhaut. Bei der Messung wird die Hornhaut so lange deformiert, bis die Randstrahlen eines schräg auf sie treffenden parallelen Lichtbüschels parallel zum Achsstrahl reflektiert werden und die volle Lichtintensität auf einen Strahlungsempfänger fällt. Dies beendet den Luftstrom. Die Messung erfolgt ohne Berührung der Hornhaut und ohne Lokalanästhesie aus 11 mm Abstand. Der große Vorzug des Tonometers ist also, daß keine Medikamentenallergie eine Rolle spielen kann und keine Übertragung der Viren der Keratoconjunctivitis epidemica möglich ist. Obgleich der Meßvorgang nur $1/500$ einer Pulsamplitude dauert, stimmen nach eigenen Vergleichsserien die Ergebnisse gut im normalen Druckbereich mit dem Goldmann-Tonometer überein, wenn man entsprechend der Bedienungsvorschrift den Mittelwert aus drei nahe beieinander liegenden Messungen verwendet. Falls ein Wert stärker abweicht, wird er verworfen und eine 4. Messung ausgeführt.

13.6.2 Das Tono-Pen-Tonometer.

Es arbeitet nach dem Prinzip des MacKay-Marg-Gerätes, das nicht mehr gebaut wird. Der Druck wird elektronisch vom Zentrum einer Applanationsfläche gemessen, die von der Fußplatte erzeugt wird. Im Zentrum dieser Platte ragt ein Stempel von 1,5 mm Durchmesser nur 5 µm vor, dessen Verschiebung durch die Hornhaut im Abplattungsbereich mit einem Kurvenschreiber registriert wird. Die Messung dauert nur Sekundenbruchteile.

Angezeigt wird der Mittelwert von 4–10 Messungen und die Variabilität der Messungen. Bis 24 mmHg liegen die Werte rund 1,7 mmHg über den Anzeigen des Goldmann-Tonometers. Das Gerät ist in Deutschland nicht zugelassen.

13.7 Selbsttonometrie

Die Messung des i. o. Druckes zu Hause durch den Kranken selbst ist erst seit den 80er Jahren mit einem Applanationstonometer möglich, das sich inzwischen bewährt hat. Für die Überwachung der Druckeinstellung scheint mir die Verbreitung eines solchen Gerätes sehr wichtig, ähnlich wie die Blutdruckmessung durch den Hypertoniker, der einreguliert wurde, zu Hause selbst erfolgen soll und wie die Urinkontrolle auf Zucker durch den Diabetiker selbst vorgenommen werden kann. Die Anwendung dieses Selbsttonometers in den USA zeigte, daß bei vielen Glaukomkranken, deren Gesichtsfeld sich trotz vermeintlicher Einregulierung auf Werte bis maximal 22 mmHg verschlechterte, in Wirklichkeit wesentlich höhere Werte vorkommen, von denen die Hälfte vor 8 Uhr morgens und nach 17 Uhr abends lag, also in der üblichen Sprechstundenzeit nicht erkannt worden wären. Bisher pflegte man oft aus einer Verschlechterung trotz vermeintlicher Druckregulierung zu schließen, daß die Druckregulierung dem Patienten wenig nutzt.

Die Messung des i. o. Druckes mit dem Schiötz-Tonometer durch ein geschicktes und gewissenhaftes Familienmitglied ist möglich, wenn man diese Person entsprechend anleitet und von Zeit zu Zeit kontrolliert. Die Selbstmessung mit dem Applanationsgerät (s. Literaturverzeichnis) erscheint mir besser.

13.8 Dauertonometrie

Eine Dauertonometrie während eines Tages kann die zeitraubende Tagesdruckkurve ersetzen und ähnlichen Nutzen bringen wie ein Dauer-EKG bei Herzkranken. Ein Gerät, das mittels einer Kontaktlinse arbeitet, wurde beschrieben (s. Literaturverzeichnis). Mir sind größere Langzeiterfahrungen nicht bekannt.

Ambulanzkarte für i. o. Druckwerte nach Prof. Leydhecker

Name   geb. am

Datum	Ta-ges-zeit	rechtes Auge				linkes Auge				Medikament
		Skala	Gew.	mm Hg.	Std. n. Ther.	Skala	Gew.	mm HG.	Std. n. Ther.	

Abb. 10. Karte zum Eintragen der Druckwerte bei nichtstationären Patienten[1]

13.9 Die Kalibrierung des Schiötz-Tonometers

Zeigerausschlag und Gewicht sind die unmittelbaren Meßwerte. Seit Erfindung des Schiötz-Tonometers laufen Versuche zur Kalibrierung, d. h. zur Bestimmung, welchen Druck in mmHg die einzelnen Zeigerausschläge bedeuten. Es ist sehr schwierig, diese Werte genau zu ermitteln. So kommt es, daß lange Versuchsreihen nötig waren, bis man die jetzt gültige Kalibrierungstabelle 1955 erhielt. Aus dieser Tabelle können wir den i. o. Druck in mmHg ablesen, wenn das Gewicht (5,5 g, 7,5 g oder 10 g) und der Zeigerausschlag bekannt sind und wenn die Rigidität des gemessenen Auges normal ist. In der dem Instrument beiliegenden Tabelle sind die Dezimalen nur dann belassen worden, wenn die Werte gerade zwischen zwei Ganzen liegen. Praktisch kommt es auf die Dezimalen jedoch nicht

an. Es ist einerlei, ob man für die obere Normgrenze 20 oder 21 mmHg sagt, da der Unterschied individuell mit dem Schiötz-Tonometer nicht zu messen ist. Nur bei der Tonographie habe ich die rechnerisch bestimmten Dezimalen belassen, da Kürzungen zu Irrtümern führen könnten. Man muß sich aber von der Vorstellung befreien, die Dezimalen seien individuell meßbare Werte. Sie wurden lediglich rechnerisch aus vielen Einzelmessungen ermittelt und haben keine physiologische Bedeutung.

Die Errechnung immer besserer Kalibrierungstabellen verführte manche Augenärzte zu der irrtümlichen Annahme, am Tonometer selbst sei etwas geändert worden, und wenn sie ein älteres Instrument hätten, so müßten sie auch die älte-

---

[1] Die Formulare sind kostenlos von der Fa. Dr. Winzer, Konstanz, erhältlich.

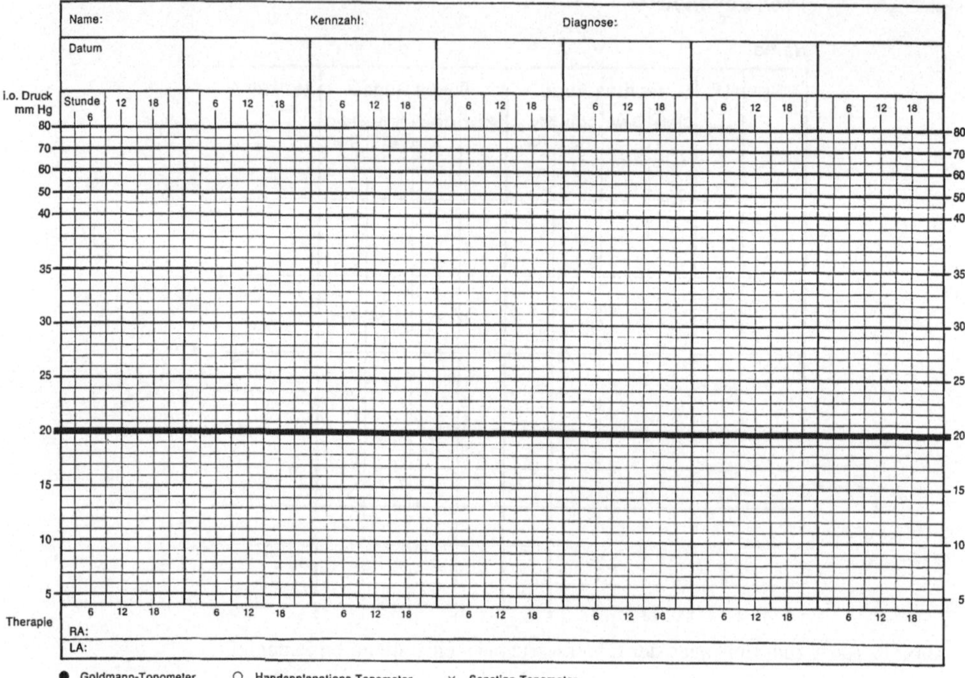

Abb. 11. Druckkurvenformular für stationäre Patienten[1]

re Tabelle verwenden. Geändert wurde aber nur die Zuordnung der mmHg-Werte zu den Zeigerausschlägen. Wenn man Druckwerte in mmHg notiert oder anderen mitteilt, muß man also die hierbei verwendete Tabelle (1955) angeben.

Am korrektesten ist es, wenn man den Druck nicht in mmHg notiert, sondern das unmittelbare Ergebnis der Messung in Teilstrichen der Tonometerskala (im Zähler) und das benützte Gewicht (im Nenner) aufschreibt. Damit ist man auch vor einer eventuell später nochmals erfolgenden Verbesserung der Kalibrierung unabhängig. Die obere Grenze des normalen i.o. Druckes ist unabhängig von allen Kalibrierungen 4,0/5,5 g oder 6,5/7,5 g.

Auf unseren Ambulanzkarten und Druckkurven (Abb. 10, 11) werden deshalb Zeigerausschlag und Gewicht angegeben, die zusätzliche Eintragung der Werte in mmHg ist nur ein Zugeständnis an die Denkgewohnheit und eigentlich unnötig, wenn man das Schiötz-Tonometer verwendet. Bei der Messung mit dem Goldmann-Tonometer oder dem Noncontact-Tonometer gilt natürlich die Eintragung in mmHg.

13.10 Der Differenzwert zwischen Goldmann- und Schiötz-Tonometer („Rigidität")

Als „Rigidität" bezeichnet man den Widerstand gegen Dehnung der Augenhüllen. Abweichungen der „Rigidität" vom

---

[1] Die Formulare sind kostenlos von der Fa. Dr. Winzer, Konstanz, erhältlich.

Mittelwert fälschen die Meßresultate bei jeder Druckmessung, die mit einer stärkeren Volumenänderung des Auges verbunden ist. Die Volumenänderung bei der Applanationstonometrie nach Goldmann beträgt weniger als 1 μl, ein so geringer Betrag, daß die Messung deshalb rigiditätsunabhängig bleibt. Beim Schiötz-Tonometer werden je nach Auflagegewicht 10–60 μl durch die Eindellung und Abflachung der Hornhaut verdrängt. Die Messung ist also stark rigiditätsabhängig.

Flüssigkeiten sind nicht komprimierbar. Jede Eindellung der Hornhaut bei der Tonometrie beansprucht deshalb die Augenhüllen auf Dehnung. Die Dehnungsfähigkeit von Hornhaut und Lederhaut ist zwar eine individuell verschiedene, aber konstante Eigenschaft, die sich durch Vergléichsmessungen zwischen Goldmann- und Schiötz-Tonometer genau messen lassen müßte. Leider findet man bei vielen Menschen sehr wechselnde „Rigiditätswerte", auch bei sorgfältigster Vergleichsmessung, weil jede der beiden Messungen einen Beobachtungsfehler hat und weil in die Messung die variable Blutverdrängung aus der Aderhaut mit eingeht. Diese ist also ein wesentlicher und individuell wechselnder Anteil der „Rigidität". Deshalb können wir die „Rigidität" des lebenden Auges nicht exakt messen, obgleich dies in vielen Arbeiten behauptet wurde, und dies ist auch der Grund, warum das Wort Rigidität hier in Anführungsstrichen steht. Der Druckanstieg im Liegen (2.8, 2.9) ist gefäßbedingt und hat mit dem üblichen Rigiditätsbegriff (Widerstand gegen Dehnung) nichts zu tun, da er auch bei Applanationstonometrie gefunden wird.

Es ist richtiger, von dem Differenzwert zwischen Applanations- und Indentations-Tonometrie zu sprechen (Schmidt 1962) und den Normbegriff wegen der Schwankung der Vergleichsmessungen ziemlich weit zu lassen. Ich nenne die „Rigidität" normal, wenn eine sorgfältige Applanationsmessung am Goldmann-Tonometer (im Sitzen) und eine Schiötz-Tonometrie (im Liegen) um nicht mehr als ± 2,0 mmHg voneinander abweichen. Dieser Vergleich ist zu verschiedenen Zeiten zu wiederholen. Schwanken die Ergebnisse sehr stark, so würde ich keine Aussagen über die Differenzwerte wagen.

Ein Differenzwert von + 3 mmHg bedeutet, daß man zum Schiötzwert 3 mmHg addieren muß, um den wahren i. o. Druck zu bekommen („erniedrigte Rigidität"). Dann bedeuten also 4/5,5 g nicht 20,5 mmHg, sondern 23,5 mmHg. Die bei Myopie oft gesteigerte Dehnungsfähigkeit der verdünnten Augenhüllen („erniedrigte Rigidität") ist der Hauptgrund, warum dabei ein Glaukom so oft übersehen wird, wenn man mit dem Schiötz-Tonometer mißt. Bei Messungen mit dem Goldmann-Tonometer stört die abnorme „Rigidität" nicht.

Man gab statt des Differenzwertes auch den „Rigiditätskoeffizienten" K an, dessen Bestimmung in meinem Handbuch geschildert ist. Irrtümlich nehmen die Arbeiten hierüber an, K sei individuell konstant.

Bei der *Tonografie* findet man bei erniedrigter *„Rigidität"* den Abflußwiderstand fälschlich zu hoch und den i. o. Druck zu niedrig, wenn man die für normale „Rigidität" berechnete Tabelle anwendet. Die „Rigidität" kann sich nach Operationen des Auges ändern.

Bei dem Tonografietest spielt die Variabilität des Differenzwertes keine große Rolle, weil nach den ersten drei Minuten die Gleichgewichtsstörungen der Flüssigkeitsverteilung (Verminderung der Kammerwasserproduktion und Blutverschiebung durch Gewichtsbelastung) zur Ruhe gekommen sind und bei dem besonders wichtigen Teil der Tonografiekurve von der 3.–7. Minute nicht mehr stören.

13.11 Praxis und Fehler bei der Tonometrie

13.11.1 Applanationstonometrie nach Goldmann.

Man anästhesiert die Hornhaut durch Eintropfen von Oxybuprocaine (Novesine, Conjuncain, Benoxinat) und hängt einen Papierstreifen in den Bindehautsack, dessen Ende mit Fluoreszein getränkt ist, oder man tropft eine handelsübliche Mischung des Anästhetikums mit Fluoreszein (*Präparat:* Thilorbin, auch als Ein-Dosis-Fläschchen erhältlich) in den Bindehautsack. Da Fluoreszein ein guter Nährboden für Keime ist, soll man fertige Lösungen streng steril halten, die Wimpern mit der Tropfflasche nicht berühren und davon absehen, selbst solche Lösungen vom Apotheker herstellen zu lassen. Eindosispackungen vermeiden diese Infektionsgefahr am besten. Der Patient soll das Kinn fest auf die Stütze der Spaltlampe setzen, mit der Stirn an das Stirnband kommen, die Augen weit öffnen und geradeaus „durch das blaue Licht hindurch" sehen. Den Hemdkragen läßt man vorher öffnen. Man stellt an der Meßtrommel einen Druck von etwa 10 mmHg ein und bringt das Meßkörperchen zentral dicht vor die Hornhaut bei seitlicher Beobachtung. Das Licht der Spaltlampe ist voll geöffnet und steht etwa 60° seitlich. Das Meßkörperchen leuchtet dann blau auf. Nun blickt man bei schwacher Vergrößerung durch das Okular (man beobachtet monokular) und berührt sanft mit dem Meßkörperchen die Hornhaut. Bei richtiger Höheneinstellung sieht man links einen grünen Halbring, der nach unten offen ist, rechts einen grünen Halbring, der nach oben offen ist. Wenn beide verschieden groß

sind, reguliert man die Höheneinstellung nach, bis beide Halbringe gleiche Größe haben. Dann dreht man an der Meßtrommel, bis die linke *innere* Grenze des unteren Halbringes die rechte *innere* Grenze des oberen Halbringes berührt (Abb. 5). Das ist der Ablesepunkt. Man muß mehrmals messen, und vernachlässigt die erste Messung. Notiert wird der Mittelwert aus wiederholten Messungen, die nicht mehr als 1,5 mmHg differieren. Wahrscheinlich ist einerlei, ob man erst das rechte Auge wenigstens 3 × mißt, dann das linke Auge, oder ob man rechts und links abwechselnd mißt. Ich ziehe die letztgenannte Methode vor.

Fehler entstehen, wenn der Patient seinen Kopf nicht fest auf die Kinnstütze und an das Stirnband drückt, wenn er seine Augen bewegt oder bei der Messung blinzelt. Zuviel Fluoreszein gibt einen zu breiten Ring (Abb. 6) und man liest zu niedrige Werte ab, zuwenig einen schmalen Ring (Abb. 7), wobei zu hohe Werte abgelesen werden. Bei zu breiten Farbhalbringen läßt man den Kranken nach dem Eintropfen die Augen schließen und tupft den Überschuß an Flüssigkeit bei geschlossenen Augen ab. Bei der Applanationstonometrie ohne Fluoreszein sieht man mit der Spaltlampe nur die Basis des Tränenmeniskus. Die applanierte Fläche ist größer als 3,06 mm und der i. o. Druck wird bei 20 mmHg um 7 mmHg überschätzt (Abb. 12).

Wenn im Bindehautsack ein Überschuß an Farbe ist, kann er plötzlich mit einer Träne auf das Meßkörperchen fließen, das man dann vom Auge entfernt und mit einem Tupfer trocknet, ehe man weiter mißt. Außerdem läßt man in diesen Fällen den Patienten die Lider schließen und wischt einen Überschuß von Fluoreszein und Tränen mit einem Tupfer ab. Fehler entstehen besonders auch bei enger Lidspalte, wenn das Oberlid das Meßkörperchen berührt.

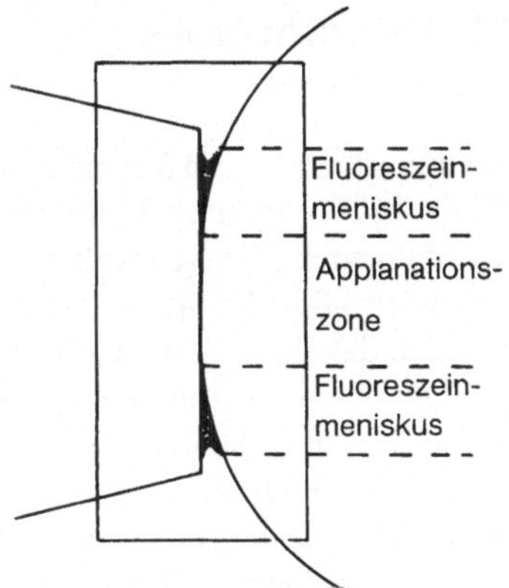

Abb. 12. Applanationstonometrie. Links das Meßkörperchen, von dem nur die zentralen 3,06 mm mit der Hornhaut (rechts) in Kontakt gehalten werden sollen. Mit der Spaltlampe sieht man bei genügend Fluoreszein die Spitze und die Basis des dreieckigen Flüssigkeitsmeniskus von Tränen als die Breite der grünen Halbringe. Ohne Fluoreszein erkennt man nur die Basis des Tränenmeniskus. Die tatsächlich applanierte Fläche ist größer als 3,06 mm, der Druck wird überschätzt

Aufhalten der Lider mit den Fingern fälscht leicht die Werte durch Druck auf den Bulbus. Bei sehr enger Lidspalte kann die Applanationstonometrie nur gelingen, wenn eine Hilfsperson beide Lider ohne Druck auseinanderhält. Weitere Fehlerquellen sind Austrocknen der Hornhaut (zwischen den Messungen blinzeln!), Atemanhalten, ein enger Halskragen (Halsvenenstauung). Bei Astigmatismus über 4 Dioptrien sind die Resultate unsicher, bei abnormer Hornhaut (Ödem, Narben) unbrauchbar, bei Hydrophthalmie zu niedrig. Das Meßköpfchen sterilisiert man jedesmal mit Pantoseptlösung und trocknet es vor der Messung.

13.11.2 Schiötz-Tonometer. Der Patient soll auf einer Meßbank ohne Kopfpolster so liegen, daß die Stirn-Kinn-Linie horizontal verläuft. Mit einem Kopfpolster zieht der Patient oft das Kinn an, bei zu

flacher Lagerung streckt er es empor. Je nach Krümmung des Rückens stellt man am verstellbaren Kopfteil der Liege die richtige Stellung des Kopfes ein. Als eine jedesmal frische Unterlage lege ich ein Schreibmaschinendurchschlagspapier so auf, daß der Patient diesen Vorgang wahrnimmt, und sich somit von der Sauberkeit überzeugt. Der Arzt sitzt hinter dem Patienten und spreizt die Lider vom Auge, ohne auf dieses den mindesten Druck auszuüben. Er achtet darauf, daß das nicht gemessene Auge durch die Hände des Arztes nicht verdeckt wird, denn es soll ja für das Fixieren des Daumens des ausgestreckten Armes des Patienten (oder eines Fixierlichtes) frei sein. Man kontrolliert, ob eine Stellungsanomalie stört, indem man das Tonometer zunächst einige Sekunden über das zu messende Auge hält und beobachtet, ob es bei diesem Ausschluß der Fusion abweicht. Dies korrigiert man mittels der Armstellung des Patienten. Wenn das Auge senkrecht nach oben steht, senkt man das Tonometer sanft auf die Hornhaut, wo es senkrecht und zentral stehen soll. Man liest die Skala ab, die man vorher so dreht, daß man nicht schräg daraufblickt. Bei Zeigerausschlägen von 2,5 oder weniger vernachlässige ich diese Messung und messe sogleich noch einmal mit einem Zusatzgewicht. *Fehler* entstehen bei Nichtbeachtung einer der obigen Ratschläge. Auch bei Messung im Bett oder im Kippstuhl sind die Werte unsicher, weil man nicht hinter dem Patienten sitzt. Der Ablesefehler der Skala ist selbst bei korrekter Tonometrie ±0,5 Skalenteile, bei Grenzwerten muß man also mehrmals messen und sich stets um parallaxenfreies Ablesen bemühen. An der viel größeren Skala des elektronischen Tonometers liest man entsprechend genauer ab. Mehr als dreimaliges Aufsetzen des Tonometers ergibt eine Drucksenkung durch Massage. Bei Unruhe, Angst, Abwehrspannung oder Zukneifen der Augen darf man eine Messung nicht erzwingen, sonst entsteht eine Erosio der Hornhaut.

In der Praxis kommen Fehler besonders oft durch falsche Behandlung des Tonometers vor. Bei jeder Messung saugen sich Tränen zwischen Zapfen und Zylinder hoch und trocknen dann ein. Dies vergrößert die Reibung und verursacht falsche Messungen. Es ist sehr wichtig, sofort nach jeder Tonometrie den Zapfen herauszunehmen, abzuwischen und das Instrument erst unmittelbar vor der nächsten Messung wieder zusammenzusetzen. Außerdem muß man nach mehrmaligem Gebrauch den Zapfen mit Äther oder Benzin abreiben und den Zylinder mit einem Pfeifenreiniger, der in Äther oder Benzin getränkt ist, durchfahren. Unmittelbar vor einer Tonometrie ist das jedoch zu vermeiden, denn sonst kann überschüssige Reinigungsflüssigkeit auf die Hornhaut sickern und sie schädigen. Die beste Methode, den Tonometerfluß zu sterilisieren, ist das Abflammen über einer offenen Spiritusflamme.

Bei endokriner Orbitopathie steigt der i. o. Druck bei Blickhebung, denn der Antagonist ist nicht dehnbar und der Agonist kontrahiert sich deshalb übermäßig stark. Man muß also auch bei Blicksenkung messen, indem der Patient im Liegen den Kopf in den Nacken nimmt, so daß nun sein Auge senkrecht nach oben steht. Ob der Druckwert bei Blicksenkung oder bei Blick geradeaus für den Kranken relevanter ist, hängt auch von dessen Körpergröße ab. Therapeutisch entscheidend sind die Befunde von Gesichtsfeld und Papille.

13.12 Aufzeichnen der Tonometerwerte

Das Aufzeichnen der Tonometerwerte geschieht bei stationären Patienten am besten in Form der Kurve (Abb. 11), wobei wir nach alter Tradition das rechte Auge blau, das linke Auge rot bezeichnen. Bei Applanationstonometrie genügt die Kurve, bei Schiötz-Tonometrie schreiben wir auch die Meßwerte auf (Skalenteil im Zähler, Gewicht im Nenner). Wenn in längeren Zeitabschnitten ambulant gemessen wird, bewährt sich die Karte (Abb. 10). Bei abgeflachter Hornhaut (Hydrophthalmie, Cornea plana) mißt man fälschlich zu niedrige Werte, weil der Stempel mehr als bei normaler Hornhautkrümmung vorfällt, bis er die Hornhaut berührt. Auf den Meßfehler, der durch abnorme Rigidität entsteht, wurde in Kap. 13.11 hingewiesen.

13.13 Palpieren

Durch Palpieren kann man nur einen sehr hohen Druck, wie er bei akutem Glaukomanfall vorkommt, erkennen, leichte Drucksteigerungen jedoch nicht. Das Palpieren hat nur dann praktische Bedeutung, wenn wegen Hornhautveränderungen ein Messen des Druckes nicht möglich ist, das zweite Auge aber gemessen werden kann. Erhält man am kranken Auge denselben Tastbefund wie am tonometrierten Auge, so kann man vermuten, daß der Druck in beiden Augen gleich ist, jedoch ist dies ein unsicherer Notbehelf.

13.14 Lokalanästhesie

Der Arzt soll die freien (generischen) Namen der Lokalanästhesie wissen, um erkennen zu können, wenn unter verschiedenen Handelsnamen dasselbe Präparat angeboten wird. Proxymetacaine (*Handelsname:* Chibro-Kerakain, ausländische Präparate: Ophtaine, Ophthetic) und Oxybuprocaine (*Handelsnamen:* Novesine-Wander 0,4%, Conjuncain in der Eindosisophtiole, Benoxinat 0,4% Thilo. Ausländische Präparate: Dorsocain, Butoxyprocain) sind die geeignetsten Lokalanästhetika. Tetrakain (Handelsname: Ophtocain. Ausländische Präparate: Pantocain, Contralgin, Decicain, Dessicain, Niphanoid) erzeugt häufiger Allergien. Cinchocainiumchlorid (ausländische Präparate: Benzolin, Cincain, Dibucain, Percain u. a.) kann als Ausweichpräparat bei Allergie dienen. Auf die praktische Einmal-Packung von Oxybuprocain mit Fluoreszein-Zusatz (Thilorbin) wurde schon hingewiesen.

14 Die Tonografie nach Grant und der Tonografietest nach Leydhecker

14.1 Zusammenfassung

Die Tonografie wird hier nur in ihrer praktischen Anwendung geschildert. Auf Einzelheiten der Grundlagen wird hier nicht eingegangen, sie sind in meinem Handbuch nachzulesen. Die Praxis ist in meinem Manual der Tonografie geschildert.

Die Tonografie wurde von Grant als Methode erdacht, um den Abflußwiderstand bzw. seine reziproke Größe, die Abflußleichtigkeit C, zu messen. Da einige andere, individuell nicht genau meßbare Größen in die Tonografie mit eingehen, wissen wir heute, daß der tonografisch gemessene Wert C zwar wesentlich vom Abflußwiderstand abhängt, aber keine genaue Meßzahl für die Abflußleichtigkeit ist. Obgleich man den Abflußwiderstand also individuell nicht messen kann, hat doch die Tonografie den großen Vorzug, als Kennzeichen des Glaucoma simplex eine Steigerung und Fixierung des Abflußwiderstandes gezeigt zu haben. Auch für Vergleichsuntersuchungen eines Auges vor und nach einer druckändernden Maßnahme (z.B. medikamentöse Therapie) kann tonografisch eine Drucksenkung als Abflußbesserung erkannt werden.

Bei dem Tonografietest nach Leydhecker wird die Tonografie nicht als Methode zur Messung einer physiologischen Größe verwendet, sondern als ein Kompressionstest angesehen. Er prüft den Abflußwiderstand, der bei Glaukom hö-her als bei Gesunden ist. Man mißt dabei eine dimensionslose Vergleichsgröße, deren physiologische Variationsbreite empirisch bestimmt und deren Grenzen statistisch berechnet wurden, so daß Werte außerhalb der Normvariation als pathologisch erkennbar sind. Der Tonografietest ist auch für intraindividuelle Vergleiche, z.B. zur Analyse der Wirkungsweise von Miotika, geeigneter als die Methode von Grant, weil in den ersten 3 min unberechenbare Blutverschiebungen infolge der Horizontallagerung und der Gewichtsbelastung des Auges entstehen, die im wesentlichen nach 3 min abgeklungen sind.

Der Test ist, wie unten erklärt wird, eine 7 min dauernde Tonografie, bei der die ersten 3 min vernachlässigt und die letzten 4 min bewertet werden.

Der Tonografietest eignet sich nicht, um ein Winkelblockglaukom im Intervall bei offenem Kammerwinkel zu erkennen, sondern ist als frühdiagnostischer Test für Glaucoma simplex bestimmt. Dem Druckanstieg geht mit großer Wahrscheinlichkeit ein Anstieg des Abflußwiderstandes voraus, den man mit dem Test erkennen kann. Ich ziehe jetzt eine Tagesdruckkurve und die wiederholte programmgesteuerte Perimetrie in diagnostischen Zweifelsfällen vor.

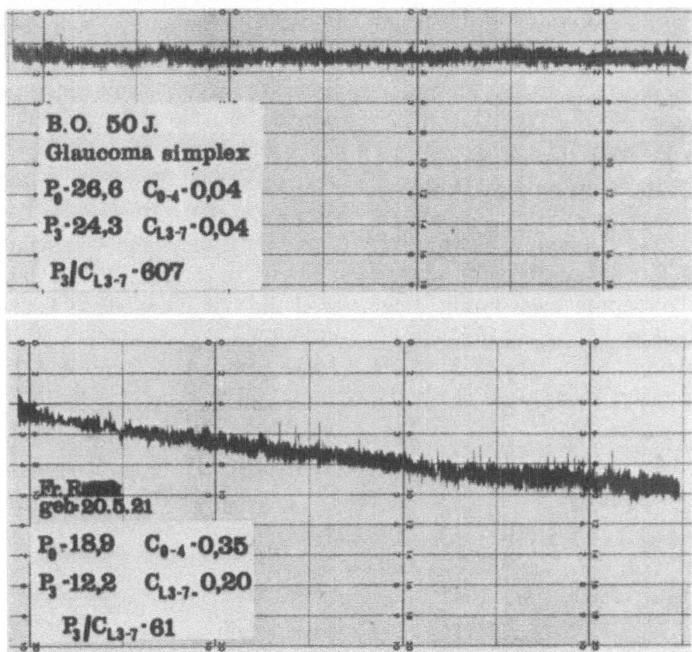

Abb. 13. Druckabsinken bei Glaukom *(obere Kurve)* und bei einem gesunden Auge *(untere Kurve)* bei Belastung der Hornhaut mit dem 16,5 g wiegenden Meßkopf des Tonometers in 7 min

14.2 Das Prinzip der Tonografie nach Grant

Das Prinzip der Tonografie nach Grant ist einfach: Setzt man ein Schiötz-Tonometer auf die Hornhaut des liegenden Patienten, so wird durch das Gesamtgewicht des Tonometers von 16,5 g Kammerwasser beschleunigt durch die Trabekel hindurchgepreßt. Bei gesunden Augen ist der Abflußwiderstand gering, es fließt also viel Kammerwasser ab und der Druck sinkt rasch. Bei Glaucoma simplex ist der Abflußwiderstand erhöht, bei gleicher Dauer und Stärke der Kompression durch die Belastung mit 16,5 g des Tonometergewichtes fließt also weniger Kammerwasser ab, der Druck sinkt langsamer (Abb. 13). Bei der Originalmethode von Grant blieb das Tonometer 4 min auf dem Auge stehen, die *Werte für C* konnte man berechnen oder einfacher aus einer Tabelle entnehmen. Außerdem berechnete Grant das *Minutenvolumen* des Kammerwassers nach der Formel $F = C\,(P_o\text{-}P_v)$ wobei F das Minutenvolumen in mm^3 ist, C die Abflußleichtigkeit, P_o der i.o. Druck, den man aus der nichtgekürzten Kalibrierungstabelle (Tabellen in meinem Buch Tonografie in der Praxis) findet. P_v ist der episklerale Venendruck, dessen Mittelwert als 10 mm Hg angenommen wird. So ergibt z.B. ein i.o. Druck von 4,0/5,5 g (= 20,55 mm Hg) bei C = 0,21 ein Minutenvolumen $F = 0,21$ (20,55-10) = 2,2 mm^3. Diese Berechnung ist physiologisch jedoch noch angreifbarer als die für C, da als mittlerer episkleraler Venendruck ohne individuelle Messung 10 mm Hg eingesetzt wird. Er ist individuell verschieden und steigt während der Tonografie durchschnittlich um 1,25 mm Hg an.

14.3 Das Prinzip des Tonografietests nach Leydhecker

Meine Methode gibt nicht vor, eine physiologische Größe zu messen, was ja auch die Tonografie nach Grant nicht vermag, sondern betrachtet den ganzen Vorgang als das, was er wirklich ist: als einen Kompressionstest. Lediglich zum Bestimmen der Vergleichsgrößen des gemessenen Auges mit der empirisch gemessenen Normalverteilung, deren Grenzen statistisch gesichert wurden, verwende ich dieselben Tabellen wie Grant.

Außer C berechne ich auch den Quotienten P:C (Druck: Abflußleichtigkeit), weil die Trennung der Gesunden und Glaukomkranken dann schärfer wird. Mein Test dauert 7 min, weil in den letz-

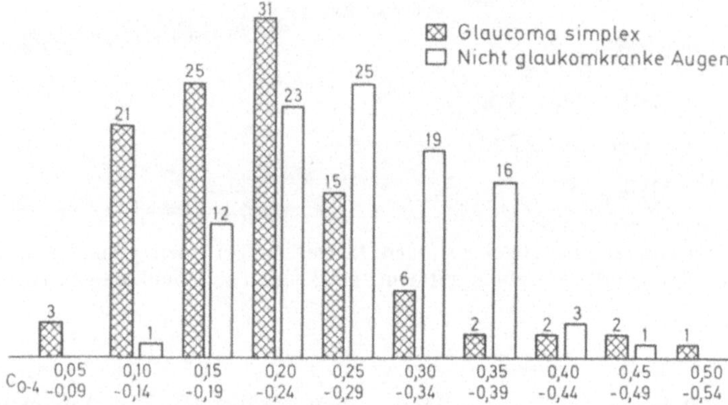

Abb. 14. Eigene Ergebnisse mit der Tonografie nach Grant. Die Werte der Abflußleichtigkeit C von 100 gesunden Augen *(weiße Säulen)* überschneiden sich mit den bei beginnendem Glaucoma simplex gefundenen Werten *(schraffierte Säulen, 108 Augen)*

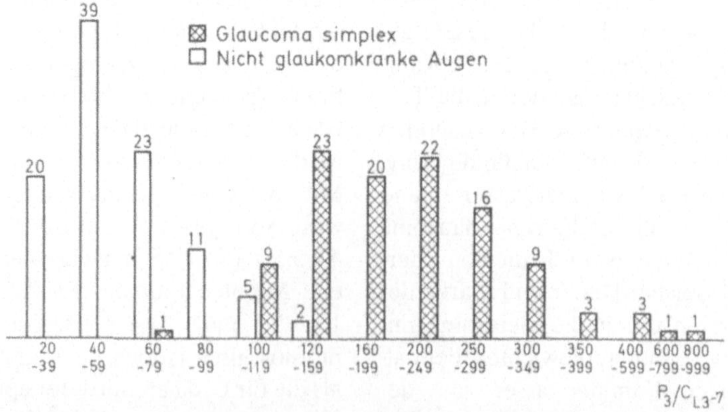

Abb. 15. Tonografietest nach Leydhecker bei den selben Augen wie in Abb. 14. Ausgewertet wurde der Quotient $P_3/C_{L3\text{-}7}$. Gesunde *(weiße Säulen)* und glaukomkranke Augen *(schraffierte Säulen)* sind viel besser getrennt als in Abb. 14

ten 4 min eine bessere Trennung der gesunden und glaukomkranken Augen erzielt wird als in den ersten 3 Minuten (Abb. 14 u. 15).

14.4 Zur Praxis des Tonografietests

Wer die Tonografie ausführen möchte, wird sich mit den Grundlagen näher vertraut machen, wozu mein Handbuch (1973) oder mein Manual der Tonografie (1977) dienen können. Wahrscheinlich wird er ein modernes Gerät kaufen, das ohne eigenes Rechnen die Ergebnisse liefert.

Deshalb sind hier keine Einzelheiten über die Berechnung der Werte von C oder zur praktischen Ausführung mitgeteilt.

Der Test besteht in einer Tonografie mit einem elektronischen Tonometer, die technisch genauso ausgeführt wird wie die Tonografie von Grant, jedoch 7 min dauert. Mit dem Quotienten P/C in den letzten 4 min findet man bei 73% der Augen mit beginnendem Glaucoma simplex pathologische Werte, wenn deren i. o. Druck noch im Normbereich ist, während man mit der Methode von Grant nur 15% bei denselben Augen als abnorm erkennt.

Nach jeder Tonografie sieht der Patient etwa 15 min leicht verschwommen, bis die Hornhaut wieder ihre ursprüngliche Form eingenommen hat. Bei Nystagmus oder bei Entzündung des äußeren Auges soll man nicht tonografieren, auch nicht bei unruhigen oder einäugigen Patienten. Bei abnormer „Rigidität" unterlasse ich den Test.

Es sei nochmals darauf hingewiesen, daß dieser Kompressionstest zwar im wesentlichen vom Abflußwiderstand beeinflußt wird, daß man den Abflußwiderstand jedoch weder mit der Methode von Grant noch mit meiner Methode messen kann, weil bei dem tonografischen Verfahren noch andere Faktoren als der Abflußwiderstand das Resultat beeinflussen.

Im englischsprachigen Schrifttum werden die Grenzwerte der Tonografie nur geschätzt, alle Angaben über die Bewertung sind dementsprechend unsicher. Meine Angaben über die Grenzwerte beruhen auf einer statistischen Auswertung einer sehr großen Zahl von Tonografien an gesunden Augen. Die Werte für C und P/C zeigen nur bei halblogarithmischer Darstellung eine Normalverteilung. Deshalb lassen sich die Grenzen (M ± 2 sd und M ± 3 sd) angeben, jedoch kein fester Wert für sd. Der Wert von M + 3 sd kommt nur bei 0,27%

Tabelle 4. Physiologische Grenzen der Tonografie nach Grant und des Tonografietests nach Leydhecker (Schiötz-Kalibrierung 1955, episkleraler Venendruckanstieg + 1,25 mm Hg). Ergebnis eigener statistisch berechneter Grenzen auf Grund der Untersuchung von 500 Augen. sd (standard deviation) = Streuung

	T <	C	T <	P/C
Teil der Kurve (Minuten)	M − 2 sd wahrscheinlich pathologisch, wenn weniger als	M − 3 sd sicher pathologisch, wenn weniger als	M + 2 sd wahrscheinlich pathologisch, wenn mehr als	M + 3 sd sicher pathologisch, wenn mehr als
0–4	0·13	0·09	114	160
3–7	0·08	0·06	142	213

der gesunden Augen vor, Werte jenseits hiervon sind also als pathologisch zu bezeichnen.

Die Vorteile eines elektronischen Tonometers sind: große Skala mit genauer Ablesung, reibungsarme Bewegung des Zapfens, tieferer Schwerpunkt, so daß das Tonometer besser auf dem Auge stehen bleibt, vor allem aber das Aufzeichnen einer Kurve, wodurch Fehler als Unregelmäßigkeiten des Kurvenverlaufs erkannt werden, die sonst unbemerkt bleiben.

14.5 Pseudofazilität

Als Pseudofazilität bezeichnet man eine Sekretionsminderung des Kammerwassers bei Kompression des Auges, was sich rechnerisch bei der Tonografie als Mehr-Abfluß (Zunahme von C) auswirkt. Ein wenig Kammerwasser fließt außer durch den Schlemm-Kanal auch nach hinten über die Uvea ab. Für den Tonografietest spielt beides keine Rolle, da ja nur nach einer dimensionslosen Vergleichszahl zwischen Gesunden und Glaukomkranken gesucht wird.

15 Die Tagesdruckkurve

15.1 Technik der Tagesdruckkurve

Bei einer Tageskurve erfolgt die erste Tonometrie morgens um 7.00 Uhr, weitere Druckmessungen um 9.00 Uhr, 11.00 Uhr, 13.00 Uhr, 15.00 Uhr, 17.00 Uhr und 19.00 Uhr folgen. Falls es nicht möglich ist, in der Praxis um 7.00 zu messen, kann man auch um 8.00 Uhr anfangen und dann alle 2 h weiter messen. In der Klinik lasse ich den Patienten vor dem Aufstehen im Bett möglichst um 6.00 Uhr zum erstenmal messen, weil der Augeninnendruck kurz nach dem Aufstehen bei Glaukom oft um mehrere mm Hg absinkt. Auf nächtliche Druckmessungen verzichten wir, weil diese fast nie neue Erkenntnisse über den Druckzustand bringen und eine unverhältnismäßig starke Belastung des Personals darstellen. Als Zeichen, die für Glaukom sprechen, sehe ich Tagesschwankungen von mehr als 5 mm Hg oder Höchstwerte über 25 mm Hg sowie wiederholte Druckunterschiede zwischen rechtem und linkem Auge über 5 mm Hg an. Falls es zeitlich nicht möglich ist, eine Tagesdruckkurve während eines Tages zu erstellen, kann man auch die Vormittagsmessungen an einem Tag, die Nachmittagsmessungen an einem anderen Tag ausführen. Eine Tagesdruckkurve während der üblichen beruflichen Tätigkeit des Patienten ist aussagekräftiger als unter den beruhigenden und dadurch drucksenkenden Bedingungen als stationär aufgenommener Patient. Wenn eine Tageskurve während eines ganzen Tages nicht möglich ist, so sind Druckmessungen wenigstens während eines Vormittags (8, 10 und 12 oder 13 Uhr) informativer als eine einzelne Druckmessung, da jede einzelne Tonometrie die Möglichkeit eines Meßfehlers enthält und die Irrtumsmöglichkeiten sich durch wiederholte Messungen kompensieren. Der momentane Druck ist nicht so wichtig, wie der Bereich des Druckes. Vergleichsweise gesprochen: Uns interessiert nicht, auf welchem Ast ein Vogel sitzt, sondern das Revier dieses Vogels. Man sollte die Tagesdruckkurve möglichst am Applanationstonometer nach Goldmann ausführen. Da der Augenarzt oft zeitlich nicht in der Lage sein wird, alle Messungen selbst vorzunehmen, und das augenärztliche Hilfspersonal die Applanationstonometrie nicht immer einwandfrei beherrscht, erscheint es mir erlaubt, durch eine in der Schiötz-Tonometrie erfahrene Krankenschwester die Druckmessungen vornehmen zu lassen, wenn der Augenarzt sich durch wiederholte Vergleichsmessungen überzeugt hat, daß die Werte mit denen des Applanationstonometers übereinstimmen. Jedenfalls sollten alle Messungen der Tageskurve von dem gleichen Untersucher mit dem gleichen Instrument ausgeführt werden und ein Wechsel zwischen Applanationstonometrie und Schiötz-Tonometrie oder ein Wechsel des Untersuchers vermieden werden.

15.2 Anwendungszweck

Die Tagesdruckkurve kann zur Frühdiagnose dienen, wenn Gesichtsfeld und Papille noch normal sind, aber bei offenem Kammerwinkel einmal Werte über 21 mm Hg gemessen wurden. Sie ist ferner vor dem *Beginn einer medikamentösen Einregulierung* zu empfehlen, weil man daraus die Stärke der Druckschwankungen, die maximale Höhe des Druckes und die zeitliche Verteilung der Höchstwerte erkennt. Verhältnismäßig selten kommen Druckkurven vor, die einen individuell konstanten Verlauf in dem Sinne zeigen, daß z.B. um 10.00 Uhr vormittags eine Druckspitze vorkommt, während die Drucke vorher und nachher niedriger liegen. In diesen seltenen Ausnahmefällen kann man die Miotika zeitlich so verteilen, daß eine Stunde vor der zu erwartenden Druckspitze ein Miotikum zusätzlich getropft wird, um diese Druckspitze abzufangen. Druckspitzen können zu jeder Tageszeit vorkommen. Nach eigener Erfahrung sind sie vormittags häufiger als nachmittags, ganz besonders häufig vor dem Aufstehen und um 7–8 Uhr, am zweithäufigsten um 12 Uhr.

Wenn man als Normalsprechstundenzeit 9.00 Uhr–17.00 Uhr bezeichnet, fallen bei 60% der Augen die Höchstwerte des Druckes nicht in diese Zeit. Deshalb ist die Tagesdruckkurve auch bei medikamentös oder operativ anscheinend einregulierten Augen *zur Überprüfung der Güte der Druckeinstellung* sehr wichtig.

Bei Glaukomkranken, deren Gesichtsfeld verfiel, obgleich der i.o. Druck vermeintlich medikamentös reguliert war, deckten häufige Selbstmessungen (Kap. 13.7) Druckanstiege auf, ebenso auch bei vermeintlichem Glaukom ohne Hochdruck. Es gibt nach eigenen Untersuchungen Glaukomkranke, deren i.o. Druck im Liegen um etwa 10 mm ansteigt. Dies muß man prüfen, wenn bei normalen Tagesdruckwerten das Gesichtsfeld sich verschlechtert. Normalerweise sinkt der i.o. Druck nachts auf die niedrigsten Werte durch die Abnahme der Kammerwasserbildung.

In der Kombination von Tagesdruckkurve und meinem Tonografietest hat man das sicherste Mittel, um Frühfälle von Glaucoma simplex zu erkennen, da man nach Espildora-Couso et al. (1969) 98% aller beginnenden Erkrankungen so diagnostizieren kann.

16 Belastungsproben

16.1 Zusammenfassung

Belastungsproben wenden wir nur noch selten an. Die für eine Therapie relevantesten Informationen gibt die Tagesdruckkurve, nötigenfalls auf eine Messung im Liegen vor dem Aufstehen oder nachts ausgedehnt. Belastungsproben sind unzuverlässig. Negative Resultate einer Probe besagen deshalb nichts.

Bei Verdacht auf Glaucoma simplex wendet man möglichst vormittags die Wassertrinkprobe an, wenn dies nach der Tagesdruckkurve noch nötig erscheint. An einem anderen Tag wendet man dann die Priscolprobe an. Bei Verdacht auf ein Winkelblockglaukom im Intervall würde ich im allgemeinen ohne Belastungsproben zur vorbeugenden Iridektomie mit dem YAG-Laser raten, wenn der Kammerwinkel extrem eng ist und kein Verdacht auf eine Mischform des Glaukoms (Glaucoma simplex mit engem Kammerwinkel) besteht, was durch eine Tagesdruckkurve und einen Tonografietest auszuschließen ist. Bei Winkelblockglaukom (im Intervall) mit Glaucoma simplex (Mischform) sollte zusätzlich zur Iridektomie auch eine periphere Iridenkleisis ausgeführt werden. Nur selten sind Belastungsproben bei engem Kammerwinkel sinnvoll, wobei der Dunkelzimmertest in Bauchlage oder bei dessen Versagen der Mydriasistest mit Tropicamidum (Mydriaticum Roche oder Chibret) zusammen mit der Tonografie in Frage kommen.

16.2 Allgemeines

Bei der Anwendung von Belastungsproben in der Praxis werden oft Fehler gemacht, weshalb die wichtigsten Allgemeinregeln genannt seien.

a) *Auswahl der Proben nach dem gonioskopischen Befund.* Die Proben müssen richtig ausgewählt werden. Die Wassertrinkprobe z. B. ist bei akutem Glaukom im Intervall stets negativ, wäre hier also falsch gewählt. Gleichfalls ungeeignet sind Mydriasisproben für Glaukom mit weitem Kammerwinkel. In der Praxis handelt es sich darum, ein Glaucoma simplex im Beginn oder ein akutes Glaukom im Intervall zu erkennen. Als Proben bei weitem Kammerwinkel kommen der Wassertrinktest und der Priscoltest in Frage, als Proben für Glaukom mit engem Kammerwinkel der Dunkelzimmertest und der Mydriasistest. Für die Diagnose fortgeschrittener Fälle sind Tonometrie und Perimetrie geeigneter und Proben überflüssig.

b) Der Kranke darf wenigstens 24 h vor Belastungsproben keine *drucksenkenden Medikamente* anwenden.

c) Nur Proben, deren *Bewertung statistisch bearbeitet* wurden, sind brauchbar. Auch bei Gesunden steigt oft der i.o. Druck bei Belastungsproben an. Wenn man wissen will, ob ein bestimmter Druckanstieg für Glaukom spricht, muß man sich darüber klar sein, ob er eindeutig höher ist als dies bei Gesunden möglich wäre. Das läßt sich nur dann sagen, wenn man eine große Zahl gesunder Augen mit Ausgangsdrucken im Grenzbereich mit derselben Probe prüft und die Ergebnisse statistisch auswertet. Ich bespreche hier bis auf Kap. 16.4 c nur solche Proben, für die diese Bewertungsgrundlage vorhanden ist.

Nur bei speziellen Fragestellungen kann es sinnvoll sein, andere als die hier geschilderten Maßnahmen anzuwenden, z.B. wenn der Patient uns fragt, ob Einflüsse, die i.allg. harmlos sind, bei ihm den Druck steigern, wie z.B. eine Tasse Kaffee oder Lesen. Man kann dann in der Sprechstunde diese vermeintlichen Belastungen, so wie sie den Gewohnheiten des Patienten entsprechen, vornehmen und danach den Druck messen. Einen diagnostischen Wert für die Frage, ob ein Glaukom vorliegt, haben solche abgeänderten Tests ohne exakte Statistik über die Reaktion Gesunder nicht.

d) *Ein normaler Ausfall der Probe besagt nichts.* Der negative Ausfall sagt nie, daß kein Glaukom vorliegt, ebenso wie ein normaler Druck bei *einer* Messung nicht ausschließt, daß zu anderen Zeiten gesteigerte Druckwerte vorhanden sind. Bei rund der Hälfte der Glaukomaugen versagen Belastungsproben, insbesondere wenn der Ausgangsdruck normal oder annähernd normal ist. Die Behauptung über die große Zuverlässigkeit mancher Belastungsproben beruht auf dem Untersuchungsfehler, daß diese Proben bei Augen mit gesteigertem Ausgangsdruck vorgenommen wurden. In der Praxis braucht man bei gesteigertem Augeninnendruck natürlich keine Proben mehr anzustellen. Wir belasten ja in der Praxis nur solche Augen, die zur Zeit einen normal Druck haben, bei denen aber irgendwelche Verdachtsgründe dafür sprechen,

daß zu anderen Zeiten Drucksteigerungen vorhanden waren. Bei normalem Ausgangsdruck unter 30 mm Hg sinkt die Zuverlässigkeit des Wassertrinktests auf 17%.

e) In dieser Zusammenstellung habe ich besonders *unzuverlässige Proben weggelassen,* die in der Literatur empfohlen wurden, aber meistens nur Zeitverschwendung sind.

f) Die in Kap. 16.4 genannten Proben prüfen, ob der Kammerwinkel bei Mydriasis verlegt wird. Sie testen also nur einen Sonderfall der Genese des Anfallsglaukoms, das auch als Folge eines Irislinsenblocks entsteht oder aus unbekanntem Anlaß und bei dem lediglich in der letzten Phase, wenn der Druck bereits hoch ist, der Kammerwinkel verlegt ist. Eine normal ausfallende Probe zeigt also nicht etwa an, daß keine Anfallsgefahr besteht.

16.3 Auswahl und Technik der Proben bei weitem Kammerwinkel

Verdacht auf Glaucoma simplex

a) *Wassertrinkprobe*
Technik: Patient trinkt 1000 ml Wasser in 5 min möglichst morgens nüchtern. Tonometrie vor dem Trinken und alle 15 min ab Trinkbeginn bis zum Ablauf einer Stunde. Druckmaximum meistens nach 25–40 min.
Bewertung: Druckanstiege um 8 mm Hg sind pathologisch (99%-Grenzwert).
Zuverlässigkeit: Pathologische Ergebnisse fand ich bei nur rund 17% aller Proben bei Glaukomaugen mit nichtgesteigertem Ausgangsdruck, andere Untersucher bei rund 50%.

b) *Priscolprobe*
Technik: Sorgfältige Betäubung der Bindehaut, möglichst am liegenden Patienten während er nach unten blickt und man das Oberlid hebt. Bei empfindlichen Menschen kann man einen Tupfer, der mit dem Lokalanaestheticum vollgesaugt ist, auf die Bindehaut halten. An diese Stelle injiziert man 1 ml Priscol subkonjunktival. Die anschließende Hyperämie stört hier am wenigsten. Tonometrie vor der Injektion und nach 15, 30, 60 und 90 min Druckspitze meist nach 15–30 min.
Bewertung: Druckanstiege um 11 mm Hg sind wahrscheinlich pathologisch (99%-Grenzwert).
Zuverlässigkeit: Pathologische Ergebnisse findet man bei 55–60% der Glaukomaugen mit normalem Ausgangsdruck. Am Ende der Probe gibt man einen Tropfen eines gefäßverengenden Medikaments sowie Kortikosteroidtropfen auf die Injektionsstelle, um Belästigungen des Patienten zu vermeiden.

16.4 Auswahl und Technik der Proben bei engem Kammerwinkel

Verdacht auf Winkelblockglaukom im Intervall

a) *Dunkelzimmerprobe*
Technik: Eine Stunde Aufenthalt in völlig verdunkeltem Raum. Der Patient darf während der Probe nicht einschlafen, da sich im Schlaf die Pupille verengt. Tonometrie vor Beginn und nach einer Stunde Dunkelaufenthalt. Bei negativem Test zusätzlich Gonioskopie, möglichst ohne Belichtung der Pupille, und Tonografie. Druckmaximum am Ende der Probe.

Bewertung: Anstiege um 8 mm Hg sind pathologisch.
Zuverlässigkeit: Pathologische Ergebnisse findet man bei rund 40% der Glaukomkranken mit engem Kammerwinkel und normaler Ausgangstension.

b) *Mydriasistest*
Technik: Ein Tropfen Tropicamidum (Mydriaticum Roche oder Chibret) wird in den Bindehautsack getropft. Tonometrie vorher und alle 30 min danach bis zum Ablauf von 2 h. Sobald ein Druckanstieg festgestellt ist, mißt man schon nach weiteren 10 min wieder und bricht den Test bei einem Anstieg um 12 mm Hg oder mehr durch häufiges Eintropfen von Pilocarpin ab. Auch bei Fehlen eines Druckanstieges gibt man danach Miotica und entläßt den Kranken erst aus der Behandlung, wenn die Pupille wieder eng ist. Bei negativem Resultat des Tests nimmt man am Ende des Tests eine Tonografie vor, bei der ein pathologisches Resultat für ein Glaukom spricht.
Rasche, kontinuierlich fortschreitende Druckanstiege kommen nur bei Verlegung des Kammerwinkels vor, frühestens nach 30 min. Pathologisch starke, jedoch nicht weiter zunehmende Anstiege auf ein Plateau, das 12–18 mm Hg über dem Ausgangsdruck liegen kann, kommen selten auch bei offenem Kammerwinkel im Laufe von $1-1^1/_2$ h vor.
Bewertung: Anstiege um 8 mm Hg oder mehr sind pathologisch.
Zuverlässigkeit: Bei engem Kammerwinkel pathologische Resultate bei 55–60%. Mapstone (1976) gibt zunächst Pilocarpin 2% mit Phenylephrin 10%. Falls der i.o. Druck nach 2 h nicht ansteigt, tropft er nochmals Pilocarpin 2%. Nur bei negativem Test gibt er an einem anderen Tag Tropicamidum. Mit diesem Vorgehen fand er bei 70% der Augen

mit engem Kammerwinkel pathologische Tests. Er empfiehlt bei pathologischem Ausfall der Belastung eine periphere Iridektomie, wenn an diesem Auge früher kein Anfall bestanden hatte.

c) *Bauchlage im Dunkeln*
Bei 1 h Bauchlage steigt bei 76% der Patienten mit früherem Glaukomanfall der i. o. Druck um 8 mm Hg oder mehr an. Die Bauchlage im Dunkeln soll noch sicherer sein. Ich habe den Test nicht erprobt.

17 Gonioskopie

17.1 Zusammenfassung

Bei Glaucoma simplex gibt es keine typischen gonioskopisch sichtbaren Kammerwinkelveränderungen. Die Gonioskopie dient in erster Linie der Prüfung, ob ein enger Kammerwinkel vorhanden ist, ob also die Möglichkeit eines Kammerwinkelblocks besteht. Bei Hydrophthalmie ist nicht immer ein eindeutiger Unterschied des Kammerwinkels im Vergleich mit Befunden bei gesunden Kleinkindern sichtbar (Kap. 7.1). Charakteristische Veränderungen findet man bei Sekundärglaukomen. Gutachtlich ist die Gonioskopie wichtig für die Feststellung einer Kammerwinkelzerreißung nach Prellung. Nach Glaukomoperationen ist die Gonioskopie lehrreich, weil man oft die Ursache des Versagens erkennt. Nach Verletzungen muß man im Kammerwinkel nach Fremdkörpern suchen.

17.2 Technik

In der Regel untersucht man an der Spaltlampe mit dem Kontaktglas nach Goldmann (Abb. 16). Die Hornhaut des Patienten wird wie für die Tonometrie anästhesiert. Der Patient legt sein Kinn auf die Kinnstütze der Spaltlampe und öffnet die Lidspalte weit. Man bringt die Spaltlampe vorher in eine annähernd richtige Stellung für die Untersuchung der Hornhaut, füllt die Gonioskopielinse

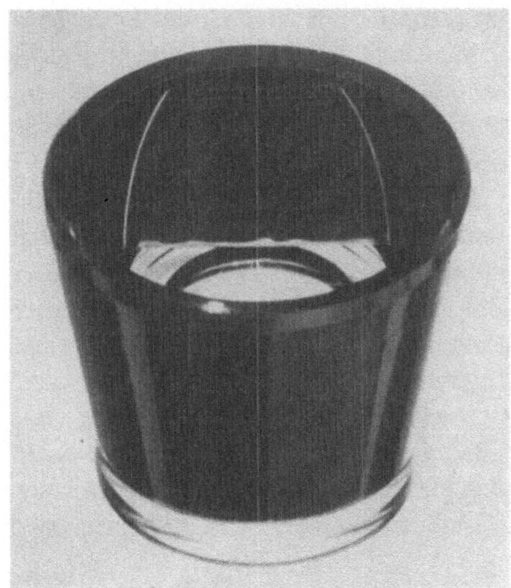

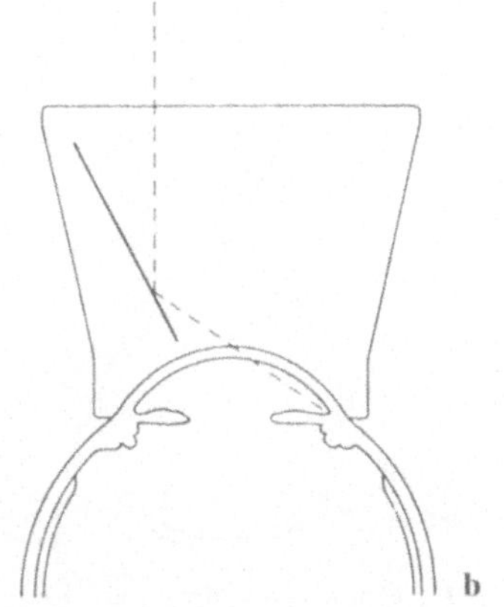

Abb. 16. a Gonioskopielinse nach Goldmann. **b** Schema des Strahlenganges. Der Arzt sieht den Kammerwinkel in dem schräggestellten Spiegel. Untersuchung meist im Sitzen an der Spaltlampe

mit Methocellösung und setzt sie auf die Hornhaut. Falls sich eine Luftblase durch ungeschickte Manipulation unter der Gonioskopielinse ansammelt und den Einblick behindert, entfernt man die Linse, wischt das überschüssige Methocel ab und beginnt von neuem. Bei sehr enger Lidspalte oder allzu ängstlichen Patienten kann die Gonioskopie schwierig sein. Kurz nach Operationen ist das Auge überempfindlich, eine Gonioskopie sollte man dann unterlassen, wenn man nicht sehr große Übung in der Methode hat und man die Linse nicht besonders schonend aufsetzen kann.

Für die Gonioskopie des liegenden Patienten im Operationssaal bewährte sich meine Linse (Abb. 17) mit eingebauter Beleuchtung. Man braucht bei dieser Linse keine Kontaktflüssigkeit, störende Luftblasen fehlen.

Man beginnt die Untersuchung stets mit schwacher Vergrößerung und sucht den ganzen Kammerwinkel systematisch ab, indem man bei 12.00 Uhr beginnt und der Uhrzeigerrichtung folgt. Dabei wechselt man die Einfallsrichtung des Lichtes und die Breite des Lichtspaltes. Wenn Besonderheiten zu untersuchen sind, schaltet man die stärkere Vergrößerung ein.

Man soll den Patienten stets darauf hinweisen, daß er nach der Untersuchung etwa 10 bis 15 min lang durch die Methocelreste auf der Hornhaut verschleiert sieht und dieser Zustand sich von selbst behebt. Zur Beschleunigung kann man den Methocelrest mit physiologischer NaCl-Lösung oder an der Wasserleitung auswaschen. Man warne den Patienten vorher und sogleich nach der Gonioskopie nochmals, daß er sich nicht mit dem Taschentuch die Augen wischt, weil am anästhesierten Auge hierbei sehr leicht eine Erosio der Hornhaut entsteht.

Ein Hornhautödem kann man für die Gonioskopie kurzfristig beseitigen, indem man 1–2 min lang mit einem glatten Glasstab auf die betäubte Hornhaut drückt oder indem man Glyzerin auftropft.

Das Kontaktglas wird vor und nach jeder Benutzung unter fließendem Wasser gewaschen, aber nicht abgetrocknet, weil es dabei leicht verkratzt.

17.3 Normale Befunde

Bei weitem Kammerwinkel (Abb. 18) sieht man das Lichtbüschel der Spaltlampe auf der Innenseite der Hornhaut scharf abgebildet und diffus durch die Hornhaut hindurchscheinen. Von der Hornhautoberfläche erhält man durch die Transparenz der Kornea ein etwas lichtschwächeres breiteres und unschärferes Bild des Lichtbüschels. Beide vereinigen sich an der Schwalbe-Linie, dem Ende der Deszemet-Membran. Die Schwalbe-Linie tritt nicht immer als weiße Linie hervor. Sie kann manchmal eine

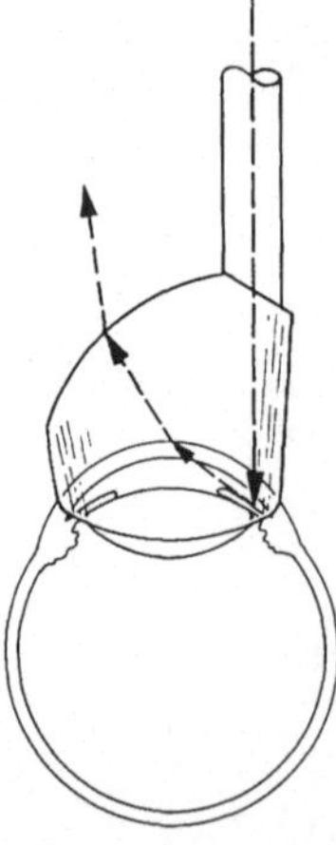

Abb. 17. Gonioskopielinse nach Leydhecker. Über die Glasfaseroptik wird das Licht in den Kammerwinkel geleitet. Beobachtungen direkt ohne Spiegel. Die Linse ist besonders geeignet für die Untersuchung des liegenden Patienten und für die Goniotomie

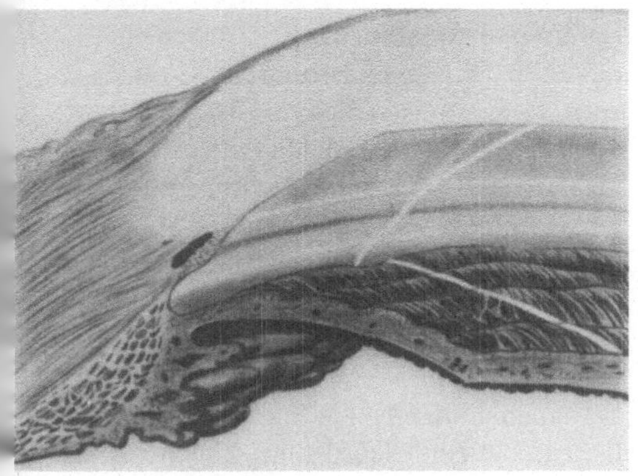

8

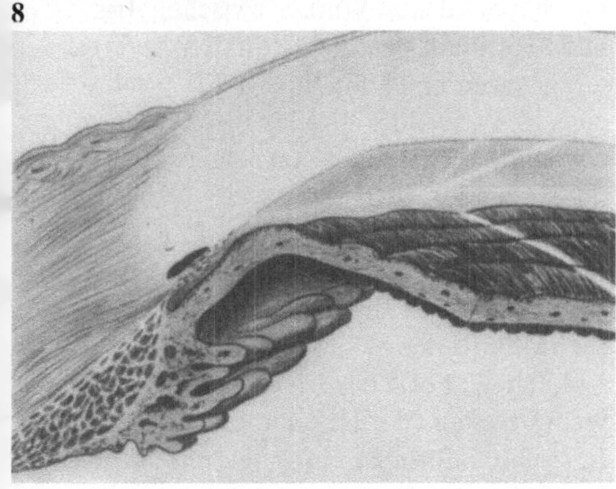

9

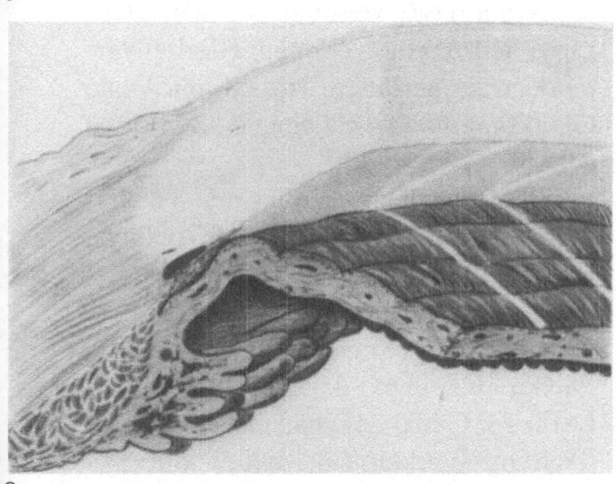

0

Abb. 18. Weiter Kammerwinkel. Beschreibung s. Text

Abb. 19. Enger Kammerwinkel

Abb. 20. Sehr enger Kammerwinkel. Das Lichtbüschel ist aus didaktischen Gründen 2mal dargestellt. Rechts berühren sich das Lichtbüschel der Hornhautrückfläche und das Lichtbüschel der Iris, die Iris liegt also der Hornhaut an, der Kammerwinkeleingang ist blockiert. Links im Bild sind die beiden Lichtbüschel leicht gegeneinander seitlich verschoben, der Eingang zum Kammerwinkel ist also spaltförmig offen

manchmal durch eine stärkere Pigmentierung hervorgehoben. Sehr selten (bei niedrigem Augeninnendruck oder bei Stauung der episkleralen Venen) kann er mit Blut gefüllt sein. Die Trabekelzone endet in einer weißen oder grauen Linie, dem Skleralsporn. Auch diese Linie ist in pigmentarmen Augen oft schlecht sichtbar. Kammerwinkelwärts folgt die Vorderfläche des Ziliarkörperbandes, manchmal überspannt von feinen Ausläufern der Iris.

Bei engem Kammerwinkel (Abb. 19) sind die Vorderfläche des Ziliarkörperbandes oder Teile der Trabekelzone nicht mehr sichtbar. Manchmal kann man bei leichtem Kippen der Linse oder Blickbewegungen, zu denen man den Patienten auffordert, in den schnabelförmig gebogenen Kammerwinkel hineinsehen. Man achte bei sehr engem Kammerwinkel darauf, ob das Lichtbüschel von der Hornhautrückfläche und das Lichtbüschel von der Vorderfläche der Iris seitlich gegeneinander verschoben sind (wie in Abb. 18 und Abb. 19) oder ob sich diese beiden Lichtbüschel berühren (Abb. 20). In diesem Fall ist ein Block des Kammerwinkels durch Anlagerung der Iris vorhanden. Ohne Beobachtung der Treffstelle der beiden Lichtbüschel läßt sich schwer beurteilen, ob der Kammer-

leicht prominente Leiste sein, bei anderen Augen ist sie kaum sichtbar, jedoch an der Vereinigung der beiden Lichtbüschel der Hornhaut stets zu lokalisieren. Kammerwinkelwärts folgt die Trabekelzone mit dem Schlemm-Kanal. Dieser ist winkel nur extrem eng oder ob er verschlossen ist.

Bei sekundärem Glaukom gibt die Gonioskopie oft keine genügende Erkärung für die Drucksteigerung. Findet man Synechien im Kammerwinkel, so wird man annehmen dürfen, daß sie eine wesentliche Mitursache der Drucksteigerung sind. Oft geschieht die Verlegung des Trabekelwerks bei Sekundärglaukom im mikroskopischen Bereich und bleibt gonioskopisch unsichtbar. Auch bei Pigmentglaukom besteht keine strenge Relation zwischen dem Grad der Pigmentierung und der Höhe des i. o. Drukkes.

Der Kammerwinkelbefund bei Hydrophthalmie wurde in Kap. 7.1 beschrieben.

17.4 Untersuchungsschema

Das folgende Schema gibt einen Anhalt für den Untersuchungsgang und kann vor dem Vergessen wesentlicher Punkte schützen.

1. *Durchmesser der Pupille und i. o. Druck unmittelbar vor der Gonioskopie notieren.*

2. *Weite des Kammerwinkels.* Der Kammerwinkel ist weit, wenn das Ziliarkörperband in wenigstens der Hälfte des Winkelumfangs sichtbar ist. Der Kammerwinkel ist eng, wenn das Ziliarkörperband nirgends sichtbar ist und die Trabekel wenigstens zur Hälfte der Breite sichtbar sind. Der Kammerwinkel ist sehr eng, wenn die Trabekel nicht sichtbar sind oder nur die Trabekelspitze zu sehen ist. Der Kammerwinkel ist geschlossen, wenn das schmale Lichtbüschel der Spaltlampe unmittelbar von der Hornhautrückfläche auf die Iris ohne seitliche Verschiebung übergeht. Hierbei ist zu notieren, in welchem Umfang des

Kammerwinkels dies der Fall ist. Schwierigkeiten der Klassifizierung eines Auges entstehen, wenn der Kammerwinkel z. B. oben eng, unten weit ist. Ich verzichte dabei auf eine Bezeichnung für den gesamten Kammerwinkel und notiere „oben eng, unten weit". Der klinische Verlauf ist dabei meist wie bei Glaukom mit weitem Kammerwinkel.

Man kann die Weite des Kammerwinkels auch graduell einteilen, was im englischsprachigen Schrifttum üblich ist. Hierbei wird der Winkel zwischen Iris und Hornhaut geschätzt (Shaffer 1960) und als weit (45°), mäßig eng (20°), sehr eng (10°) und blockiert klassifiziert. Eine etwas ältere Einteilung von Scheie (1957) unterscheidet zwischen weit, Grad 1 (Iriswurzel nicht sichtbar), Grad 2 (Skleralsporn nicht sichtbar), Grad 3 (nur Trabekelspitze sichtbar) und Grad 4 (Schwalbe-Linie nicht sichtbar).

Auch die Form der Iris ist wichtig. Bei wenig flacher Vorderkammer kann die Iris plateauförmig sein, aber mit ihrer Wurzel steil nach hinten abbiegen und in Höhe der Trabekel oder der Schwalbe-Linie den Abfluß verlegen. Hierbei verhindert die periphere Iridektomie neue Glaukomanfälle nicht, man muß Miotika geben.

Eine peripher abgeflachte Vorderkammer erkennt man durch seitliche Beleuchtung mit der Visitenlampe. Bei tiefer Kammer ist die dem Licht gegenüberliegende Irishälfte beleuchtet, bei flacher Kammer dagegen verdunkelt (Abb. 3). Genauer schätzt man die Abflachung bei der Spaltlampenuntersuchung (Abb. 21). Bei schräg einfallendem schmalem Lichtspalt weist eine scheinbare periphere Vorderkammertiefe von weniger als $1/2$ scheinbare Hornhautdicke auf die Anfallsgefahr hin (Abb. 21).

Mit der Gonioskopie allein läßt sich nicht mit Sicherheit vorhersagen, ob ein

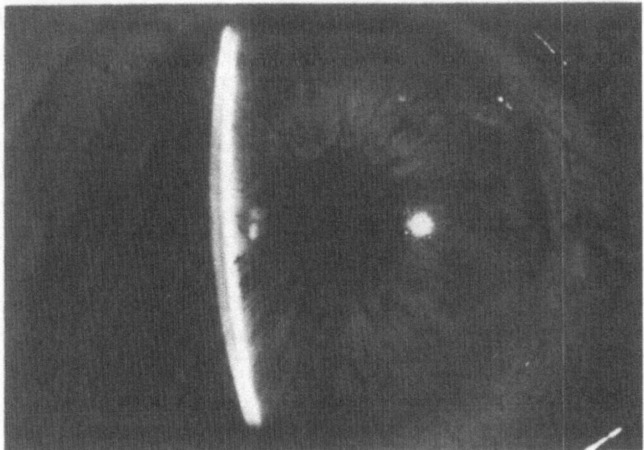

Abb. 21. Sehr flache Vorderkammer. Die Vorderkammer erscheint hier nur als dunkler schmaler Spalt zwischen dem von rechts einfallenden Lichtbüschel, das die Hornhautdicke erkennen läßt, und dem Lichtbüschel auf der Iris. Die Abflachung der Vorderkammer ist mit dieser einfachen Methode des Vergleichs mit der scheinbaren Breite des optischen Schnittes durch die Hornhaut sehr gut möglich

Glaukomanfall stattfinden wird. Hierzu kann ein Bauchliegetest im Dunkeln ausgeführt werden.

3. *Synechien:* Bei wieviel Uhr? Zipfelig oder breit? Von der Iris wohin ziehend: zur Trabekelmitte, zur Trabekelspitze, zur Schwalbe-Linie oder zur Hornhaut? Manche Untersucher versuchen durch Eindellen von außen oder im Operationsraum durch Auffüllen der Vorderkammer Klarheit zu gewinnen, ob bei sehr engem Kammerwinkel die Iris den Trabekeln nur anliegt oder ob sie angewachsen ist. Ich halte diese Entscheidung nicht für sehr wichtig, da selbst eine bloße Anlage der Iriswurzel irreversible Schäden am Abflußsystem hinterlassen kann und deshalb stets eine Filteroperation zusätzlich zur Iridektomie zu empfehlen ist.

4. *Blutgefäße:* Bei wieviel Uhr? Zirkulär oder radiär? Einzelne dicke Gefäße? Neugebildete feine zahlreiche Gefäße? Nur in der Iris, nur im Kammerwinkel oder zwischen Iris und Kammerwinkel?

5. *Pigmentierung:* Wo gelegen – nur im Schlemm-Kanal oder in der ganzen Trabekelbreite oder auch hornhautwärts der Schwalbe-Linie? Leicht, mittel oder stark? Bei massiver Pigmentierung Verdacht auf Pigmentglaukom: Zeigt die diasklerale Durchleuchtung Lücken im Pigmentepithel der Iris? Findet sich eine Krukenberg-Pigmentspindel auf der Hornhaut und liegt Pigment auf der Iris wie Pfeffer verstreut?

6. *Pseudoexfoliation:* Sind bei erweiterter Pupille feine graue, radiär angeordnete „Schuppen" auf der Linse oder ähnliche grauweiße Flocken im Kammerwinkel sichtbar? Viel oder vereinzelt?

7. Ist der *Schlemm-Kanal mit Blut gefüllt?*

8. *Nach Operationen.* Ist die Operationsöffnung im Trabekelbereich offen oder verlegt? Wodurch verlegt? Wo liegt sie: dicht vor dem Ziliarkörper oder liegt sie über dem Schlemm-Kanal oder über der Schwalbe-Linie? Bei Iridenkleisis: Liegt der Schnitt in der Gegend des Schlemm-

Kanals, hornhautwärts oder ziliarkörperwärts davon? Ist ein Spalt oder eine Stufe bei seitlich einfallendem schmalem Lichtbündel sichtbar, was das erwünschte Offensein des Spaltes anzeigt? Ist ein Ödem sichtbar (kurz nach der Operation)? Ist die Iris in dicker oder dünner Falte eingeklemmt? Nach Goniotomie, Angulozision oder Trabekulotomie: Wieviel Stunden weit ist ein Spalt offen, wie tief reicht er, sieht man Narben, Synechien oder Blut?

Nach einer Zyklodialyse: Ist der Spalt mit einem schmalen Schlitz offen oder ist er weit offen, ist Glaskörper oder Blut im Spalt zu sehen, wieviel Stunden weit ist der Spalt?

9. Sind *Blut, Exsudat* oder *Fremdkörper* im Kammerwinkel?

10. Ist eine *Kammerwinkelzerreißung* sichtbar (nur im Vergleich mit dem gesunden Auge beurteilbar)?

11. Ist *embryonales Gewebe* im Kammerwinkel sichtbar?

17.5 Häufige Fehler

Häufige Fehler ergeben sich aus dem Abweichen von dem Untersuchungsschema, das in vorstehendem Absatz geschildert wurde. In den Beschreibungen von Anfängern liest man im Krankenblatt mehrdeutige oder nichtssagende Befunde, wie z. B. „Kammerwinkel offen", womit nicht gesagt wird, ob er weit ist oder ob ein enger Kammerwinkel mit offenem Eingang gemeint ist; „Kammerwinkel schnabelförmig" ist ein ganz normaler Befund – oder soll das heißen „eng, offener Eingang"? Altersveränderungen ohne diagnostische Bedeutung sollten nicht beschrieben werden, wie z. B. das löschpapierähnliche matte Aussehen der Trabekelzone. Der Unerfahrene unterläßt fälschlich das leichte Kippen der Linse oder fordert den Pat. nicht zu geringen Blickbewegungen auf. Dadurch erhält er keinen Überblick. Zu starkes Kippen der Linse nach unten verlegt unten den Kammerwinkel und erweitert ihn oben. Selbstverständlich darf man nicht nur im diffusen Licht untersuchen, sondern muß das Spaltlampenlicht einschalten.

17.6 Beseitigen eines akuten Kammerwinkelverschlusses bei der Gonioskopie

Durch Druck auf die Hornhautmitte nach Tropfanästhesie preßt man Kammerwasser in die Peripherie der Kammer und kann so bei einem frischen akuten Glaukomanfall den Druck dramatisch rasch senken. Auch durch den absichtlichen Druck der Gonioskopielinse auf die Hornhaut ist dies möglich. Ohne Miotika und Karboanhydrasehemmer stellt sich jedoch rasch der ursprüngliche Zustand wieder ein.

18 Perimetrie

18.1 Zusammenfassung

Die Gesichtsfeldausfälle bei Glaukom sind Faserbündeldefekte des Sehnervs infolge einer ungenügenden Blutversorgung, deren Hauptursache die Drucksteigerung ist. Deshalb zeigen alle Glaukomformen eine ähnliche Entwicklung der Ausfälle. Sie werden ferner begünstigt durch Gefäßleiden, z.B. Arteriosklerose, zu niedrigen Blutdruck der A. ophthalmica oder durch eine zu rasche oder zu starke medikamentöse Blutdrucksenkung bei Glaukom, die deshalb gefährlich ist. Die ersten Ausfälle liegen meistens im nasal-oberen Quadranten zwischen 6–30°. Mit dem blinden Fleck hängen sie anfangs nicht zusammen.

Der Nachweis inselförmiger Gesichtsfelddefekte ist schwierig, weil sie dem Kranken nicht bewußt werden, sondern nur durch unnatürliche Untersuchungsbedingungen, nämlich die Aufmerksamkeitsrichtung auf eine nicht zentrale Stelle des Gesichtsfeldes, aufgespürt werden können. Diesen Bedingungen sind bei Prüfung mit bewegten Lichtmarken keineswegs alle Kranken oder alle Untersucher gewachsen.

Isolierte inselförmige Defekte findet man am besten mit einer statischen, computergesteuerten Methode, von einer Reizschwelle ausgehend, die dem altersentsprechenden Empfindlichkeitsgefälle der Retina angepaßt ist (adaptive Prüfmethode, angloamerikanisch oft adaptive „Strategie" genannt) und mit unter- und überschwelligen Reizen die Wahrnehmungsschwelle eingabelt. Damit sind auch kleine, steilwandige Skotome in ihrer Tiefe sicher auslotbar. Die Befunde zeigen bei kinetischer Perimetrie starke Schwankungen bei verschiedenen Untersuchern und sogar bei wiederholter Prüfung durch denselben Untersucher. Sie sind also schlechter reproduzierbar und deshalb unzuverlässiger als die Befunde, die mit computergesteuerten statischen Geräten erhoben werden. Bei diesen sind zwar Untersuchereinflüsse ausgeschaltet, aber wiederholte Schwellenbestimmungen ergeben dennoch nicht genau identische Befunde, weil die Netzhautempfindlichkeit schwankt. Die kurzfristigen und die langfristigen Fluktuationen kann man seit Einführung der computergesteuerten statischen Perimetrie messen, wenn für jeden Prüfpunkt die Schwelle eingabelnd gemessen wird. Die Fluktuationen sind nach der gegenwärtigen Meinung bei Glaukom stärker als bei Gesunden, noch ehe Skotome auftreten. Schwankungen durch wechselnde Aufmerksamkeit kommen hinzu. Die Pupillenweite muß bei vergleichenden Untersuchungen konstant sein und die Refraktion muß optimal korrigiert werden.

Die Programme der computergesteuerten Perimeter enthalten die Erfahrungen, für deren Erwerb bei der Handperimetrie eine Perimetristin wenigstens 1 Jahr brauchte. Deshalb ist die Auswahl der geeigneten Programme beim Kauf und bei der Anwendung eine besonders wichtige Entscheidung des Arztes.

Eine Untersuchung auf Glaukom ohne Gesichtsfeldprüfung oder eine Überwachung Glaukomkranker ohne Gesichtsfeldkontrolle im Abstand von etwa 6 Monaten ist unvollständig. Nur die exakte Gesichtsfeldkontrolle zeigt, ob die Therapie den gewünschten Erfolg hat. Die Höhe des hierfür erforderlichen i. o. Druckes kann individuell verschieden sein. Entscheidend ist, welchen Druck das Auge ohne Zunahme des Gesichtsfeldschadens verträgt (Tensionstoleranz).

18.2 Entwicklungsschritte der Perimetrie

18.2.1 Bogenperimeter, Bjerrumschirm: Überholte Methoden.

In der ersten Hälfte dieses Jahrhunderts war die Gesichtsfelduntersuchung eine sehr grobe Methode. Man perimetrierte mit dem Bogenperimeter von Foerster ohne standardisierte Beleuchtung. Die Reizmarken aus Papier wurden mit der Hand geführt und waren meist mit 1 cm^2 viel zu groß, um beginnende Defekte finden zu können. Am Bjerrumschirm benutzte man in 1 oder 2 m Abstand weiße Reizmarken von 1–5 mm Durchmesser. Auch hierbei waren die Helligkeit von Lichtmarke und Umfeld sowie deren Verhältnis zueinander nicht standardisiert und die Fixation konnte kaum überprüft werden. Später kam die Projektion von Lichtmarken am Bogenperimeter nach Maggiore auf, die meist 3 mm Durchmesser hatten.

18.2.2 Goldmannperimeter: Kinetische Handperimetrie.

Eine entscheidende Verbesserung brachte in den 40er Jahren das Goldmannsche **Halbkugelprojektionsperimeter,** bei dem ein konstantes Verhältnis der Helligkeit von Umfeld und Reizmarke sowie eine mit dem Auge kontrollierte Fixationsüberwachung bestand. Die Reizmarken bei normaler Sehschärfe waren nur noch $^1/_4$ mm^2 groß. In das Ergebnis geht jedoch die individuelle Untersuchungstechnik entscheidend mit ein, weshalb bei dem Wechsel des Perimetristen die Befunde oft nicht reproduzierbar waren. Isolierte kleine Skotome, wie sie im Beginn des Glaukoms vorkommen, sind mit der kinetischen Perimetrie sehr schwer nachzuweisen, selbst wenn man gezielt danach sucht. Das Gerät wurde bis heute laufend verbessert. Wesentliche Verbesserungen sind ein Zusatz für die statische Perimetrie und die Untersuchungstechnik von Armaly, die Drance modifizierte. Damit läßt sich die Aufdeckquote für frühglaukomatöse Skotome verbessern. Es handelt sich um die Kombination von kinetischer und statischer Handperimetrie mit besonders häufiger Schwellenbestimmung an vorgegebenen Punkten, an denen erfahrungsgemäß Skotome früh auftreten. Der Untersuchereinfluß wird so reduziert, aber nicht ausgeschaltet.

18.2.3 Statische Handperimetrie.

Bei dieser von Harms und Aulhorn ausgearbeiteten Methode prüft man mit Lichtreizen von 10 Winkelminuten Größe, die unbewegt und zunächst unterschwellig dargeboten werden. Die Helligkeit wird bis zur Wahrnehmung gesteigert. Man erhält so einen Profilschnitt durch den „Berg" des Gesichtsfeldes, weshalb die Methode auch Profilperimetrie genannt wurde. Die Richtung des Schnittes wird meist auf Grund einer vorhergehenden kinetischen Perimetrie, also einer vom Untersucher stark abhängigen weniger genauen Methode, ausgesucht. Wegen des hohen Zeitaufwandes hat sich diese Methode in der Klinik und Praxis kaum eingeführt, obgleich die Befunde sehr gut reproduzierbar sind.

18.2.4 Computergesteuerte statische Rasterperimetrie. In den 70er Jahren setzte sich rasch eine vom Untersucher nun endlich unabhängige und deshalb objektive, sehr gut reproduzierbare Perimetrie durch. Unbewegliche Reizmarken blitzen in programmierter Reihenfolge (deshalb spricht man auch von programmgesteuerter oder automatischer Perimetrie) an verschiedenen Orten des Gesichtsfeldes auf. Der Untersuchte wird in stets gleicher Form durch die Maschine geprüft, ob er etwas gesehen hat oder nicht. Bei den Programmen muß man einen Kompromiß zwischen der Genauigkeit und der Untersuchungsdauer finden. Je dichter das Raster der Prüfpunkte ist, desto seltener wird man ein Skotom übersehen, aber desto länger dauert die Untersuchung. Wird ein Prüfpunkt nicht gesehen, so kann man an derselben Stelle erneut mit einem helleren Reiz prüfen, bis eine Wahrnehmung erfolgt und sodann die Reizintensität wieder stufenweise vermindern, bis der Punkt wieder unsichtbar wird. Durch wiederholtes Eingabeln der Reizschwelle in kleinen Stufen läßt sich so die Größe und Tiefe eines Skotoms exakt messen. Das ist sehr zeitaufwendig, aber für die Langzeitbeobachtung bei Glaukom wichtig, um nachweisen zu können, ob ein Gesichtsfeldausfall sich verschlechtert.

18.3 Probleme bei der modernen computergesteuerten Rasterperimetrie

Anstelle einer Beschreibung der jetzt auf dem Markt befindlichen Perimeter sollen hier einige grundsätzliche Hinweise gegeben werden, nach welchen Kriterien man ein Gerät beurteilen kann. In jedem Jahr kommen neue Geräte und neue Programme auf den Markt, so daß eine Übersicht über die jetzt vorhandenen Geräte und Programme bereits bei Erscheinen dieses Buches im Druck wieder überholt wäre. Auf Übersichtsarbeiten wird verwiesen, die im Literaturverzeichnis angegeben sind.

18.3.1 Sensitivität und Spezifität. Die Sensitivität ist die Aufdeckquote von Skotomen. Bei einer Sensitivität von 80% werden 8 von 10 vorhandenen Skotomen mit dieser Methode gefunden. Für isolierte, inselförmige Skotome ist die Sensitivität fast aller programmgesteuerter Perimeter besser als bei kinetischer Handperimetrie. Bei größeren Ausfällen dagegen, z.B. eines Quadranten, kann sogar die grobe Methode des Konfrontationstests eine sehr hohe Aufdeckquote haben. Deshalb muß man bei Angaben über die Sensitivität fragen, auf welche Ausfälle sich diese Angaben beziehen. Für uns ist nur die Sensitivität für frühglaukomatöse Skotome interessant.

Weiter muß man fragen, wie die Spezifität der Methode ist. Die Spezifität gibt an, ob ein sicher gesundes Gesichtsfeld als gesund erkannt wird. Bei 90% Spezifität einer Methode werden 9 von 10 normalen Augen als normal erkannt, während bei 1 von 10 Augen falsch-positive Befunde registriert wurden. Bei einem von uns geprüften Gerät war die Sensitivität sehr gut, aber die Spezifität wegen des sehr dichten Prüfpunktrasters gering. Oft wurde einer der vielen Punkte auch von Gesunden nicht gesehen. Bei Untersuchten, deren Zuordnung zu Gesunden oder Kranken nicht bekannt ist, weiß man dann nicht, was das Nichterkennen eines Punktes bedeuten soll und muß viel Zeit für die Prüfung aufwenden, ob es ein falsch-positiver Befund war oder ein Ausfall.

Ein brauchbares Perimeter muß also eine hohe Sensitivität **und** eine hohe Spezifität vereinen. Die Sensitivität steigt mit der Punktdichte des Rasters. Mit dem 6°-Raster des Octopus-Programms 31 oder dem 31-1-Programm des Humphreyperimeters können Skotome von der Größe des blinden Flecks übersehen werden, während man mit einem 4°-Raster den blinden Fleck immer findet, wenn auch manchmal nur angeschnitten, so daß er sich als tiefes relatives Skotom darstellt. Ein enges Netz von Punkten steigert zwar die Sensitivität, verlängert aber die Untersuchung. Als frühdiagnostisches Suchprogramm bei Verdachtsfällen hat man deshalb Prüfpunkte dort weggelassen, wo erfahrungsgemäß frühglaukomatöse Ausfälle selten sind, und ein dichtes Raster dorthin gelegt, wo sie häufig sind. Dabei konzentriert man sich vor allem auf die zentralen 30° des Gesichtsfeldes. An der Verbesserung solcher Programme wird laufend gearbeitet.

18.3.2 Überschwellige Untersuchungstechnik und eingabelnde Schwellenbestimmung. Die Untersuchung mit Lichtmarken, die für die zentralen wie die peripheren Teile des Gesichtsfeldes **gleich** hell sind („linear-überschwellige Prüfmethode" oder nicht-adaptives Verfahren) ist wenig sinnvoll, denn wenn die Helligkeit für das Zentrum gerade überschwellig ist, reicht sie für die Peripherie nicht aus; hier werden dann falsch-positive Befunde registriert.

Wenn man nur wissen will, ob überhaupt Ausfälle vorhanden sind, ohne ihre Tiefe zu messen, erhält man eine rasche Antwort mit Suchprogrammen oder dem 2-Niveau-Test, die adaptiv sind, d. h. die dem normalen Empfindlichkeitsgefälle der Netzhaut angepaßt sind. Wird hierbei ein überschwelliger Reiz nicht gesehen, so prüft das Programm dieselbe Stelle mit maximaler Helligkeit nochmals. Wird der Reiz auch jetzt nicht gesehen, so liegt ein absolutes Skotom vor, anderenfalls ein relatives. Man kann

auch mit mehreren Helligkeitsstufen („Klassen") prüfen und so einen näheren Anhalt für die Skotomtiefe gewinnen (z.B. am Rodenstockperimeter). Auf diese Weise lassen sich relative von absoluten Skotomen unterscheiden.

Für Verlaufskontrollen bei Glaukom will man jedoch Genaueres über die Tiefe und Steilheit eines Skotoms wissen. Dies läßt sich nur durch eine zeitraubende exakte Schwellenbestimmung messen, also durch Eingabeln der Empfindlichkeitsschwelle.

18.3.3 Ausdruck der Befunde in Symbolen oder in Zahlen. Die Befunde können je nach dem Gerät in Graustufen, in Symbolen oder in Zahlen ausgedruckt werden. Zahlenangaben sind für die bei Glaukom stets wichtige Frage nach einer Verschlechterung vorzuziehen, weil sie einen exakteren Vergleich mit früheren Befunden erlauben.

Bei der Darstellung der Perimetrieergebnisse, die der Drucker liefert, der dem Gerät angeschlossen ist, sind einige Angaben enthalten, die es bei der kinetischen Handperimetrie nicht gab. Die Zahl der falsch-positiven und falsch-negativen Antworten gibt einen Anhalt für die Zuverlässigkeit des Untersuchten, bei dem Octopus-Programm G 1 mit RF bezeichnet. Dies wird auch in den Kurzzeitfluktuationen sichtbar, die bei schlechter Aufmerksamkeit zunehmen, aber auch bei ungenügender Übung oder bei nahe beieinander liegenden Skotomen gesteigert sein können (Symbole RMS oder SF bei dem G 1-Programm). Der Gesamtverlust an Empfindlichkeit („total loss") kann von dem Computer berechnet werden bzw. der alterskorrigierte Mittelwert der Defekttiefen (MD im G 1-Programm). Dieser Index faßt Fläche und Tiefe der Skotome in einer einzigen Meßzahl zusammen, die bei Erkrankungen des Sehnervs, wie z.B. bei

Glaukom, vermindert ist, auch bei Linsentrübung oder bei Miosis.

Diese Beispiele werden hier angeführt, um etwas wesentlich Neues der rechnergesteuerten Perimetrie zu zeigen: Zahlenangaben über die Empfindlichkeit an den Meßpunkten werden ausgedruckt und in Zahlen wird der Empfindlichkeitsverlust im ganzen Gesichtsfeld angegeben. Zugleich zeigt sich, daß jeweils eine Interpretation der vom Gerät gelieferten Zahlen nötig ist.

Die Programme sind z. Z. andauernd in Entwicklung, sie sind der Prüfung und der Kritik unterworfen, weshalb es mir nicht sinnvoll erscheint, alle in ihrem klinischen Wert noch umstrittenen Abkürzungen hier zu erklären. So z. B. ist die Angabe umstritten, daß CLV, die um die Kurzzeitfluktuation korrigierte Verlustvarianz bei dem G 1-Programm, von großem Wert für die Frühdiagnose bei Glaukomausfällen sei.

18.3.4 Speicherung der Befunde. Signifikanzberechnung von Veränderungen.

Die Speicherung der Befunde auf Disketten hat die Vorteile, daß man Untersuchungsergebnisse verschiedener Tage in einem Befund zusammen ausdrucken lassen kann und somit Zentrum und Peripherie an verschiedenen Tagen prüfen kann, um den Patienten nicht zu übermüden. Man kann auch die Befunde, die im Laufe der Monate erhoben wurden, nebeneinander darstellen lassen und am Octopusgerät mit dem Delta-Programm die Änderungen der Befunde im Laufe der Monate auf Signifikanz prüfen lassen (vgl. Kap. 18.6).

18.3.5 Prüfen der Fixation. Es gibt verschiedene Methoden die Fixation zu prüfen, wobei die unmittelbare Beobachtung des Auges oder die Beobachtung über einen Bildschirm allein nicht ausreicht, denn die Perimetristin wäre dann

pausenlos hiermit beschäftigt. Der Bildschirm kann jedoch sehr rasch die Information liefern, daß der Patient einer rechnergesteuerten Untersuchung wegen seiner Unruhe nicht gewachsen ist. Die meisten Geräte sind so eingerichtet, daß ein Prüfpunkt nochmals gezeigt wird, wenn der Patient gerade blinzelte oder ungenau fixierte.

18.3.6 Die Leuchtdichte der Prüfpunkte. Die Leuchtdichte der Prüfpunkte kann in Apostilb (asb) oder Candela/m^2 angegeben werden. Meist wurde bisher asb vorgezogen (1 cd/m^2 = 3,14 asb). Bei dem Octopusperimeter ist die Umfeldleuchtdichte 4 asb, bei dem Goldmannperimeter 31 asb. Bei modernen computergesteuerten Perimetern wird die Helligkeit in logarithmischen Abstufungen angegeben, entsprechend dem natürlichen Empfindlichkeitsgefälle zur Peripherie. 1 dB (Dezibel) ist 0,1 log. Einheit.

Der hellste Prüfpunkt am Octopusperimeter hat 1000 asb oder 0 dB. 100 asb entspricht somit 10 dB (Tabelle 5). Die Leuchtdichte der Reizmarke kann zwischen 0 und 36 dB (1000–0,25 asb) reguliert werden.

Tabelle 5. Einheiten für die Leuchtdichte der Prüfpunkte am Octopusperimeter

Leuchtdichte des Prüfpunktes in Apostilb (asb)	log. Stufen	dB
0,1	4	40
1	3	30
10	2	20
100	1	10
1000	0	0

1 Dezibel = 1 dB = 0,1 log. Einheiten.
Die Dezibel-Abstufung entspricht dem natürlichen Empfindlichkeitsgefälle und wird bei modernen computergesteuerten Perimetern meist verwendet

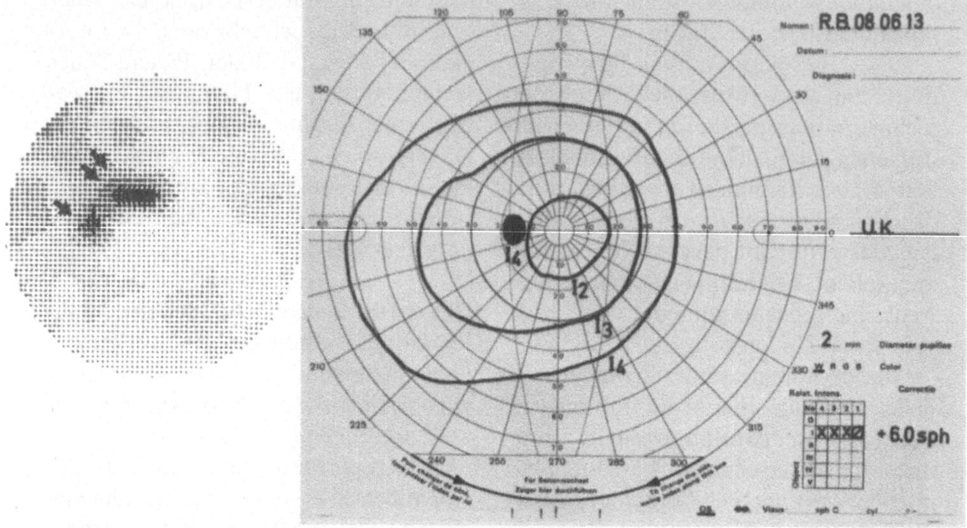

Abb. 22. Gesichtsfeld am Goldmannperimeter normal. Bei Untersuchung mit einem rechnergesteuerten Perimeter ist ein Bogenskotom *(2 Pfeile)* sichtbar, das mit der kinetischen Perimetrie
leicht überfahren wird. Der untere Pfeil deutet auf den Blinden Fleck

Am Humphreyperimeter ist der hellste Prüfpunkt 10000 asb, die Abstufung
somit um 1 log. Stufe gegenüber dem Octopus verschoben (10 dB am Octopusperimeter = 20 dB am Humphreyperimeter = 100 asb).

18.4 Einige Ergebnisse der computergesteuerten Perimetrie

18.4.1 Vermeintliche okuläre Hypertension ist oft ein beginnendes Glaukom.
Bei jedem 3. unserer Patienten mit ver-
muteter okulärer Hypertension, jedoch
pathologischen Befunden am Octopusperimeter war das Resultat der Gold-
mannperimetrie normal. Diese Patienten
hatten also beginnendes Glaukom, während sie bisher vermeintlich nur okuläre
Hypertension hatten – ein wichtiger Hinweis auf die große Schädlichkeit der
intraokularen Drucksteigerung, die
manche Autoren bisher für weniger

wichtig hielten, weil die Zahl der Patienten mit gesteigertem Druck und normalem Gesichtsfeld durch die ungenügend genaue kinetische Perimetrie bei
weitem zu hoch eingeschätzt wurde
(Abb. 22).

18.4.2 Erst entstehen gesteigerte Fluktuationen, dann Skotome.
Fluktuationen
der Befunde sind auch bei Gesunden bei
computergesteuerter Perimetrie zu finden, da die Aufmerksamkeit und die
Empfindlichkeit der Netzhaut kurz- und
langfristige Schwankungen zeigen. Vie-
les spricht aber dafür, daß verstärkte
Fluktuationen in den Gesichtsfeldregio-
nen vorkommen, in denen später erst
Skotome manifest werden. Die lokal
schwankend gestörte Empfindlichkeit
der Netzhaut entspricht wahrscheinlich
anderen Frühzeichen bei Glaukom wie
der herabgesetzten Kontrastempfindlichkeit bei dem Streifentest von Arden
oder der Schwäche des Blau-Gelb-Sinnes.

18.4.3 Wann ist die Untersuchung mit dem Goldmannperimeter vorzuziehen?

Bei schlechter Sehschärfe, geringer Intelligenz, zerebraler Arteriosklerose, rascher Ermüdung des Patienten oder bei fortgeschrittenen Gesichtsfeldausfällen wird man eine Auskunft über das Gesichtsfeld zuverlässiger und rascher mit der kinetischen Perimetrie am Goldmannperimeter bekommen. Das programmgesteuerte Abtasten des Gesichtsfeldes kann bei großen Ausfällen deprimierend und verwirrend für den Patienten sein, wenn er über lange Zeiträume keinen Stimulus wahrnimmt, während die kinetische Handperimetrie weit rascher die Grenzen der Ausfälle erkennen läßt.

18.5 Überlegungen beim Kauf eines Perimeters

Vor dem Kauf eines Perimeters wird man zunächst die Preise vergleichen und den Raumbedarf des Gerätes mit den eigenen Möglichkeiten berücksichtigen. Hiernach sind insbesondere die Programme zu prüfen, die für die Geräte zur Verfügung stehen. Hierfür wurden im vorstehenden Text eine Reihe von Kriterien genannt. Es empfiehlt sich danach, das Gerät bei einer Ausstellung anläßlich eines Kongresses zu besichtigen und sich nach den Besitzern dieses Gerätes zu erkundigen. Mit diesen sollte man ein ausführliches Gespräch führen über die Leistung der Geräte, die Reparaturanfälligkeit, den Kundendienst und die Kosten von Reparaturen. Schließlich sollte man vor dem Kauf nach Möglichkeit das Gerät selbst noch erproben und auch von der eigenen Perimetristin erproben lassen.

18.6 Die von der rechnergesteuerten Perimetrie gelieferte Information

Die entscheidenden Fortschritte der rechnergesteuerten Perimetrie sind:

1. Die Unabhängigkeit der Prüfmethode vom Untersucher.
2. Die Möglichkeit der exakten Schwellenbestimmung einzelner Prüfpunkte durch Eingabeln.
3. Das Aufdecken inselförmiger Skotome, wie sie im Frühstadium des Glaukoms vorkommen, die mit der kinetischen Handperimetrie meist übersehen werden (Abb. 22).
4. Prüfprogramme, die jahrelange Perimetrieerfahrung fertig und für jedermann käuflich inkorporiert haben.
5. Die Darstellung der Ergebnisse in Zahlen, was die Möglichkeit gibt, Abweichungen vom Gesunden und Veränderungen im individuellen Verlauf zu präzisieren.

Vom Ergebnis der Perimetrie hängt in den meisten Fällen unser Rat zur Operation ab. Wir operieren in der Regel bei gesteigertem Druck und offenem Kammerwinkel nicht, wenn das Gesichtsfeld noch normal ist. Eine Verschlechterung des Gesichtsfeldbefundes ist oft die Anzeige zur Operation. Erst mit der rechnergesteuerten Perimetrie haben wir genügend zuverlässige und vom Untersucher unabhängige Methoden für solche Entschlüsse. Schwankungen durch ungenügende Aufmerksamkeit der meist älteren Untersuchten kommen jedoch auch hierbei vor.

Die Ergebnisse des Delta-Programms zur Signifikanzberechnung haben Kritiker gefunden. Bei eigenen Langzeitstudien (im Literaturverzeichnis zu Kap. 22) benutzte der Statistiker ein Programm von Bowker. Als signifikant besser oder schlechter zeigte sich dabei erst eine Änderung des Gesamtverlustes um 270–280 dB. Der Vorzug der programmgesteuerten Perimetrie, an einzelnen Punkten ein sehr feines Meßinstrument zu sein, wird durch die Notwendigkeit, global erst starke Veränderungen anerkennen zu dürfen, beeinträchtigt. Das Problem ist noch nicht gelöst. Zur Zeit würde ich bei einer Verschlechterung der Befunde die Untersuchung nach einigen Tagen wiederholen und nach einer Woche ein weiteres Mal ausführen, ehe ich entscheidende Schlüsse ziehe. Es ist sehr wichtig, bei derartigen Vergleichen darauf zu achten, daß die Untersuchungsbedingungen unverändert sind. Selbstverständlich muß die Pupillenweite gleich sein, aber auch der Aufmerksamkeitszustand des Patienten. Scheinbare Verschlechterungen kommen während einer interkurrenten Krankheit, Müdigkeit, Depression und im Streß des Berufslebens vor. Entscheidende Untersuchungen müssen also in ausgeruhtem Zustand des Patienten wiederholt werden.

Es gibt Arbeiten aus dem vorigen Jahrhundert, wonach Skotome sich bei Druckentlastung verkleinern, bei Druckanstieg zunehmen. Die groben und nicht standardisierten Untersuchungsmethoden der damaligen Zeit zwangen bisher zu einer erheblichen Skepsis gegenüber diesen Befunden. Erst jüngst gelang mir durch eine 5-Jahres-Studie mit dem Octopusperimeter der Nachweis, daß es sich nicht um Wunschdenken oder untersuchungsbedingte Schwankungen handelte. Bei Augen mit einem Druckmittelwert von 26 mm Hg und zunehmendem Gesichtsfeldverfall hörte nach Drucksenkung auf 19 mm Hg bei 67% der bisher fortschreitende Verfall auf, bei 12% trat eine signifikante Besserung (270 dB) ein (s. Kap. 22).

18.7 Zur Untersuchungstechnik am Goldmannperimeter

Zum Finden kleiner isolierter Skotome bei beginnendem Glaukom eignet sich die rechnergesteuerte Rasterperimetrie besser als eine kinetische Methode. Bei fortgeschrittenen Ausfällen dagegen können die zahlreichen „Fragen" des automatischen Perimeters dem Untersuchten allzu deutlich bewußt machen, wie groß sein Ausfall ist und ihn deprimieren, wie schon erwähnt wurde.

Mit der kinetischen Methode kann man bei aufmerksamen Patienten und zielgerichteten Arbeiten dann rasch eine Vorstellung von den Gesichtsfeldausfällen bekommen. Vom Arzt wird eine dem Patienten angemessene verständliche Erklärung des Hergangs verlangt, Geduld, Führung des Patienten ohne „etwas in ihn hineinzuperimetrieren", Kritik gegenüber den Angaben des Patienten, Kenntnis der möglichen Gesichtsfeldausfälle, rasches und zielgerichtetes Arbeiten, ehe der Patient ermüdet, und Ansporn der Aufmerksamkeit. Nicht immer werden Arzt und Patient den hohen Anforderungen gerecht. Auch das Auftreten des Arztes und sein Tonfall sind wichtig, denn zu viel Nachgeben und Passivität beim Perimetrieren bringt ebenso krause Resultate wie Verschüchterung oder Verärgerung des Patienten durch barsche Überaktivität.

Die für das Suchen nach typischen Skotomen geeignetste Lichtmarke ist diejenige, welche der Patient bei etwa 30° temporal wahrnimmt, bei voller Sehschärfe meist die Marke I 1, bei höherem Alter, leicht getrübter Linse, enger Pupille oder größerer Ametropie die Marke I 2. Mit der helleren Marke I 4 prüft man kurz, ob der Patient auf die Peripherie achten und dabei die Fixation halten kann. Ich sage dabei jedesmal, von welcher Seite die Marke kommen wird, damit der Patient seine Aufmerksamkeit dorthin konzentriert: „Bitte, schauen Sie weiter scharf auf den Fixierpunkt – die Marke kommt von links unten – wann taucht sie auf? – Nicht hinsehen!"

Hiernach prüft man mit der Marke I 4 den blinden Fleck, indem man sie aus dem blinden in den sehenden Bereich bewegt. Wenn der Kranke nicht fähig ist, den blinden Fleck richtig anzugeben, ist auch die sonstige Gesichtsfeldprüfung unbrauchbar. Die genaue Lage des blinden Fleckes läßt die wechselnde Rotation des Auges erkennen, was für Verlaufskontrollen wichtig ist. Im Bjerrumbereich zwischen 10°–18° überfährt man bei gleichmäßiger Markenführung sehr leicht Bogenskotome, selbst bei intelligenten und aufmerksamen Patienten. Deshalb prüft man temporal-oben, temporal-unten, nasal-oben und nasal-unten unter *ruckartigen* kleinen Bewegungen, ob die Marke I 2 zwischen 10°–18° verschwindet, wobei man jedesmal fragt: „Ist der Lichtpunkt jetzt weg – bitte gut fixieren – (Ruck) – ist er jetzt verschwunden? – Bitte gut fixieren – (Ruck) – ist er jetzt weg?" Der Patient will es möglichst gut machen und führt unbewußt rasche kleine Spähbewegungen aus, wenn er nicht fortwährend ermahnt wird. Gibt er das Verschwinden der Marke an oder widerspricht er sich in einem bestimmten Bezirk ungewöhnlich oft, so liegt hier wahrscheinlich ein Skotom und man prüft dann das Auftauchen der Marke aus dem Skotombereich zur Peripherie und zum Zentrum hin.

Länger als 10 min soll die Prüfung eines Auges nicht dauern, sonst werden die Ergebnisse durch die Ermüdung des Patienten unzuverlässig. Armaly und Drance beschrieben eine Untersuchungstechnik am Goldmannperimeter, die manuelles kinetisches und statisches Vorgehen vereinigt und sich besonders

auf 8 Prüfpunkte der Isoptere nasal und 2 temporal beschränkt. Die Lichtmarke wird verwendet, die der Untersuchte bei 25° temporal wahrnimmt (meist I_2). Mit ihr werden statisch 76 Punkte geprüft. Das Verfahren ist als Suchmethode geeignet, aber durch die computergesteuerten modernen Geräte überholt.

18.8 Besondere Verfahren

Besondere Verfahren wie Flimmerperimetrie, Angioskotometrie, Skiaskotometrie oder die Perimetrie mit Farbmarken sind für die Praxis nicht zu empfehlen. Wertvoll ist jedoch bei dichter Linsentrübung die *Prüfung der Aderfigur der Netzhaut,* indem man den hellen Augenspiegel oder die Taschenlampe dicht über der Sklera hin und her bewegt. Der Patient blickt dabei nach oben, der Arzt zieht das Unterlid abwärts. Man prüft erst das bessere Auge und läßt den Patienten das schlechtere Auge damit vergleichen. Sind die Schatten der Netzhautgefäße beiderseits etwa gleich gut als „Striche" oder „Flüsse auf einer Landkarte" erkennbar, so spricht dies für ein brauchbares Gesichtsfeld des Kataraktauges, man rät zur Staroperation. Das Fehlen der Aderfigur ist eine Warnung vor zu großen Hoffnungen, doch sollte man die Staroperation nicht deshalb unterlassen, denn oft sind dennoch die Ergebnisse überraschend gut.

18.9 Rauschfeldperimetrie

Sehr erwünscht wäre ein Suchtest, der beginnende Ausfälle aufdeckt und so rasch auszuwerten ist wie eine Applanationstonometrie oder wie die Inspektion der Papille und deshalb bei einem viel größeren Kreis von Augenpatienten angewendet werden könnte, als dies bisher möglich ist. Die neue Rauschfeldperimetrie zeigt auf einem Beobachtungsschirm ein nicht strukturiertes flimmerndes Feld, in dem der Patient sein Skotom als dunklen nicht flimmernden Teil des Feldes sehen kann. Vielleicht führen Modifikationen der Methode zum idealen Frühtest.

18.10 Dunkeladaptation

Die Dunkeladaptation ist bei Glaukom nicht spezifisch herabgesetzt, sondern nur so weit beeinträchtigt, wie dies durch die Gesichtsfeldausfälle, die Atrophie des Sehnervs und die enge Pupille erklärbar ist.

19 Papillenveränderungen bei Glaukom

19.1 Methoden der Beobachtung

Die Exkavation und Atrophie der Papille sind als Spätzeichen des Glaukoms seit der Erfindung des Augenspiegels bekannt. Der Wert der Papillenbeobachtung wurde in neuester Zeit durch die stereoskopische Photographie wesentlich gesteigert. Mit dieser Methode lassen sich individuelle Veränderungen im Laufe der Zeit sicher erkennen. Beim Spiegeln im umgekehrten Bild sind die Beobachterschwankungen sehr beträchtlich, die Befunde auch bei Geübten also sehr unsicher. Etwas besser, aber immer noch unsicher, sind die Befunde bei Untersuchung im aufrechten Bild bei nicht erweiterter Pupille. Am sichersten urteilt man stereoskopisch bei erweiterter Pupille und Untersuchung an der Spaltlampe. Man kann diese Untersuchung sogleich an die Gonioskopie anschließen.

Die Fotografie der Papille nimmt man bei erweiterter Pupille vor. Wenn keine fotografische Einrichtung zur Verfügung steht, so erlaubt eine einfache Zeichnung eine bessere Befunddokumentation als eine Beschreibung (Abb. 23–26). Nach Shaffer et al. (1975) teilt man einen Kreis (die Papille) in ein quadratisches Raster von 0,2 Papillendurchmesser Seitenlängen. Diese Figur stempelt man in das Krankenblatt. Man zeichnet die Größe der Exkavation mit zwei Kreisen ein, indem der tiefste Teil, oft im Niveau der Lamina cribrosa, als kleinster Kreis gezeichnet wird und der Beginn der Exkavation als größere, nicht immer kreisrunde Kontur. Radiäre Linien zeigen die Steilheit der Exkavation (Abb. 23b, 24b). Eine senkrechtsteile Exkavation kann durch konzentrische Linien markiert werden (Abb. 26b), die Lamina cribrosa durch kleine Kreise.

Blutungen am Papillenrand oder seltener auf der Papille sind ein Zeichen erhöhten Risikos. Sie können auf Schichtdefekte der Nervenfasern hinweisen, die Airaksinen mit Grünfilter photographierte und die man in rotfreiem Licht sehen kann (Fundusuntersuchung an der Spaltlampe). Vermutlich sind sie Vorläufer von Gesichtsfelddefekten.

19.2 Glaukomatöse Papillenveränderungen

Bei glaukomatösen Papillenveränderungen ist insbesondere auf die 7 Punkte zu achten, die hier angegeben sind. Sie deuten die Reihenfolge der Veränderungen an, die jedoch individuell wechseln kann.

1. Vergleich beider Papillen miteinander. Ein asymmetrischer Befund ist verdächtig, Unterschiede der Exkavationsgröße von mehr als 20% pathologisch.
2. Die Exkavation wird im schräg-senkrechten Meridian größer (Abb. 21). Eine Exkavationsgröße ab 70% kommt bei weniger als 5% der Bevölkerung vor.

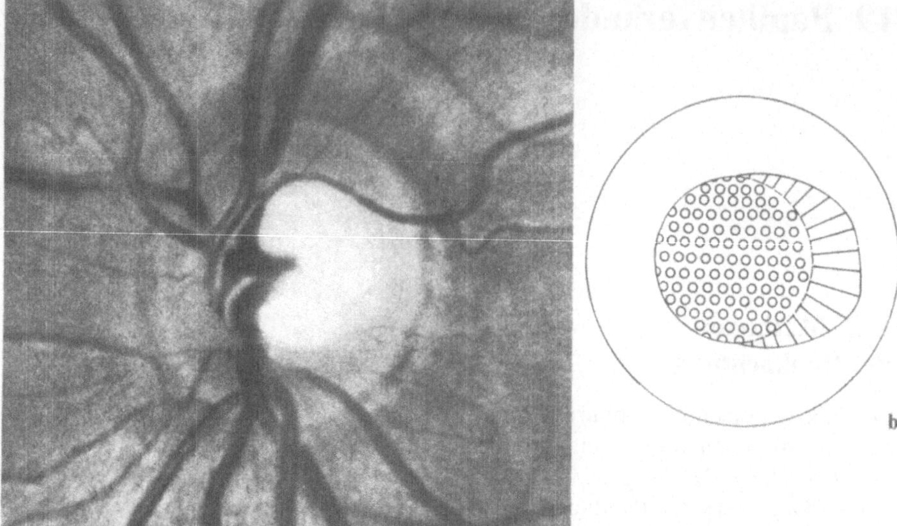

Abb. 23. a Horizontaler Durchmesser der Exkavation etwa 65%, bei 6 und 12 Uhr gut gefärbtes neuroretinales Gewebe. **b** Die offenen Kreise markieren die Tiefe der Exkavation, die radiären Striche den Beginn des Abbiegens des Gewebes auf der Papille

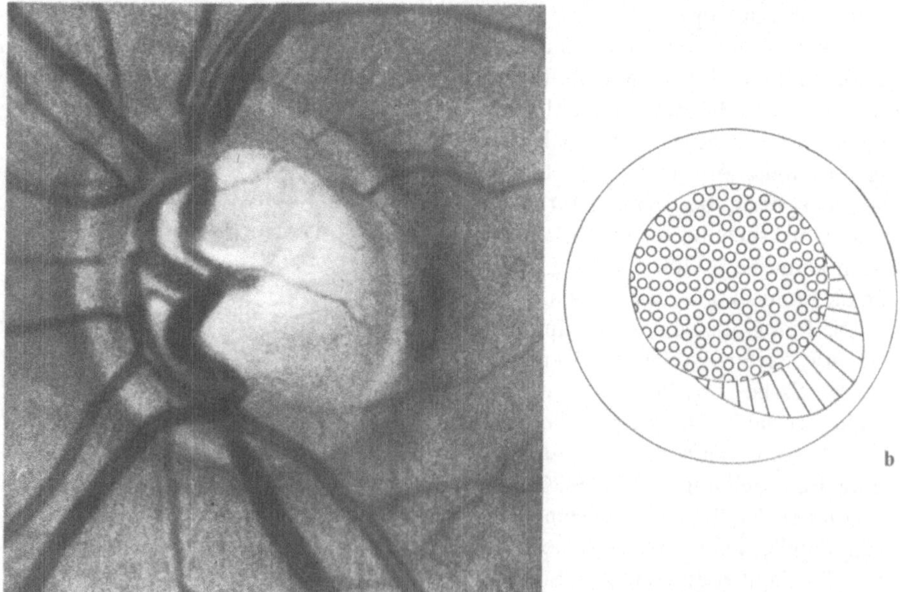

Abb. 24. a Exkavation in vertikal-ovaler Form. Die Exkavation beträgt etwa 80%. **b** Die offenen Kreise markieren die Tiefe der Exkavation, die radiären Striche den Beginn

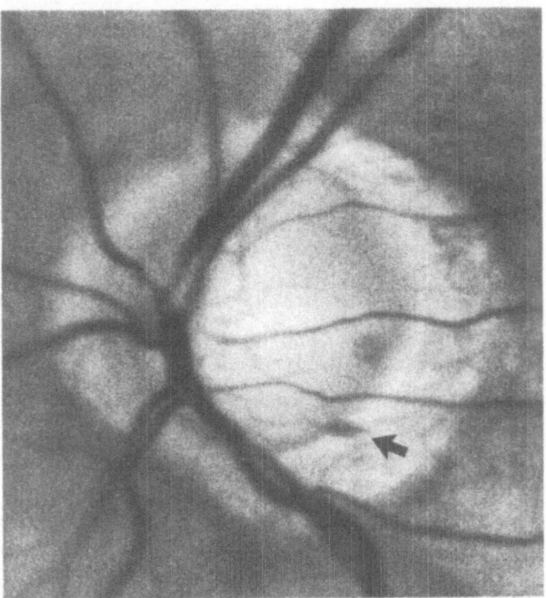

Abb. 25. Randständige Exkavation mit peripapillärer Aderhautatrophie. Der Pfeil bezeichnet eine radiäre Blutung am Papillengewebe

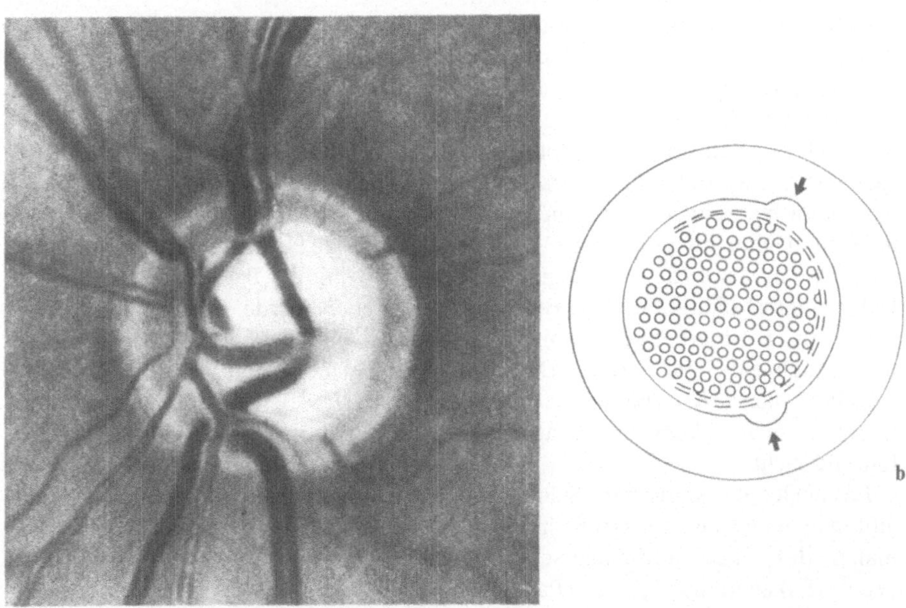

Abb. 26. a Fortgeschrittene glaukomatöse Exkavation mit umschriebener Ausbuchtung des nicht-exkavierten Papillengewebes bei 1 und 5 Uhr („notching"). **b** Die offenen Kreise markieren die Tiefe der Exkavation, die gestrichelten Linien parallel zum Papillenrand zeigen die Steilheit an, die sich hier nicht mit radiären Linien darstellen ließe. Ausbuchtung des nicht exkavierten Papillengewebes bei 1 und 5 Uhr

3. Bündeldefekte der Nervenfaserschicht werden im rotfreien Licht
   sichtbar.
4. Es kommt zu einer Abblassung der
   ganzen Papille, besonders auch des
   neuroretinalen Randes, anfangs stellenweise, sowie Einkerbungen
   (Abb. 26).
5. Die Gefäße erscheinen bei Zunahme
   der Exkavation nasenwärts verschoben, einzelne Gefäße scheinen am Exkavationsrand bajonettförmig abzu-
   knicken (Abb. 24, 26).
6. Die Tüpfelung der Lamina cribrosa
   wird sichtbar, die Exkavation wird
   randständig.
7. Auf der Papille oder in ihrer nächsten
   Nähe entstehen flammenförmige Blutungen als Zeichen der Gefäßkrank-
   heit (Abb. 25). Dies ist in allen Stadien
   des Papillenschadens möglich.

Die Größe der Exkavation wird von
manchen Autoren auf dem Boden der
Papille gemessen, von anderen (so auch
von mir) am Beginn des Abbiegens des
Gewebes aus der Papillenebene. Stellt
man sich ein Seil über die Papille ge-
spannt vor, so wäre also der Bezirk als exkaviert zu bezeichnen, der – meist allmählich beginnend von dieser Ebene
nach hinten ausweicht. Der Beginn der
Exkavation ist ohne räumliche Betrach-
tung schwer zu erkennen, wenn dort
nicht gerade ein Gefäß verläuft. Deshalb
verschätzt man sich bei monokularer Be-
trachtung im umgekehrten oder aufrechten Bild leicht.

Im angloamerikanischen Schrifttum
gibt man die Exkavationsgröße in Dezimalen des Papillendurchmessers an:
„cup" (Exkavation) – „disc" (Papillendurchmesser) – „ratio" (CDR), 0,3 = 3/10
der Papille sind exkaviert. Diese Angabe
bezieht sich nicht auf eine Fläche, sondern auf eine Strecke, wobei der schräg-
vertikale Durchmesser wichtiger als der

horizontale ist. Im Deutschen spricht
man besser von Prozenten, also CDR
0,3 = 30% Exkavation, CDR 0,9 = 90%
des Durchmessers der Papille sind exkaviert.

Bei Augen mit *normalem Gesichtsfeld*
beträgt die Exkavation im Durchschnitt
30% und liegt meist unter 50%. Eine
Ausbuchtung der Lamina nach hinten
fehlt. Der neuroretinale Gewebsrand
von gesundem Papillengewebe ist rötlich
und gleichmäßig breit. Abweichungen
von dieser Beschreibung, besonders
Exkavationen über 50%, kommen auch
ohne Gesichtsfelddefekte bei Menschen
vor, bei denen beide Papillen symmetrisch sind. Man muß also stets beide
Papillen miteinander vergleichen und
besonders gründlich Druck und Gesichtsfeld untersuchen, wenn Seitenunterschiede bestehen.

19.3 Die Korrelation zwischen Papillen- und Gesichtsfeldbefunden

Die sorgfältige stereoskopische Betrach-
tung der Papille erlaubt nach Ansicht von
Drance (1976) bei etwa 80% der Augen
zutreffende Schlüsse auf das Gesichtsfeld. Wenn die Papille als pathologisch
angesehen wurde, war bei 80% dieser
Augen ein Gesichtsfeldausfall vorhanden, bei normalem Aussehen war das
Gesichtsfeld bei 85% der Augen normal.
Die Fehleinschätzungen bei 15–20% zeigen jedoch, daß die Papillenbetrachtung
allein nicht genügt und man sie stets
durch eine Perimetrie und natürlich auch
Tonometrie ergänzen muß.

Selbst geübte Augenärzte täuschen
sich über die Größe der Exkavation
enorm, obgleich diese viel leichter zu erkennen ist, als die sonstigen pathologischen Papillenmerkmale. Wenn man Papillenfotos einer Gruppe von Experten

als Diapositive projiziert, sind zwar die Mittelwerte der Schätzungen meist sehr nahe den Durchschnittswerten anderer Beurteilergruppen, aber die Abweichungen einzelner Untersucher vom Mittelwert sind erheblich, ebenso die Widersprüche desselben Untersuchers bei mehrmaliger Darbietung desselben Fotos. Zwar sind die Resultate bei stereoskopischer Untersuchung konstanter, aber nicht immer hat man die Möglichkeit zu einer so ausgiebigen Pupillenerweiterung.

Für eine Langzeitbeobachtung ist selbst die Stereofotografie nicht empfindlich genug, um die Perimetrie zu ersetzen. Eine randständige Exkavation kann sich nicht weiter vergrößern, das Gesichtsfeld kann jedoch weiter verfallen. Andererseits kann eine Exkavation durch Schwund von Neuroglia zunehmen, während das Gesichtsfeld unverändert bleibt.

19.4 Die Bedeutung der Papillenbeobachtung

Die wiederholte Papillenbeobachtung, besonders die im Laufe der Beobachtungszeit wiederholte Stereophotographie der Papillen, gibt zusätzlich zu der Tonometrie und Perimetrie wichtige Hinweise auf den Zustand des Sehnervs, wobei eine Zunahme der Exkavation oder eine Atrophie und Abnahme des Randgewebes, Blutungen oder Änderungen des Gefäßverlaufs besonders ernst zu nehmende Hinweise sind. Wenn bei der Perimetrie sichere Angaben nicht zu erhalten sind oder ein Patient wegen gesteigertem i.o. Druck zunächst ohne Therapie beobachtet wird, hat die wiederholte Papillenphotographie besonderen Wert. Wichtig ist der Seitenvergleich beider Papillen. Bei dem erstmaligen Befund muß man wissen, daß paradoxe Befunde bei rund 20% der Augen vorkommen, nämlich normal aussehende Papillen bei Gesichtsfeldausfällen und pathologisch aussehende Papillen bei normalem Gesichtsfeld.

Prognostisch bedeutet eine sehr große Exkavation erhöhte Verletzlichkeit des Sehnervs. Ein Entstehen oder die Zunahme der oben unter 1–7 genannten Veränderungen weisen auf einen Gesichtsfeldverfall hin und mahnen, den i.o. Druck möglichst auf niedrig-normale Werte (10–15 mm Hg) zu senken. Im Zweifelsfall bei nicht sicher normalisiertem Druck sprechen zunehmend sich verschlechternde Papillenbefunde für eine Operation, wobei natürlich stets noch zahlreiche andere Parameter zu berücksichtigen sind, wie Gesichtsfeld, Lebensalter, Gesamtzustand u. a. (s. Kap. 23.2). Wenn man jedoch die Glaukomdiagnose in erster Linie von Papillenveränderungen abhängig macht, so bedeutet dies, ein Glaukom erst in einem Stadium organischer, meist irreversibler Schäden zu erkennen. Diese Meinung wird durch Befunde von Gloster (1978) bestätigt, der bei einem vertikalen Durchmesser der Exkavation von 60–69% nur bei 20% der Augen Gesichtsfeldausfälle fand, bei einem vertikalen Durchmesser von 70–79% bei 65% der Augen. Erst wenn die Exkavation über 80% des Papillendurchmessers betrug, hatten 95–100% der Augen Gesichtsfeldschäden. Wollte man die Glaukomdiagnose also nur oder in erster Linie auf den Papillenbefund gründen, so dürfte man Exkavationen erst ab 70 oder 80% des Papillendurchmessers als pathologisch bewerten und fände also nur späte Stadien des Sehnervenschadens.

Auch neuere Untersuchungen zeigten, daß bei scheinbar normalen Papillen im Gesichtsfeld Gesamtverluste bis 230 dB vorhanden sein können (Gloor 1982). Die Perimetrie signalisiert oft früher einen Glaukomschaden als die Papillenuntersuchung.

Quigley und Mitarbeiter beschrieben Augen, bei denen bis zu 40% der Axone zugrunde gegangen waren, ohne daß man der Papille eine krankhafte Veränderung ansah. Eine Atrophie von Sehnervenfasern war im Tierversuch erst sichtbar, wenn die Hälfte des neuralen Gewebes zugrunde gegangen war. Man darf also die diagnostische und prognostische Bedeutung der Untersuchung der Nervenfaserndefekte in der Netzhaut sowie der Papille nicht überschätzen, natürlich ist aber die Untersuchung der Papille ebenso wie die Tonometrie ein unabdingbarer Teil der Untersuchung jedes Patienten der augenärztlichen Sprechstunde. Jede einzelne dieser beiden Untersuchungen kann zu Fehlurteilen führen und ist für sich allein ungenügend. Beide zusammen ergeben jedoch eine recht gute diagnostische Sicherheit. Bei einer prospektiven Untersuchung zeigte sich, daß alle Augen mit einer Exkavation von 60% oder mehr und einem Druck von 26 mm Hg oder mehr Gesichtsfeldausfälle bekamen. Weitere unerläßliche Hilfsmittel zur Frühdiagnose sind die Tagesdruckkurve und die computergesteuerte Perimetrie.

19.5 Quantitative Messungen der Papille

Schon seit dem Beginn dieses Jahrhunderts versuchte man, Stereofotografien der Papille anzufertigen. In neuerer Zeit war dies mit der Zeiss-Funduskamera möglich. Die Übereinander-Projektion von Aufnahmen, die im Abstand von Monaten angefertigt wurden, zeigte den sonst kaum erkennbaren Verlauf der Verschlechterung an (Stereochronopsie nach Goldmann). Die Firma Rodenstock entwickelte einen sehr teueren und kom

plizierten computerisierten Papillenanalysator, mit dem wir in Würzburg jahrelang Erfahrungen sammelten. Das Gerät wird nicht mehr hergestellt. Die Ergebnisse hingen auch davon ab, wo man die Papillengrenzen schätzte. An dem Problem der objektiven Messung der entscheidenden Papillenparameter wird zur Zeit in mehreren Zentren in der ganzen Welt gearbeitet, aber eine für die Praxis reife Lösung scheint mir noch nicht in Sicht.

19.6 Differentialdiagnose

Eine große, nicht randständige Exkavation kann physiologisch sein, das Gesichtsfeld ist dann normal.

Bei Myopie kann der Eintritt des Sehnervs schräg sein, eine Exkavation wird dann leicht übersehen.

Eine Größenzunahme der Exkavation kommt nach einer Riesenzellenarteriitis sowie nach arteriosklerotischer ischämischer Neuropathie vor.

Bei Papillenanomalien kann eine Exkavation kaum erkennbar sein, zusätzlich verwirrend ist das Vorkommen von Gesichtsfelddefekten, so bei einem Papillenkolobom nach unten, bei dem zentralen (totalen) Optikuskolobom mit Gliagewebe an der Stelle der Papille (Windenblütenpapille, Morning-glory-Syndrom), wobei das Sehvermögen stark herabgesetzt ist, oder bei der Grubenpapille, bei der die Grube meist am temporalen Rand der Papille liegt. Hierbei hilft die Fluoreszenzangiographie weiter.

19.7 Nervenfaserbündeldefekte der Retina

Nervenfaserbündeldefekte können auf Veränderungen von Papille und Ge sichtsfeld hinweisen. Man dokumentiert sie auf schwarz-weißem Film, der sehr feinkörnig sein muß, mit einer Weitwinkel-Funduskamera bei rotfreiem Licht. Zugleich empfiehlt sich eine einfache Skizze im Krankenblatt, falls die Fotografie mißglückt oder verlorengeht. Bei etwa 90% der Patienten läßt sich die Retina so beurteilen, bei alten Menschen schwieriger als bei jungen. Die Sensitivität des Tests liegt bei 85–90%, aber die Spezifität (falsch-positive Ergebnisse) beträgt bis 17%. Diese Untersuchung kann die Papillenbeurteilung oder Perimetrie nicht ersetzen, stellt aber eine wertvolle Ergänzung der Diagnostik dar.

20 Anamnese und Untersuchungsgang

Die bei Glaukomverdacht oder Glaukom nötigen Untersuchungsverfahren wurden bereits geschildert. Der Untersuchungsgang soll hier noch einmal zusammenfassend dargestellt werden, wobei Einzelheiten in den früheren Kapiteln nachzulesen sind.

20.1 Verdacht auf Winkelblockglaukom

Die *subjektiven Symptome* sind bei den meisten Patienten nicht eindeutig und bilden meist keinen Beweis für Glaukom, sondern nur einen Hinweis. Die spontane Schilderung eines Patienten ist fast stets unvollständig. Man soll deshalb nach der zeitlichen Ordnung und den möglichen Ursachen fragen: Traten die Symptome stets zusammen auf? Wie oft kamen sie vor? Wie lange dauerten sie, seit wann treten sie auf? Fand zur Zeit dieser Symptome jemals eine augenärztliche Untersuchung, insbesondere eine Tonometrie statt? Läßt sich über die vermeintlichen auslösenden Ursachen etwas näheres erfahren?

Objektive Anhaltspunkte für Winkelblockglaukom bei Untersuchung im Invervall. Der Verdacht, daß früher ein Winkelblockglaukom vorgelegen haben könnte und die subjektiven Symptome verursachte, wird verstärkt, wenn wir eine peripher sehr flache Vorderkammer oder gonioskopisch einen sehr engen Kammerwinkel finden. Für sicher kann man die Diagnose halten, wenn subkapsuläre Glaukomflecken der Linse vorhanden sind, die wie auf einem Tisch verschüttete Milch aussehen und axial liegen. Ein normaler i. o. Druck oder ein normaler Ausfall des Tonografietests sind im Intervall zwischen akuten Glaukomanfällen die Regel, wenn diese nicht länger als 24 h dauerten. Auch Gesichtsfeld und Papille sind dann normal. Kurz nach einem Glaukomanfall findet man oft Deszemetfalten und eine Kammerwassertrübung. Nach länger dauernden oder wiederholten Anfällen kann eine sektorielle periphere Irisatrophie auf den Anfall hinweisen. Ergibt der Tonografietest im Intervall bei normalem Ausgangsdruck pathologische Resultate, so muß man annehmen, daß hier eine Mischform des Glaukoms vorliegt (Kap. 3.2.4).

An weiteren Untersuchungen kommen die Belastungsproben in Frage. Die Tagesdruckkurve führt meist nicht weiter.

Hält man es für wahrscheinlich, daß ein Winkelblockglaukom vorlag, so sollte man dem Patienten zur vorbeugenden Iridektomie mit dem YAG-Laser raten, bei einer Mischform des Glaukoms zur peripheren Iridenkleisis mit Iridektomie.

Maßnahmen bei ungeklärter Diagnose. Wenn die Vorgeschichte und Befunde keine eindeutige Diagnose erlauben, halte ich es nicht für richtig, Miotika zum Dauergebrauch zu verordnen. Falls der

Kranke nicht weiter als eine Stunde vom nächsten Augenarzt entfernt wohnt, rate ich ihm, bei erneuten Symptomen sofort den Augenarzt aufzusuchen, damit der i. o. Druck während der Beschwerden gemessen werden kann. Findet man dann einen normalen Druck, so beweist dies, daß die Beschwerden nichts mit Glaukom zu tun haben. Wohnt der Kranke viel weiter entfernt, so bekommt er Pilocarpin verordnet, das er aber nur dann anwenden soll (1 h lang alle 10 min einen Tropfen 0,5%ige Lösung, also 5–6 Tropfen insgesamt), wenn wieder Symptome auftreten. Außerdem soll er 500 mg Azetazolamid einnehmen und sofort einen Arzt aufsuchen. Verschwinden unter dieser Therapie die subjektiven Symptome, so spricht dies dafür, daß es sich um ein Winkelblockglaukom handelt. Der Dauergebrauch von Miotika schützt nicht sicher vor einem erneuten Anfall.

20.2 Anhaltspunkte für den Verdacht auf Glaucoma simplex

Subjektive Symptome fehlen oft, andererseits können bei gewissen Formen (Kap. 20.5) ähnliche Symptome wie bei Winkelblockglaukom vorkommen. Der Verdacht beruht meistens auf leicht gesteigerten Druckwerten, auf Gesichtsfeldausfällen oder dem Aussehen der Papille. Irrtümliche Interpretationen sind bei subjektiven Symptomen immer möglich, da der Patient auch eine Bindehaut- oder eine Hornhautentzündung unter Umständen mit den gleichen Worten wie einen akuten Glaukomanfall schildert (Sehverschlechterung, Rötung und Tränen des Auges, Kopfschmerzen). Fehler sind bei der Tonometrie und der kinetischen Perimetrie möglich und wurden dort geschildert. Bogenförmige Gesichtsfeldausfälle können auch durch eine juxtapapilläre Aderhautentzündung oder bei nichtglaukomatösen Sehnervenleiden entstehen. Wann eine Papille als glaukomverdächtig anzusehen ist, wurde in Kap. 19 geschildert.

Der *Untersuchungsgang bei Verdacht auf Glaucoma simplex* läßt sich in Stichworten so angeben: Sorgfältige Anamnese – Spaltlampe – Augenspiegel – Sehschärfe – rechnergesteuerte Perimetrie mit Spezialprogramm für die Frühdiagnose – Applanationstonometrie – Gonioskopie mit gleichzeitiger stereoskopischer Untersuchung der Papille durch das Kontaktglas nach Erweiterung der Pupille mit Tropicamidum (Mydriaticum Roche oder Chibret) – zur weiteren Klärung Tagesdruckkurve. Selten sind Tonografietest, Wassertrinkprobe und Priscolprobe nötig. Für die anderen Untersuchungen außer der Tagesdruckkurve braucht man bei raschem Arbeiten fast 2 h. Es ist falsch, ohne vollständige Untersuchung oder bei bloßem Verdacht mit der Behandlung zu beginnen.

Der Zeitaufwand lohnt sich. Wenn wir dem Glaukomverdächtigen sagen können, daß eine sorgfältige Untersuchung keinen Anhalt für die Krankheit ergab, bedeutet dies eine außerordentliche Erleichterung für ihn. Finden wir andererseits ein Glaukom im Frühstadium, so können wir den Patienten gleichfalls beruhigen, weil dann die Prognose sehr gut ist.

20.3 Anamnese, wenn Glaukom bekannt ist

Ist ein Glaukom in der Familie bekannt? Wie war dabei der Verlauf? Wenn der Glaukomverdacht bereits von einem Augenarzt ausgesprochen war, können wir aus der Frage nach dem bisherigen Verlauf (Welche Tropfen? Welcher Druck? Wie lange nach dem Eintropfen gemessen?) erkennen, ob der Patient gut beobachtet und mitdenkt (z. B.: er kennt seine Gesichtsfeldbefunde und seine Druckwerte) oder verständnislos ist („Ich habe Tropfen in so einer grünen Packung bekommen."). Wir wissen nach einem kurzen Gespräch, ob der Patient ängstlich oder gleichgültig ist.

Auch die Kompetenz des bisherigen Behandlers kann man aus den Angaben des Kranken oft abschätzen: Tagesdruckkurve, Gesichtsfeldbefunde und klare Aussagen über minimale und maximale Druckwerte unter den verschiedenen bisherigen Medikamenten veranlassen mich, diese Medikamente nicht nochmals zu erproben. Wenn dagegen ein Medikament nach einmaliger Druckmessung ohne Perimetrie verordnet wurde, die Druckmessungen kurz nach dem Eintropfen erfolgten und bei meiner Untersuchung Druck und Gesichtsfeld normal sind, beginne ich alle diagnostischen Maßnahmen nach Absetzen aller Medikamente von vorn.

Vor allem soll man sich bemühen, das *individuelle Problem* des Patienten zu verstehen. Was hat ihn zu mir geführt? Welche Beschwerden schildert er und was kann er über seine Krankheit oder über den Krankheitsverdacht sagen? Warum sitzt jetzt dieser Patient hier vor mir? Über welche Fragen muß ich ihn aufklären, welche Fragen hat er an mich? Wir wollen ja *nicht Krankheiten behandeln, sondern Kranke.*

Im einzelnen fragen wir weiter: Seit wann ist das Glaukom bekannt? Wie lange vorher wiesen zunächst übersehene Symptome auf das Leiden hin? Wodurch wurde die augenärztliche Untersuchung veranlaßt? Wie war der Zustand bei der Diagnose vor Beginn der Therapie: Druck, Gesichtsfeld, Papille? Welche Medikamente wurden zunächst verordnet und warum wurden sie gewechselt: Unverträglichkeit wegen Schmerzen,

wegen Sehverschlechterung, wegen Nachtblindheit, allergische Reaktionen? Wurden die Medikamente regelmäßig angewandt und wie oft? Wie hoch war der i. o. Druck unter dieser Therapie? Wie oft wurde er gemessen, mit welcher Methode? Wurde operiert? Welche Operation, wann, mit welchem Erfolg in bezug auf Visus, Gesichtsfeld und i. o. Druck? Wie oft wurde das Gesichtsfeld untersucht, wann zuletzt? Verfiel es rasch oder blieb es konstant? Wie lange vor der jetzigen Untersuchung wurden Miotika angewandt? Welche?

Wir fragen nach Diabetes und nach der sonstigen internistischen Therapie. Wir müssen wissen, ob wir einen Risikopatienten (Kap. 2.3) vor uns haben. Wenn Medikamente gegen erhöhten Blutdruck gegeben werden und Gesichtsfelddefekte bestehen, so setzen wir uns mit dem behandelnden Arzt in Verbindung. Auch nach der Kortisonanwendung am Auge oder zur allgemeinen Behandlung fragen wir gezielt. Bei Optikusatrophie und Gesichtsfeldausfällen verbieten wir Nikotin. Wir beruhigen den Patienten, daß er sonst ein normales Leben führen kann und Kaffee, Tee oder Alkohol in vernünftigen Mengen erlaubt sind. Dieses Gespräch kann in ca. 5 min beendet sein und sagt uns viel über den Verlauf der Krankheit, die Mentalität des Patienten und die weitere Therapie. Das Gespräch ist ferner unerläßlich, um den Kontakt mit dem Patienten herzustellen.

20.4 Bewertung der Untersuchungen. Pupillenerweiterung bei engem Kammerwinkel

Bei der Spaltlampenuntersuchung wird man besonders auf Operationsnarben, die Beschaffenheit des Filterkissens und der Bindehaut, Synechien und auf den Zustand der Linse achten. Nach einer Irisatrophie, die gegen eine Iridenkleisis sprechen würde, sucht man mit diaskleraler Durchleuchtung mit hellem Kaltlicht im verdunkeltem Raum. Die Gonioskopie kann den Grund für das Versagen früherer Operationen und den geeigneten Ort für weitere Eingriffe zeigen. Die Untersuchung der Netzhautperipherie ist bei Glaukomkranken besonders wichtig, wenn am anderen Auge eine Netzhautablösung aufgetreten ist oder wenn es sich um eine höhere Myopie handelt. Besonders in diesen Fällen soll man keine stärkeren Miotika als Prostigmin oder Carbachol geben. Falls dies nicht ausreicht, wäre eine Laserkoagulation von peripheren Degenerationen und anschließend eine Glaukomoperation angezeigt.

Die Pupillenerweiterung ist bei jedem Glaukomkranken vor Beginn der medikamentösen Therapie und dann wenigstens einmal jährlich nötig, um Makuladegenerationen, Blutungen der Netzhaut oder Tumoren auszuschließen sowie eine Pseudoexfoliation der Linsenkapsel zu erkennen. Auch die Papille läßt sich nur in Mydriasis zuverlässig beurteilen. Falls der Kammerwinkel eng, der Druck jedoch normal ist, kann man die Pupille unter folgenden Vorsichtsmaßregeln erweitern:

Miotika werden wenigstens 3–4 h vor der geplanten Untersuchung weggelassen. Man gibt 500 mg Azetazolamid oral sowie einen Betablocker örtlich und tropft 2 h später ein kurzwirkendes, nicht gefäßerweiterndes Mydriatikum, z. B. Tropicamidum (Mydriaticum Roche oder Chibret). Sobald die Pupille weit genug ist, gibt man Pilocarpin 1% und beginnt dann erst die Untersuchung, damit das Miotikum schon während dieser Zeit einwirken kann. Oft beginnt die Pupille sich am Ende der Fundusunter-

suchung wieder zu verengen. Dann tropft man weiter Pilocarpin 1% bis die Pupille eng ist und tonometriert vor Entlassung des Patienten nochmals bei enger Pupille.

Auch die Untersuchung der Papille an der Spaltlampe soll bei erweiterter Pupille erfolgen. Wenn eine Einrichtung zur Fundusphotographie vorhanden ist, macht man anschließend gleich die Papillenphotos, möglichst Stereoaufnahmen. Andernfalls zeichnet man den Befund an der Spaltlampe in das Krankenblatt. Die monokulare Beurteilung mit dem Augenspiegel genügt nicht, um die entscheidenden Veränderungen zu beurteilen.

Die Tonometrie nehmen wir mit dem Applanationstonometer von Goldmann vor. Es wurde bereits geschildert, daß ein einzelner Wert oft wenig sagt und es mehr auf den Durchschnittsdruck mit Minimal- und Maximalwert ankommt, den man aus der Tageskurve sieht. Natürlich gilt das nur für wenig gesteigerte Druckwerte bis etwa 30 mm Hg.

Der Tonografietest ist nur sinnvoll bei Glaukomverdacht und bei Druckwerten unter 25 mm Hg. Ein sehr schlechter Abfluß bei weitem Kammerwinkel bedeutet meistens, daß eine medikamentöse Druckregulierung wenig Erfolgschancen hat.

Alle Untersuchungsbefunde müssen zusammen gewertet werden. Im Beginn der Krankheit ist kein Befund für sich allein so eindeutig pathologisch, daß man die Diagnose hiermit beweisen kann. Da es gerade auf die Frühdiagnose ankommt, liegen hier beträchtliche diagnostische Schwierigkeiten. Wir müssen sorgfältig die Wahrscheinlichkeit abwägen, ob ein Glaukom vorliegt oder nicht und ob das Risiko des Abwartens ohne Behandlung größer ist als der Nachteil, mit einer Therapie zu beginnen. Sind erst die Befunde weiter fortgeschritten, so ist die Diagnose natürlich auch aus einem einzelnen Befund möglich, wie z. B. einem fortgeschrittenen Gesichtsfeldverfall, einer randständig exkavierten und atrophischen Papille oder einem sehr hohen Druck.

20.5 Glaukom mit weitem Kammerwinkel und hohen Druckwerten

Bei Glaukom mit weitem Kammerwinkel und Druckwerten über 40 mm Hg muß man erwägen, ob es sich um ein Pigmentglaukom, um ein hämorrhagisches Glaukom mit Neubildung von Gefäßen im Kammerwinkel, um glaucomatozyklitische Krisen, iridokorneale Syndrome oder um eine Kammerwinkelzerreißung nach Prellung handelt. Findet man ein Hornhautödem und entsprechend erhöhten Druck bei wenig gereiztem Auge und offenem Kammerwinkel, so muß man an ein Kortisonglaukom denken und gezielt hiernach fragen.

20.6 Einseitiges primäres Glaukom

Primäres Glaukom kommt nur selten über Jahre hin einseitig vor. Solche Fälle müssen uns stets zum Nachdenken anregen: Handelt es sich vielleicht um ein sekundäres Glaukom? Selbst Jahre nach einer stumpfen Prellung kann ein Glaukom entstehen (Kap. 8.12.2). Ist ein Tumor vorhanden, der bei enger Pupille bisher übersehen wurde? Ist es ein einseitiges Kortisonglaukom? Sind aus der Untersuchung des Kammerwinkels und des Augenhintergrundes oder der Orbita Anhaltspunkte für die Entstehung des Glaukoms zu gewinnen? Ist dynamometrisch der A.-ophthalmica-Druck seitenverschieden?

20.7 Liegt eine zusätzliche zweite Krankheit vor?

An einen *Hypophysentumor* als Ursache von Gesichtsfeldausfällen muß man stets denken. Man vergißt die Röntgenaufnahme der Hypophyse leicht, wenn gleichzeitig eine i. o. Drucksteigerung vorhanden ist. Bei leichter Drucksteigerung, aber fortgeschrittenem Gesichtsfeldverfall sowie bei bitemporalen oder binasalen Gesichtsfeldausfällen soll man stets eine Röntgenaufnahme der Sella vornehmen. Bei frühzeitiger Sehverschlechterung und klaren brechenden Medien muß man auch an eine retrobulbäre Neuritis denken. Sonstige retinale „zweite Krankheiten" wie Chorioretinitis, Netzhautblutungen, Degenerationen oder Ablatio werden bei der Untersuchung des Fundus in Mydriasis wohl nie übersehen werden. Zusätzliche neurologische Krankheiten werden manchmal bei der Gesichtsfeldprüfung entdeckt, die bei der ersten Untersuchung eines Patienten mit Glaukomverdacht nicht fehlen darf.

20.8 Kombination von Glaucoma simplex mit einer Mangeldurchblutung des Sehnervs

An eine Kombination von Glaucoma simplex mit einer Mangeldurchblutung des Sehnervs auf der Basis einer Gefäßerkrankung muß man denken, wenn der Gesichtsfeldausfall fortgeschritten, aber die Drucksteigerung gering sind. Es kann sich auch um individuell zu hohe Druckwerte im statistischen Normbereich handeln (Kap. 1.9). Nach einer Regulierung des Augeninnendruckes möglichst auf Werte zwischen 10–15 mm Hg soll man bei fortgeschrittenem Gesichtsfeldausfall Medikamente verordnen, die die Fließeigenschaften des Blutes bessern und die Herzleistung unterstützen (Kap. 21.8).

20.9 Glaukom ohne Hochdruck

Zunächst muß man ausschließen, daß die Diagnose nicht leichtfertig mangels einer vollständigen Durchuntersuchung gestellt war. Ein Tagesdruckprofil soll wiederholt werden, eine Tonometrie auch frühmorgens vor dem Aufstehen im Bett erfolgen. Eine stationäre Aufnahme ist ohnehin meist nötig für folgende Untersuchungen: Doppler-Sonographie der Halsarterien, ein Computertomogramm der vorderen Sehbahn, visuell evozierte Potentiale, kardiovaskuläre Untersuchung. Der Blutdruck ist meist erniedrigt. Man mißt ihn im Liegen und sofort nach dem Aufstehen im Stehen nochmals.

Man fragt, ob frühere Druckwerte bekannt sind, die vielleicht wesentlich niedriger waren. Selten sind niedrige individuell-normale Drucke unmittelbar zu erkennen, nämlich wenn man an einem Auge ein normales Gesichtsfeld und i. o. Druck von 8–10 mm Hg findet, am anderen Gesichtsfeldschäden bei Druckwerten von 18–21 mm Hg. Man tonometriert im Sitzen und mit dem Hand-Applanationstonometer im Liegen (1,9), um einen abnorm starken Druckanstieg im Liegen zu erkennen (s. auch Kap. 2.5).

21 Medikamente zur Glaukombehandlung

21.1 Das vegetative System des Auges

Das vegetative System besteht aus Sympathikus und Parasympathikus. Hierbei ist für die Glaukombehandlung das postganglionäre Neuron wichtig. Überträgerstoff für die postganglionären Nervenendigungen des Sympathikus ist Noradrenalin, für die des Parasympathikus Acetylcholin. Im sympathischen System gibt es Alpha- und Beta-Rezeptoren. Die Erregung wie die Hemmung der Beta-Rezeptoren vermindert die Kammerwasserproduktion. Es gibt Beta-1- und Beta-2-Rezeptoren, von denen in Iris und Ziliarkörper die Beta-2-Rezeptoren weit überwiegen.

Parasympathikomimetika bringen den Ziliarmuskel zur Kontraktion, wodurch die Maschen des Trabekelwerks gespreizt werden und der Abflußwiderstand sinkt. Außerdem verengt sich die Pupille. Die Miosis, von der diese Medikamentengruppe den augenärztlich gebräuchlichen Namen trägt, ist jedoch bei der Glaukomtherapie eine meist unnötige und den Patienten störende Nebenwirkung. Während Pilocarpin, Aceclidin und Carbachol wie die physiologische Überträgersubstanz Acetylcholin direkt an dem cholinergen Rezeptor der Muskelzelle angreifen, wirken andere Stoffe durch Hemmung der Acetylcholinesterase, indem sie mit ihr eine reversible (Eserin, Neostigmin) oder irreversible (Ecothiopat) Verbindung eingehen. Das natürlicherweise stets neugebildete Acetylcholin wird nun nicht mehr zerstört und kann seine Wirkung entfalten. Bei zusätzlicher Ausschüttung von Acetylcholin durch Akkommodation entstehen dann mitunter schmerzhafte Ziliarmuskelspasmen. Adrenalin erweitert die Pupille, vermindert die Kammerwasserproduktion und senkt den Abflußwiderstand durch Vasokonstriktion.

21.2 Parasympathikomimetika (Miotika)

21.2.1 Acetylcholin. Acetylcholin ist der natürliche Überträgerstoff, der bei einer parasympathischen Nervenerregung freigesetzt wird und am Erfolgsorgan zur Erregung führt. In der Glaukombehandlung spielt es jedoch keine Rolle, da es beim Eintropfen in den Bindehautsack durch das Ferment Acetylcholinesterase zerstört wird, ehe es zur Iris und zum Ziliarkörper gelangt. Bei bulbuseröffnenden Operationen kann es auf die Iris geträufelt werden und verengt dann die Pupille sofort.

21.2.2 Pilocarpin. Pilocarpin ist ein natürlich vorkommendes Alkaloid, das 1877 von Adolph Weber zur Glaukombehandlung empfohlen wurde und wie Acetylcholin an dem cholinergen Rezeptor der Muskelzelle angreift. Es ist noch heute neben den Betablockern das wichtigste Glaukomtherapeutikum. Bei 60%

der Augen mit Glaucoma simplex genügt es zur Druckregulierung. In wässriger Lösung ist die maximale Wirkung in 30–45 min vorhanden. Je nach der Konzentration ist die Wirkung in 4–8 h abgeklungen, wobei die untere Grenze von 4 h für die 0,5%ige Lösung gilt, mit der man zum Vermeiden von unangenehmen Nebenwirkungen (Kap. 21.2.8) die Therapie beginnen kann. Für die Dauerbehandlung üblich ist die 1–2%ige Lösung, die wenigstens 3mal täglich eingetropft wird und den Druck durchschnittlich um 25% (8–9 mm Hg) senkt. Stärkere Lösungen bis 4% verordne ich wegen der Nebenwirkungen nicht, sondern wechsle nötigenfalls lieber zu einem anderen Medikament oder kombiniere mit Dipivefrin oder mit Betablockern.

Besondere Zubereitungen. Durch die Verlängerung der Kontaktzeit mit der Hornhaut wird die Wirkung verlängert, was für die Gabe vor dem Schlafen erwünscht ist. Solche Trägersubstanzen sind Polyvinylalkohol oder Methylzellulose. Noch länger wirken ölige Präparate (Pilocarpol 1–2%, Pilomann-Öl 0,5–3%). In Gelform ist Pilocarpin als Pilo-Gel (4%) im Handel und soll nur einmal täglich gegeben werden. Leichte Hornhauttrübungen wurden beobachtet. Nur einmal pro Woche muß Ocusert angewendet werden, ein Pilocarpin tragendes Plättchen, das man unter das Lid schiebt. Diese Anwendungsform ist in Deutschland nicht mehr im Handel, kann aber über internationale Apotheken beschafft werden, wenn der Patient nicht fähig ist, seine Tropfen anzuwenden.

Präparate: Jeder Hersteller von Augenmedikamenten bringt 0,5–4% Pilocarpinaugentropfen in den Handel, die unterschiedliche Salze von Pilocarpin sind und sich auch durch das Konservierungsmittel unterscheiden.

21.2.3 Aceclidin. Das seit 1960 synthetisch hergestellte Medikament wird als 2%ige Lösung 3- bis 4mal täglich getropft. Es wirkt wie Pilocarpin und ist bei Allergie gegen Pilocarpin an dessen Stelle geeignet.

Präparat: Glaucotat. In Italien: Glaunorm.

21.2.4 Carbachol. Das gegen Cholinesterase widerstandsfähige Medikament wirkt direkt auf die Muskelzelle wie Pilocarpin. Die wässrige Lösung, in den 30er Jahren unter dem Namen Doryl im Handel, wirkte sehr wenig wegen der schlechten Fettlöslichkeit. Erst die Zugabe von Methylzellulose ergab eine stärkere und länger dauernde Wirkung als Pilocarpin. Das Mittel hemmt außerdem die Acetylcholinesterase. Es wird so oft wie Pilocarpin getropft.

Präparate: Carbamann 1%, 2% und 3%, Isopto-Carbachol 0,75%, 1,5%, 2,25% und 3%. Ausländische Handelsnamen: Carbacholin, Doryl, Jestryl, Lentin.

21.2.5 Physostigmin (Eserin). Das Medikament bewirkt eine Anreicherung von Acetylcholin durch eine reversible Hemmung der Acetylcholinesterase. Es wird als 0,25–1%ige Lösung getropft. Die unerwünschte Miosis dauert länger als die Drucksenkung. Bei Licht zersetzt sich die Lösung und führt dann zur follikulären Konjunktivitis.

Präparate: Nur in Kombination mit Pilocarpin erhältlich, was nicht sinnvoll ist, weil es die Wirkung nicht verstärkt. Isopto-Pilomin, Miopos-POS, Pilo-Eserin Dispersa, Pilo/Eserin in der Ophtiole, Piloserin, Piloserin forte.

21.2.6 Neostigmin. Das Mittel wirkt gleichfalls als reversibler Cholinesterasehemmer. Die Wirkung der 1%igen Lösung ist meist deutlich stärker als die von Pilocarpin 2% und hält 8–10 h an. Deshalb eignet es sich, um die Nacht zu überbrücken. In der Apotheke ist es als 3% Lösung vorrätig. Man rezeptiert somit Rp. Prostigmini 3% 3.0, Aqua dest. steril. ad 10.0, um die 1%ige Lösung zu erhalten.

Präparate: Prostigminaugentropfen (3%!): Prostigminaugensalbe (1%!). In Lösung ist es zusammen mit Pilocarpin 2% als Syncarpin erhältlich. Ausländische Namen: Prostigmin, Myasthenin, Eustigmin, Neo-Eserin, Proserin.

21.2.7 Ecothiopatjodid. Dieser irreversible Cholinesterasehemmer bringt eine 24 Stunden dauernde Drucksenkung, wobei der Kranke eine maximale Miosis, oft Pupillarsaumzysten und eine Beschleunigung von Linsentrübungen in Kauf nehmen muß. Ich verordne es deshalb nicht. Die 0,06%ige Lösung 2mal täglich wirkt so stark wie Pilocarpin 4% 4mal täglich.

Präparat: Phospholinjodid 0,125%, 0,06%.

**21.2.8 Nebenwirkungen
der Parasympathikomimetika
(Miotika)**

Miosis. Die Pupille wird eng und lichtstarr. Bei den meist älteren Glaukompatienten kann diese stenopäische Lücke bei klarer Linse oder leichter Kerntrübung ein besseres Sehen in der Nähe bewirken, bei hinterer Schalentrübung jedoch erheblich stören. In diesem Fall ist das Autofahren in der Dämmerung oder gar bei Nacht und Regen stark erschwert. Zu Hause kann man mit 100-W-Glühbirnen helfen, wo man früher mit 40–60 W auskam.

Akkommodationsspasmus, Ziliarmuskelschmerz, Myopisierung sind nach stark wirkenden Miotika häufig, nach Eserin durch zusätzliche Freisetzung von Acetylcholin bei Akkommodation.

Allergie der Lider und der Bindehaut ist nach allen oft eingetropften Medikamenten möglich. Eine Tränenwegstenose kann sich entwickeln. Meistens entsteht die Allergie bei Selbstbehandlung durch die Gabe mehrerer Tropfen gleichzeitig, die dann auf die Lider fließen. Eine wirksame Vorbeugung besteht im Abtrocknen der Lider nach jedem Tropfen mit einem Papiertaschentuch, von denen der Kranke eine Packung neben seinen Tropfen auf den Nachttisch stellen soll.

Die folgenden ernsteren Komplikationen sind besonders nach Cholinesterasehemmern zu erwarten.

Iritis kann infolge der Permeabilitätserweiterung der Blutkammerwasserschranke zu hinteren Synechien bei enger Pupille führen.

Iriszysten (Pupillarsaumzysten) können die Pupille wie die Spitze einer Stecknadel verengen, wobei das Sehen entsprechend schlecht ist. Sie bilden sich bei Therapiewechsel oft zurück. Gegen Synechien und Pupillarsaumzysten soll man möglichst die Pupille gelegentlich erweitern.

Linsentrübungen können als Vakuolen unter der vorderen oder hinteren Kapsel entstehen, besonders bei Ecothiopat, wobei ältere Menschen mit schon bestehenden Linsentrübungen stärker gefährdet sind.

Eine Netzhautablösung ist bei peripheren Netzhautdegenerationen als Folge des Ziliarspasmus möglich. Sie wird leicht verkannt, weil die Sehverschlechterung und Gesichtsfeldeinschränkung zunächst auf die enge Pupille bezogen werden.

Wegen dieser erheblichen Komplikationen sollte man irreversible Cholinesterasehemmer nicht verordnen.

Allgemeine Nebenwirkungen sind gleichfalls nach irreversiblen Cholinesterasehemmern zu befürchten: Asthma, Bronchitis, Bradykardie, Speichelfluß, Übelkeit, Schwitzen, Parästhesien. Auch bei Überdosierung von Pilocarpin bei einem akuten Glaukomanfall ist eine Vergiftung möglich (Obergrenze bei Eintropfen der 2%igen Lösung 5 ml). Wenn bei vermuteter Neostigmin-Allergie ein Intrakutantest geplant ist, dürfen nur die handelsüblichen Ampullen verwendet werden, die in 1 ml 0,5 mg Methylsulfat der Base enthalten, während die Augentropfen 20mal stärker sind und in 1 ml 10 mg Bromid der Base enthalten. Die akute Vergiftung ist gekennzeichnet durch Schwitzen, Speichelfluß, Darmspasmen mit Kotabgang, Erbrechen, rotes Gesicht, vertiefte Atmung, Angst, Schwindel bis zur Bewußtseinstrübung.

Therapie der Vergiftung mit Cholinesterasehemmern: Atropin 2–5 mg i. v., bei Bedarf wiederholen. Künstliche Beatmung.

Vor Operationen in Narkose muß der Anästhesist unbedingt auf eine Behandlung mit irreversiblen Cholinesterasehemmern hingewiesen werden oder das Medikament 4 Wochen zuvor abgesetzt sein, da es nach Succinylcholin sonst zum Atemstillstand kommen kann.

21.3 Parasympathikolytika (Anticholinergika, Zykloplegika, Mydriatika)

In diese Gruppe gehören Atropin, Homatropin, Skopolamin und Cyclopentolat. Bei paradoxer Pilocarpinreaktion und bei allen Augen, bei denen Miotika

drucksteigernd wirken, können diese Medikamente den Druck senken: bei Iridozyklitis, Ziliarblockglaukom oder hämorrhagischem Glaukom sowie bei vielen Formen des linsenbedingten Glaukoms (Kap. 22.10). Bei der Behandlung des primären Glaukoms haben diese Mittel keine Bedeutung.

21.4 Sympathikomimetika

21.4.1 Adrenalin. Die drucksenkende Wirkung der 1%igen Lösung ist seit Jahrzehnten bekannt. Sie beginnt nach 1 h und ist nach 4 h maximal, versagt jedoch bei vielen (20–30%) Patienten. Die Drucksenkung bei Glaucoma simplex beträgt nur etwa 30%. Nur bei Druckwerten bis maximal 30 mm Hg kann man somit auf eine Druckregulierung allein durch Adrenalin oder Dipivefrin (Kap. 21.4.2) hoffen. Die Mydriasis dauert 7–20 h. Man nimmt an, daß die Kammerwasserbildung verringert wird (Beta-2-Stimulation) und zugleich der Abfluß durch Erregung der Alpha-2-Rezeptoren gebessert wird.

Nebenwirkungen sind örtlich eine Rötung der Bindehaut oder Lider, Allergie. Schwarze Pigmentablagerungen können aus Abbauprodukten des Adrenalin in der Bindehaut oder in der Hornhaut entstehen. Bei Aphakie ohne die als Barriere wirkende Hinterkammerlinse wurde ein zystoides Makulaödem beschrieben. Allgemeine schwere Nebenwirkungen kommen bei Patienten mit erhöhtem Blutdruck, Koronarinsuffizienz, Zerebralsklerose, Diabetes oder Hyperthyreose vor, da in 2 Tropfen der 1%igen Lösung 0,1 mg Adrenalin enthalten sind.

Kontraindiziert ist Adrenalin bei engem Kammerwinkel sowie bei Aphakie.

Präparat: Epiglaufrin 1%, 2%. Eppy 1%. Links-Glaucosan.

21.4.2 Dipivefrin. Wegen der eben genannten Nachteile wird Adrenalin kaum mehr verwendet. Dipivefrin ist ein synthetisch hergestellter Ester der Pivalinsäure mit Adrenalin, der besser als Adrenalin in die Hornhaut penetriert. Erst in der Hornhaut wird Adrenalin freigesetzt. Deshalb genügt 1/10 der sonst üblichen Adrenalinmenge, die Nebenwirkungen sind viel geringer, systemische Nebenwirkungen fehlen fast immer. Die stärkste Drucksenkung ist 2 h nach Dipivefrin 0,1% erreicht und dauert etwa 8 h.

Präparate: Glaucothil 0,1%, d-Epifrin. Ausland: Propine 0,1%.

21.4.3 Phenylephrin. Dieses mit dem Adrenalin verwandte Medikament wird als Mydriatikum verwendet, hat aber nur eine geringe drucksenkende Wirkung. Es verstärkt die Drucksenkung durch Miotika.

Präparat: Neosynephrin-POS 5%, 10%.

21.4.4 Clonidin. Das Mittel wird in der inneren Medizin zur Blutdrucksenkung benutzt. Seine Wirkungsweise ist komplex. Im Gehirn wirkt es erregend auf die Alpha-2-Rezeptoren. Bei lokaler Gabe am Auge senkt es in einer Konzentration von 0,125% den i.o. Druck ohne wesentliche Änderung des Blutdrucks. Stärkere Lösungen senken diesen, was für Patienten mit Gesichtsfeldausfällen gefährlich ist. Wir verordnen deshalb keine stärkeren Lösungen als 0,125%. Bei Winkelblockglaukom ist es nicht angezeigt, denn hier wollen wir ja durch Miotika den Kammerwinkel freihalten. Das Medikament eignet sich zur Therapie leichter Drucksteigerungen bei jüngeren Menschen.

Präparat: Isoglaucon $^1/_8$%.

21.4.5 Apraclonidin. Dieses Clonidinderivat ist in Deutschland noch nicht im Handel. Es wird hier erwähnt, weil es das Partnerauge im Gegensatz zu Clonidin nicht beeinflußt und in seiner Wirkung interessant ist. Es senkt die Kammerwasserproduktion durch die Verringerung des zyklischen Adenosinmonophosphats (cAMP) im Ziliarkörper. Vielleicht bessert es auch den uveoskleralen Abfluß.

Präparat: Iopidine (Alcon).

21.4.6 Prostaglandin-F$_2\alpha$-1-Isopropylester. Diese noch nicht im Handel erhältliche Substanz senkt bei örtlicher Gabe als Augentropfen den i.o. Druck 12 h lang durch Besserung des uveoskleralen Abflusses. Manchmal wurde eine starke Erweiterung der Bindehautgefäße beobachtet.

21.5 Sympathikolytika

Blocker der Alpha-Rezeptoren haben keine praktische Bedeutung, es gibt in Deutschland keine Präparate im Handel.

21.5.1 Blocker der Beta-Rezeptoren

a) *Vorzüge und Wirkungsweise*
Die Betablocker, wie sie abgekürzt genannt werden, sind das meist benutzte Medikament gegen Glaukom geworden, was neben der guten Wirksamkeit besonders auf 2 Vorzügen gegenüber den Miotika beruht: Sie verursachen keine Sehstörungen und brauchen nur 2mal täglich getropft zu werden. Die bei Miotika nötigen Gaben während des Tages werden oft von Berufstätigen vergessen und sind wegen der Sehbehinderung danach für den Kranken problematisch.

Es ist noch nicht endgültig geklärt, ob die Drucksenkung allein auf der Blockade der Beta-2-Rezeptoren im Trabekelwerk und Ziliarkörper beruht. Der

Druck sinkt durch eine Abnahme der Kammerwasserproduktion. Auch am unbehandelten zweiten Auge sinkt der Druck ein wenig, weil das Medikament auf dem Blutweg dorthin gelangt. Nach dem ersten Tropfen erniedrigt sich der i. o. Druck um mehr als die Hälfte, nach einigen Tagen der Behandlung bleibt er um 20–25% unter dem Ausgangsniveau. Betablocker sind als Monotherapie deshalb nur bei Ausgangsdrucken bis etwa 30 mm Hg geeignet. Das Medikament geht eine starke Bindung an Melanin ein und wirkt drei Wochen lang nach dem Absetzen weiter. Diese Auswaschzeit ist bei einem Medikamentenwechsel zu berücksichtigen.

Im Ziliarkörper befinden sich wie in den Bronchien Beta-2-Rezeptoren, auf welche die in Tabelle 6 genannten Medikamente stark ansprechen, mit Ausnahme von Betaxolol, einem Beta-1-selektiven Blocker. Aber auch Beta-1-spezifische (kardioselektive) Blocker haben lediglich eine größere Affinität zu den Beta-1-Rezeptoren als für Beta-2-Rezeptoren und senken deshalb gleichfalls den i. o. Druck mit einem etwas geringeren Asthmarisiko (Betaxolol). Neben der weit überwiegenden Sympathikolyse ist auch eine eigenständige sympathikomimetische Aktivität vorhanden, die im Englischen „intrinsic sympathetic activity" genannt und ISA abgekürzt wird.

b) *Gegenanzeigen, Nebenwirkungen*
Gegenanzeigen für alle Betablocker sind Asthma bronchiale, manifeste Herzinsuffizienz, Bradykardie oder A-V-Überleitungsstörungen 2. und 3. Grades.
Nebenwirkungen am Auge können durch den membranstabilisierenden Effekt eine herabgesetzte Hornhautempfindlichkeit und verringerte Tränensekretion sein, weshalb man Betablocker bei Patienten mit trockenem Auge oder Kon-

taktlinsenträgern nur unter genauer Weiterbeobachtung der Hornhaut anwenden darf. Der Lysozymgehalt der Tränen ist vermindert, allergische Blepharokonjunktivitis, Bindehauthyperämie und oberflächliche Keratitis sind beschrieben.

Die sonstigen Nebenwirkungen werden vom Kranken nur selten mit den Augentropfen in Verbindung gebracht und dem Augenarzt deshalb nicht spontan mitgeteilt. Er soll bei jedem Patienten mit dieser Therapie danach fragen. Beschrieben wurden
zentralnervöse Störungen: Depression, Müdigkeit, Angst, Verwirrtheit, Halluzinationen; ferner
kardiovaskuläre Störungen: Bradykardie, Blutdruckerniedrigung, Arrhythmie;
pulmonale Störungen: Atemnot, Bronchospasmen;
am Magen-Darm-Trakt: Durchfall, Krämpfe, Übelkeit;
an der Haut: Exanthem oder Alopezie.

Im Schrifttum wurde vermutet, daß Betablocker die Durchblutung der prälaminaren Papille verschlechtern. Es sind jedoch keine sicheren Fälle von Gesichtsfeldverfall bei therapeutisch erniedrigtem Druck bekannt geworden, der günstige Effekt der Drucksenkung ist weit überwiegend.

Vom Hausarzt oder Internist werden Hypertoniker mit Betablockern behandelt, was zugleich den i. o. Druck senkt. Der Augenarzt soll deshalb den Patienten nach solcher Allgemeintherapie fragen, die eine sonst vorhandene leichte Drucksteigerung verdecken kann oder die die örtliche Gabe von Betablockern unnötig werden lassen kann.

c) *Präparate*
Tabelle 6 gibt eine Übersicht über die besonderen Eigenschaften der in Deutschland erhältlichen sieben Betablocker. Sie

Tabelle 6. Eigenschaften verschiedener Betablocker

Substanz	Handelsname	Betablockie-rende Stärke (Propanolol = 1)	Plasma-halbwerts-zeit (Stunden)	ISA	Kardio-selekti-vität	Anästhe-tische Ne-benwir-kungen
Befunolol	Glauconex	2–6	1,5	(+)	–	(+)
Betaxolol	Betoptima	3–10	16	–	+ +	(+)
Bupranolol	Ophtorenin	1	(?)	–	–	+
Carteolol	Arteoptic	30	5–7	+ +	–	–
Levobunolol	Vistagan, Liquifilm	6	(?)	–	–	–
Metipranolol	Betamann	2	2,5	–	–	(+)
Pindolol	Glauko-Visken, Pindoptan	20	3–4	+ +	–	+
Timolol	Chibro-Timoptol, Timosine	5–10	4–5	–	–	(+)

unterscheiden sich in der Kardioselekti-vität, in der intrinsischen sympathiko-mimetischen Aktivität (ISA) und in der membranstabilisierenden Aktivität. Ein kardioselektiver Beta-1-Antagonist bringt weniger Risiko bei einer obstrukti-ven Bronchialerkrankung. Die ISA be-deutet, wie oben erwähnt, daß außer der Blockade auch eine geringere Erregung der Beta-Rezeptoren erfolgt und deshalb weniger Nebenwirkungen bei Herz- und Lungenkrankheiten zu erwarten sind. Die membranstabilisierende Aktivität führt bei starker Ausprägung zu einer Hypästhesie der Hornhaut und verur-sacht ein Brennen der Tropfen, manch-mal auch Allergie oder Rötung der Bin-dehaut.

Eine einfache Antwort auf die manch-mal gestellte Frage, welches denn nun „der beste" Betablocker sei, ist nicht möglich. Jedes dieser Medikamente bringt eine andere Kombination von Vor- und Nachteilen, die man kennen muß. Wir wissen noch nicht, welches die idealen pharmakologischen Eigenschaf-ten eines Betablockers am Auge sind.

Ein Vorzug wie z.B. ISA bedeutet noch nicht, daß das Medikament „bes-ser" als ein anderes ohne ISA ist. Von Pindolol, das im Gegensatz zum Timolol ISA hat, wurde in einer Vergleichsstudie mit Timolol zunächst berichtet, daß es die bronchialen Parameter nicht beein-trächtigt. Es zeigte sich aber eine Sen-kung des Ruhepulses und eine Vermin-derung der Belastungstachykardie, weshalb vor Pindolol bei Herzinsuffi-zienz gewarnt wurde. Bei einer weiteren Vergleichsstudie mußte Pindolol häufi-ger als Timolol wegen Unverträglichkeit abgesetzt werden. Die Senkung des i.o. Druckes war geringer als nach Timolol. Bei dem fotopapillometrischen Ver-gleich zeigte sich kein Unterschied zwi-schen den beiden Medikamenten bezüg-lich der Durchblutung der Papille trotz der ISA von Pindolol.

Eine einfache Auflistung wie in Tabel-le 6 könnte zu dem Irrtum verleiten, die genannten Eigenschaften der Medika-mente seien voll vorhanden oder fehlend. Es handelt sich vielmehr um quantitative Unterschiede. Ein Beta-1-selektiver Rezeptorenblocker mit ISA wird weniger Gefahr einer Beeinträchti-gung der Lungenfunktion bringen und vielleicht bei leichter obstruktiver Bron-chialerkrankung noch gegeben werden können, kann aber dennoch bei Asthma

einen Anfall auslösen, wie eine Vergleichsstudie zwischen Carteolol und Timolol zeigte. Die Berichte über die Nebenwirkungen eines Betablockers sind natürlich auch um so zahlreicher, je länger ein Präparat im Handel und je gründlicher es somit geprüft wurde.

Zwei Betablocker sind auch ohne Konservierungsstoffe erhältlich, nämlich Timolol 0,5% unter dem Namen Timosine und Metipranolol (Betamann) 0,3% als Eindosisophtiole EDO 0,3%.

Betaxolol (Betoptima) ist ein Beta-1-spezifischer Rezeptorenblocker, der das Risiko bei Kranken mit leicht eingeschränkter Lungenfunktion vermindert, aber nicht aufhebt. Auch hier gelten die oben genannten Gegenanzeigen.

21.5.2 Guanethidin. *Guanethidin* hemmt die Depolarisation adrenerger Neuronen. Es hemmt auch die Rückresorption von Noradrenalin in das präganglionäre Neuron und vermindert das Speichervermögen für Noradrenalin in den Vesikeln. Diese funktionelle periphere Sympathektomie sensibilisiert die Rezeptoren, weil diese ihrer normalen neuro-humoralen Stimuli beraubt sind. Dadurch ist exogen zugeführtes Adrenalin besser wirksam. Die i. o. Drucksenkung entspricht der Wirkung von 1% Pilocarpin. Eine zusätzliche Adrenalingabe wirkt viel stärker als ohne Guanethidin.

Präparate: Nur als Kombinationspräparat mit Dipivefrin ist die Verordnung von Guanethidin zu empfehlen. Thilodigon enthält Guanethidin 0,5% und Dipivefrin 0,1% und ist wegen den fehlenden Nebenwirkungen von Dipivefrin eher anzuraten als Suprexon (Guanethidin 1% mit Adrenalin 0,2%) oder Suprexon forte (Guanethidin 3% mit Adrenalin 0,5%). Die Nebenwirkungen von Guanethidin sind leichte Ptosis und Hyper-

ämie der Bindehaut. Bei der Kombination von schwachen Guanethidinlösungen mit Dipivefrin stören sie wenig.

21.5.3 6-Hydroxydopamin. Das Mittel ist ein Isomer von Noradrenalin. Es verursacht nach subkonjunktivaler Gabe oder Iontophorese eine Degeneration der sympathischen Nervenenden. Für die Glaukombehandlung ist es deshalb nicht geeignet. Außerdem bildet es bei Autooxydation toxische Produkte. 0,5% Augentropfen verengen die Pupille ohne Änderung des i. o. Druckes. Das Mittel ist in Deutschland nicht im Handel.

21.6 Systemisch wirkende Medikamente

21.6.1 Karboanhydrasehemmer. Die Karboanhydrase ist ein Ferment, das die Rückresorption von Na aus den Nierentubuli katalysiert und auch an der Kammerwasserbildung beteiligt ist. Die Fermenthemmung bewirkt bei oraler Gabe eine Diurese mit Ausscheidung von $NaHCO_3$ und $KHCO_3$, eine Azidose und vermindert die Kammerwasserbildung bis um 60%. Der verbreitetste Stoff ist Acetazolamid (*Präparate:* Diamox, Glaupax). Oft besser verträglich ist Diclofenamid (unter diesem Namen im Handel; ausländische Namen: Daranid, Fenamid, Glaucomid, Oralcon, Oratrol), wobei 50 mg Diclofenamid etwa 250 mg Acetazolamid entsprechen. Der Kaliumverlust soll ausgeglichen werden (Kalinor, Bananen). Im Ausland sind Methazolamid (*Präparat:* Neptazane) und Ethoxzolamid (*Präparate:* Cardrase, Diurase, Glaucotensil, Labasol, Mingoral) im Gebrauch.

Die *Dosierung* von Acetazolamid ist 250–500 mg täglich oral, bei akutem Glaukom auch i.v. bis 750 mg. Die

Drucksenkung beginnt etwa 30–90 min nach der Einnahme, das Maximum der Drucksenkung liegt bei 3–5 h. Retardkapseln zeigen das Maximum der Drucksenkung nach 8–13 h und sind auf die Dauer besser verträglich.

Anzeigen sind alle Glaukomformen, bei denen der Druck kurzfristig gesenkt werden soll: Aufschub einer Operation, akutes Glaukom, Sekundärglaukome. Über den Dauergebrauch gehen die Meinungen auseinander. Ich halte ihn nur in Ausnahmefällen (mehrfache vergebliche Operationen) in niedriger Dosierung für angezeigt.

Nebenwirkungen sind Nierensteinbildung, Depression, Müdigkeit, Parästhesien in den Fingern und Zehen.

Gegenanzeigen: Nebenniereninsuffizienz, hypochlorämische Azidose, Nierensteine, Störung der Leberfunktion. Vorsicht bei der Kombination mit Digitalis oder Steroiden. Kaliumsubstitution!

Örtlich wirkende Karboanhydrasehemmer sind in Deutschland noch nicht im Handel (Trifluormethazolamid). Die bisher erhältlichen Mittel sind lokal unwirksam.

21.6.2 Osmotisch wirksame Medikamente. Osmotisch wirksame Medikamente senken den i. o. Druck nur für einige Stunden, nämlich so lange, wie die Änderung des Druckgefälles zwischen den i. o. Flüssigkeiten Kammerwasser und Glaskörper einerseits, Blut andererseits andauert. Die maximale Wirkung tritt etwa 45 min nach Gabe der Medikamente ein. Diese Therapie eignet sich wegen der kurzen Dauer nicht für chronische Glaukomformen. Sie ist angezeigt bei akutem Glaukom oder zur Vorbereitung von Operationen, vor denen der i. o. Druck gesenkt werden soll.

Wenn der Patient nicht erbricht, kann man Glyzerin oral anwenden, das wir gekühlt und mit Zitrone als Geschmackskorrigens geben, Dosis 1,2 ml/kg Körpergewicht. Falls der Patient erbricht, gibt man Mannit i. v. als Infusion, 250 ml der 20%igen Lösung. Der Ausgangsdruck ist danach in 3–4 h wieder erreicht. Bei einer Infusionsgeschwindigkeit von etwa 1 Tropfen/s dauert die Infusion etwa 30–45 min.

Urea verwenden wir nicht mehr, weil bei paravenöser Infusion Nekrosen entstehen. Askorbinsäure (Vitamin C) senkt den i. o. Druck gleichfalls bei i. v. Infusion (20% Lösung, 0,5–1,0 g/kg Körpergewicht, pH 7,4). Für eine orale Therapie sind sehr große Mengen nötig (0,5 g/kg Körpergewicht mehrmals täglich).

Gefahren, Nebenwirkungen. Die Dehydrierung kann bei älteren Menschen Verwirrtheitszustände auslösen, die spätere regulative Wiederauffüllung des Kreislaufs belastet das Herz. Bei Prostatahypertrophie ist ein Katheter einzulegen. Frösteln, Übelkeit, Brust- und Rückenschmerzen kommen vor.

21.6.3 Äthylalkohol. Psychopharmaka. Äthylalkohol hat eine komplexe Wirkung. Er wirkt zentral sedierend, stimmungsbessernd, hemmt die Adiuretinsekretion und regt die Diurese an. Die geringe Menge von 21 ml Weinbrand oder Whisky oder 250 ml Wein oder Sekt oder 500 ml Bier genügen für die Senkung des i. o. Druckes, die bei Gesunden und bei Glaukomkranken regelmäßig eintritt. Selbst die Steigerung der Dosis auf das 4fache steigerte bei unseren Untersuchungen die Drucksenkung nicht, eine Korrelation zum Blutalkoholspiegel war nicht nachweisbar. Bei akutem Glaukomanfall geben wir zusätzlich zur sonstigen Therapie stets ein Glas Weinbrand.

Meprobamat war eines der ersten Tranquilizer im Handel. Bei seelisch sehr labilen, erregten Menschen wirkte das Medikament in eigener Erprobung beruhigend, der i.o. Druck sank und blieb stabil. Als Hilfsmittel zur sonstigen Therapie ist es in solchen Fällen sehr geeignet.

21.7 Kombination von Medikamenten

Die früher übliche Kombination mehrerer Miotika ist nicht sinnvoll, da die Wirkung nicht verstärkt wird und nur die Wahrscheinlichkeit einer örtlichen Allergie zunimmt.

Miotika und Betablocker ergänzen sich gut, weil Miotika den Abfluß bessern und Betablocker die Bildung des Kammerwassers einschränken (*Präparat:* Normoglaucon). Auch Karboanhydrasehemmer können hierzu ergänzend gegeben werden, da der Mechanismus der Sekretionsdrosselung anders als bei Betablockern ist.

Miotika und Adrenalin (*Präparate:* Glaucadrin, Piladren) oder besser *Dipivefrin* haben eine additive Wirkung (*Präparat:* Thiloadren).

Die potenzierende Wirkung der Kombination von *Guanethidin mit Dipivefrin* wurde schon oben erwähnt. Die Zugabe von Betablockern zu dem betaerregenden Dipivefrin mit Guanethidin erscheint zunächst paradox, verstärkt aber die Wirkung nach mehreren Berichten. Die Affinität des aus Dipivefrin freigesetzten Adrenalins zu den Rezeptoren im Bereich der Ziliarfortsätze ist vergleichsweise gering, die Abdiffusion erfolgt rasch, während die Rezeptorenblocker lange haften. Auch Clonidin kann zu Miotika und Betablockern hin-

zugegeben werden, wird aber keine erhebliche Verstärkung der Drucksenkung bringen.

Cholinesterasehemmer (Carbachol, Prostigmin) sollen nicht mit Dipivefrin kombiniert werden, weil sie die Freisetzung von Epinephrin aus Dipivefrin hemmen. Karboanhydrasehemmer oder Betablocker verstärken die Wirkung von Dipivefrin.

21.8 Medikamente zur Bewahrung des Gesichtsfeldes

Die Drucksteigerung ist zwar die weitaus wichtigste Ursache des Gesichtsfeldverfalles, daneben spielt aber eine ungenügende Blutversorgung des Sehnervs eine Rolle. Bei Glaukom ohne Hochdruck ist sie der wichtigste schädliche Faktor. Man soll deshalb bei Gesichtsfeldausfällen nach der Druckregulierung auch eine bessere Durchblutung des Sehnervs zu erreichen versuchen, um ein Fortschreiten der Ausfälle zu verhüten. Hierzu eignen sich Mittel, die die Fließeigenschaften des Blutes bessern.

Es gibt viele durchblutungsfördernde Medikamente. Ich nenne nur zwei, bei denen ich beobachtete, daß ein vorher trotz Drucknormalisierung progredienter Verfall des Gesichtsfeldes erheblich verlangsamt und jahrelang aufgehalten wurde: Pentoxifyllin (*Präparate:* Trental u.a.) oder Bencyclan (*Präparat:* Fludilat). Von anderen Kliniken wurden Kalziumantagonisten bei vasospastischen Patienten empfohlen.

Die bessere Durchblutung nutzt dem Kranken wenig, wenn die Herzleistung ungenügend ist. Diese Therapie muß mit dem Hausarzt oder Internisten abgestimmt werden. Leider kombinieren sich im Alter die Schäden an Herz und Gefäßen mit der Neigung zu höheren Druckwerten.

22 Medikamentöse Therapie, Überwachung und Aufklärung

22.1 Wann beginnt man mit der Therapie?

Das Problem liegt bei Augen vor, die Druckwerte zwischen 21 und 30 mm Hg haben und deren Gesichtsfeld und Papille noch normal sind, denn bei höherem Druck als 30 mm Hg oder bei dem Vorliegen von Schäden an Papille und Gesichtsfeld wird jeder Augenarzt eine Therapie für nötig halten. Bei Druckwerten zwischen 21 und 30 mm Hg muß man zunächst mit Hilfe einer Tagesdruckkurve klären, in welchen Grenzen der i.o. Druck sich bewegt, ob die gemessenen Druckwerte auf technischen Fehlern beruhen oder seltene Ausnahmen sind, und ob Risikofaktoren (Kap. 2.3) vorhanden sind, wobei besonders wichtig die Befunde am 2. Auge und die Familienanamnese sind. Man muß dann individuell entscheiden, was man für das größere Risiko hält, die vielleicht unnötige Behandlung oder die Möglichkeit, daß der Patient nach einiger Zeit nicht weiter zur Kontrolle kommt und schließlich mit Gesichtsfeldausfällen bei einem anderen Augenarzt erscheint. Bei dieser Entscheidung fällt auch ins Gewicht, auf welche Werte der i.o. Druck bei einem Therapieversuch sinkt und wie der Patient die Therapie verträgt. Bei Drucken bis 25 mm Hg und dem Fehlen von Risikofaktoren warte ich mit dem Therapiebeginn ab, bei wiederholten Werten über 26 verordne ich i.allg. drucksenkende Medikamente, falls der i.o. Druck unter 20 mm Hg sinkt und die Medikamente vertragen werden. Das sind aber, wie oben (Kap. 1.3) ausgeführt wurde, keine magischen Zahlen, sondern nur Anhaltspunkte zur Orientierung.

22.2 Wann kann man mit der Therapie abwarten?

Das Abwarten kann auch bei Druckwerten über 25 mm Hg erlaubt sein, wenn kein erhöhtes Risiko vorliegt (Kap. 1.3), die Tagesdruckschwankungen und die Druckhöhe beiderseits etwa gleich sind. Auch bei geringer Lebenserwartung und normalem Gesichtsfeld, aber Druckwerten bis 30 mm Hg sollte man nicht behandeln, weil die Belästigung durch Miotika wahrscheinlich größer ist, als das Risiko, daß die Patienten noch einen wesentlichen Gesichtsfeldverlust erleiden. Pilocarpin senkt den i.o. Druck bei Hydrophthalmie oder bei Glaukom ohne Hochdruck nicht, ist dabei also nicht angezeigt. Es steigert den i.o. Druck bei linsenbedingtem Glaukom (Kap. 22.10) und ist hier also verboten. Die Verordnung nutzt nichts, wenn der Patient die Tropfen nicht anwenden kann (Unvernunft, zittrige Hände, zerebrale Arteriosklerose) oder zu arm ist, Medikamente zu kaufen (Entwicklungsländer). In solchen Fällen entschließt man sich früher als sonst zur Operation. Dagegen läßt sich bei einsichtigen Patienten, die über ihren Krankheitsverdacht voll aufgeklärt sind und regelmäßig zur Kontrolle kommen, das Abwarten mit dem Therapiebeginn eher verantworten als bei unvernünftigen Menschen.

Die Mitarbeit des Kranken wird oft zu günstig eingeschätzt. Bei Nachuntersuchungen von glaukomverdächtigen Patienten fand ich im Abstand von 3 Jahren einen Schwund von jeweils der Hälfte aller Patienten, die trotz individuell abgefaßter Einladung zu einer kostenlosen Nachuntersuchung und trotz früherer Belehrung nicht erschienen. Etwa die Hälfte aller Glaukompatienten wendet die verordneten Tropfen nicht regelmäßig oder nicht richtig an.

22.3 Wahl der Medikamente

22.3.1 Gesichtspunkte für den Erfolg der Therapie. Wenn ein neuentdeckter Glaukompatient nur erhöhten Druck, aber normale Papillen und normales Gesichtsfeld hat, wird man besonders darauf bedacht sein müssen, die Therapie leicht erträglich zu gestalten. Falls keine Indikationen gegen Betablocker vorliegen, sind deren schwache Lösungen (0,1%) am ehesten ohne Nebenwirkungen mit gutem Erfolg brauchbar. Man kann prüfen, ob man mit 1 Tropfen morgens alle 24 h auskommt (Kontrolle an den Nahtstellen und zur Zeit des bei einer Tageskurve zuvor gefundenen Druckmaximums). Sind schon Schäden nachweisbar, so besteht eine stärkere Notwendigkeit, als eben geschildert, den Druck strikt in einen unschädlichen Bereich zu senken, und man wird dem Kranken auch Nebenwirkungen zumuten müssen. Stets muß man ihn nach etwa einer Woche fragen, ob die Medikation auch bei seiner Arbeit erträglich ist. Nach den ersten Tropfen von Miotika sind die Beschwerden meist besonders stark, nach einer Woche viel geringer. Der Zeit- und Arbeitsaufwand an der Druckeinstellung lohnt sich nicht, wenn die Medikamente schließlich doch nicht angewendet werden.

Miotika sind vor dem 55. Lebensjahr besonders lästig, später eher erträglich, falls keine subkapsulären Linsentrübungen axial bestehen und falls der Kranke nicht unbedingt in der Dämmerung oder nachts autofahren oder arbeiten muß. Falls früher schon medikamentös behandelt wurde, ist es sinnlos, dieselben Tropfen erneut zu geben, die wegen ungenügender Wirkung oder Unverträglichkeit schon einmal abgesetzt wurden. Falls irgend möglich, sollte man mit gleichen Tropfen für beide Augen auskommen und nicht zu viele verschiedene Medikamente zu verschiedenen Zeiten verschreiben. Die Kombinationspräparate sind hierfür eine große Hilfe. Ein Therapieplan, der für rechts und links unterschiedliche Tropfen und dies noch zu verschiedenen Zeiten vorsieht, ist zum Scheitern verurteilt. Individuell muß man mit dem Kranken besprechen, ob die Tropfen durch zeitliche Verschiebungen problemlos in den Tagesablauf eingefügt werden können. Falls es mit der Arbeit des Patienten vereinbar ist, läßt sich die häufigere Gabe schwacher Miotika (alle 4–5 h 1% Pilocarpin, nachts ölige Lösung 1–2%) meist besser am Auge vertragen als das seltenere Eintropfen starker Lösungen. Bei Aphakie oder hoher Myopie sind ölige Lösungen von Pilocarpin manchmal wirksamer als wässrige Lösungen sonst stärkerer Miotika. Es wurde oben schon begründet, warum ich Eserin oder stärkere Miotika als Neostigmin (Prostigmin) nicht verwende. Individuell ist genau zu erkunden, ob der Kranke häufige Tropfen, falls dies nötig ist, oder ölige Tropfen während des Tages anwenden kann und will. Die Wirkung muß individuell an den Nahtstellen überprüft werden.

22.3.2 Die Reihenfolge der Medikamente. Die Reihenfolge der Medikamente nach dem Gesichtspunkt der Wirkung auf den i.o. Druck sind nicht allgemein verbindlich anzugeben, da sie individuell stark differieren können. In Tabelle 7 sind einige Behandlungsvorschläge zusammengestellt, die man als leicht (1), mittelstark (2–5), stark (6) und maximal (7) bezeichnen könnte. Man kann Miotika mit Guanethidin und Dipivefrin oder mit Dipivefrin allein kombinieren und kann diese Therapie ergänzen durch Clonidin, das wegen der Blutdrucksenkung nach stärkeren Konzentrationen nur 0,125%ig getropft werden sollte und in dieser Verdünnung nicht viel zur Druckregulierung beiträgt. Nur ausnahmsweise würde ich einen Carboanhydrasehemmer in schwacher Dosierung als Dauertherapie dazugeben. Bei Gesichtsfeldausfällen und/oder fortgeschrittenen Papillenschäden gebe ich stets die in Kap. 21.8 genannte Therapie und lasse durch den Hausarzt Herz und Kreislauf behandeln, falls dies nötig und möglich ist. Nikotin in jeder Form ist dann völlig verboten! Je nach Lage des Falles ist dann zu erwägen, ob eine zusätzliche Laserbehandlung des Trabekelwerkes angezeigt ist oder eine Operation.

22.4 Technik der Druckeinstellung

Gesucht wird das schwächste zur Druckeinstellung ausreichende Medikament. Der Druck ist reguliert, wenn er nie mehr als 20 mm Hg beträgt (Kap. 5.3 u. 22.7). Im Spätstadium und bei Gefäßschäden (Arteriosklerose) ist eine Drucklage von 10–15 mm Hg anzustreben. Dies muß man an den Nahtstellen der Therapie kontrollieren, also durch Druckmessung zu einem Zeitpunkt, an dem gerade neues Eintropfen fällig wäre. I. allg. verteilen wir die Tropfengabe von Miotika gleichmäßig über den Tag: 7.00–8.00 Uhr, etwa 12.00 Uhr, etwa 17.00 Uhr und geben vor

---

Tabelle 7. Reihenfolge der Medikamente nach der Wirkungsstärke

---

1. Betablocker 0,1% (1-)2mal oder
   Pilocarpin 0,5%–1% 3mal täglich, abends Pilocarpol 1%

2. Betablocker in mittlerer Stärke: Carteolol 1–2%   oder
                                                       Metipranolol 0,3–0,6%   oder
                                                       Timolol 0,25–0,5%

3. Miotika mittlerer Stärke:
   Aceclidine 2%   ⎫   oder
   Pilocarpin 1–2%   ⎬   oder 4mal täglich, nachts Pilocarpin-Öl 2% oder
   Carbachol 1,5%   ⎭   nachts Carbachol 3%
   oder Pilogel 4% 1mal (Hornhaut!)

4. Pilocarpin mit Dipivefrin (Thiloadren)   oder
   Guanethidin mit Dipivefrin (Thilodigon)

5. Pilocarpin mit Betablockern (Normoglaucon)

6. Carbachol 3% 3mal täglich und 1mal abends
   mit Betablockern 2mal   oder
   Neostigmin 1% 3mal täglich, abends Carbachol 3%
   mit Betablockern 2mal

7. Metipranolol, Pilocarpin, Guanethidin und Dipivefrin (Normoglaucon mit Thilodigon), zeitweise dazu Karboanhydrasehemmer (Glaupax)

Keine Cholinesterasehemmer mit Dipivefrin kombinieren!

---

dem Einschlafen nochmals ein Medikament mit verlängerter Wirkung, z.B. in visköser Lösung, in öliger Lösung oder in Salbenform. Nur selten erweist es sich als zweckmäßig, auf Grund einer ungewöhnlich stabilen Tagesdruckkurve mit starken Druckschwankungen zwischenzeitlich nochmals zu tropfen, um einen Druckanstieg durch Tropfengabe eine Stunde vorher abzufangen. I. allg. müssen wir davon ausgehen, daß die Belastungen des täglichen Lebens unregelmäßig erfolgen und eine gleichmäßig über den Tag verteilte Therapie am ehesten geeignet ist, diese Druckanstiege abzufangen.

Man muß sich stets *individuell von der Wirkung des Medikamentes überzeugen.* Wenn der i.o. Druck nicht erheblich gesteigert ist und der Kranke in der gleichen Stadt wie der Arzt wohnt, nimmt man die Druckeinstellung am besten ambulant vor, weil man dann unter den normalen Lebensbedingungen des Kranken prüft. Hierfür sind bei Miotika 12 Messungen nötig, nämlich an 4 Tagen Messungen um 8.00 Uhr, 4 Messungen um 12.00 Uhr und 4 Messungen um 17.00 Uhr, also jeweils an den Nahtstellen, ehe der Kranke das Medikament erneut anwendet. Die Technik dieser Druckeinstellung muß der Kranke verstanden haben, denn seine Mitarbeit (Compliance) hängt davon ab.

22.5 Stufenaufklärung des Kranken durch Merkblätter und ein Informationsbuch

Wir können nicht erwarten, daß ein Kranker, der zeitlebens selbst Medikamente anwenden und zur Kontrolle wiederkommen muß, die Weisungen des Arztes befolgt, wenn er die Gründe nicht versteht. Der schleichende Verlauf des Glaucoma simplex ohne subjektive Beschwerden verlangt vom Kranken ein ungewöhnlich hohes Maß von Einsicht. Nur der informierte Patient wendet seine Medikamente regelmäßig und richtig an. Der Mangel an Mitarbeit und Folgsamkeit (Compliance) ist oft auch die Folge einer ungenügenden Information.

Wir wollen den Kranken aufklären und zugleich beruhigen. Die erste Stufe der Aufklärung findet statt, wenn die Diagnose gestellt wird. Wir teilen sie dem Patienten nicht unverblümt mit, sondern sprechen zunächst von gesteigertem Druck, der behandelt werden sollte. Im weiteren Gespräch wird sich sehr bald die Gelegenheit ergeben, zu sagen, daß es sich hierbei um ein Glaukom oder einen grünen Star handelt, wobei ich sogleich hinzufüge, daß bei einer regelmäßigen Behandlung Schäden oder das Fortschreiten von Schäden verhütet werden können. Der Kranke muß auch wissen, daß die Behandlung zeitlebens nötig ist, weil der Druck sogleich wieder ansteigt, wenn er die Tropfen wegläßt, und daß es nicht damit getan ist, die Tropfen anzuwenden, sondern deren Wirkung auch kontrolliert werden muß.

Oft versteht der Kranke die erste mündliche Aufklärung nur halb und vergißt sie rasch ganz. Er braucht deshalb ein Merkblatt über die Krankheit (Abb. 27) und ein weiteres Merkblatt über die Druckeinstellung (Abb. 28). Der Text von Abb. 27 ist aus dem „Glaukom-Paß" mit Angaben über die verordneten Medikamente, Tageszeit der Anwendung sowie die nächste Kontrolluntersuchung. Diese können von der Firma Dr. Winzer kostenlos bezogen werden.

Als zweite Stufe der Aufklärung kann mein kleines Buch „Alles über grünen Star" dienen. Die meisten Patienten haben erst nach dem Lesen dieses Buches eine genügende Wissensbasis, um vernünftige Fragen stellen und sachliche Antworten verstehen zu können. Bei ei-

Empfehlungen
für Patienten mit Augendrucksteigerungen

1.

Die Nachricht hat Sie erschreckt, daß der Arzt bei Ihnen Glaukom (grünen Star) fand. Sie haben vielleicht in älteren Büchern gelesen, daß man am grünen Star erblinden kann. Heutzutage trifft das bei rechtzeitiger Behandlung nicht mehr zu, denn wir haben bessere Medikamente und, falls nötig, auch bessere Operationen als früher. Sie müssen aber den Ratschlägen Ihres Arztes genau folgen und die verordneten Augentropfen regelmäßig anwenden und bei sich tragen. Wenn das Auge rot wird, wenn Sie Schmerzen haben oder das Sehen sich verschlechtert, gehen Sie sofort zu Ihrem Augenarzt. Andernfalls **kommen Sie alle 4 bis 6 Wochen zu ihm.**

2.

Ohne Behandlung schreitet die Krankheit fort. Sie **spüren davon zunächst nichts.** Mit ausreichender Behandlung verschlechtert sich aber der Zustand nicht mehr. **Medikamente** oder Operationen können allerdings Ihr Sehvermögen bei grünem Star nicht bessern, sondern nur **weiteren Schaden verhindern.**

3.

Im Augeninneren wird dauernd eine Flüssigkeit gebildet. Wenn sie schlecht abfließen kann, steigt der Augeninnendruck und der Sehnerv leidet. Der Druck sollte möglichts nicht höher als 20 mm Hg sein. Er schwankt im Laufe des Tages und muß deshalb häufig gemessen werden. Der Augenarzt mißt mit einem feinen Instrument. Mit dem Finger **kann man nicht selbst fühlen, ob der Druck zu hoch ist.**

4.

Wir benutzen Tropfen und Salbe, um den Druck normal zu halten. Welche Tropfen Sie nehmen müssen und wie oft, kann der Arzt nur durch häufige Druckmessungen entscheiden. Falls Medikamente nicht ausreichen, kommt eine Laserbehandlung des Kammerwinkels in Frage, oder man stellt mit der Operation einen neuen Abfluß für die Flüssigkeit her. Da das Auge lebendiges Gewebe ist, kann sich manchmal der Abflußkanal wieder schließen, und man muß eine neue Operation vornehmen. Manchmal gewöhnt sich auch das Auge an die Tropfen, so daß sie unwirksam werden. Deshalb sollten Sie **regelmäßig zum Augenarzt** kommen, auch wenn Sie die Medikamente nach Vorschrift nehmen oder wenn eine erfolgreiche Operation vorgenommen worden ist.

5.

Bei manchen Tropfen werden die Pupillen nach der Anwendung kleiner, wodurch manche Menschen einen ziehenden Schmerz und Abnahme des Sehvermögens nach dem Eintropfen empfinden. Das geschieht besonders dann, wenn man zum ersten Mal Tropfen benutzt. Fast immer gewöhnt man sich bald daran, es treten dann keine Schmerzen mehr auf. Bei anderen Medikamenten, den Betablockern, wird die Pupille nicht eng. Diese dürfen Sie nicht nehmen, wenn Sie herzkrank sind oder waren, oder wenn Sie an Asthma oder Bronchitis leiden. **Bitte teilen Sie diese Krankheiten dem Arzt mit** sowie alle allgemeinen Störungen, die Sie etwa bei der Behandlung beobachten.

6.

Wenn Sie einen anderen Augenarzt aufsuchen wollen, bitten Sie den bisher behandelnden Arzt, einen **Bericht** über den Verlauf an den neuen Arzt zu senden.

7.

Sie brauchen Ihre normale Lebensweise nicht einzuschränken. 2 Tassen Kaffee oder Tee sind jeweils erlaubt. Mäßiger Alkoholgenuß ist für den Augendruck unschädlich und wirkt bei manchen Menschen sogar drucksenkend. Streben Sie einen regelmäßigen Tageslauf, möglichst ohne seelische Aufregungen an. Tragen Sie keine zu engen Kragen. Falls Gesichtsfeldausfälle bestehen, sollten Sie das Rauchen ganz aufgeben.

Abb. 27. Merkblatt für Patienten mit Augeninnendrucksteigerung. Auf der Rückseite ist Raum für Notizen über die verordneten Medikamente und den nächsten Kontrolltermin. Kostenlos erhältlich von Fa. Dr. Winzer, Konstanz

Einregulierung des Augeninnendruckes

Wir wollen das Medikament finden, das bei Ihnen den Augeninnendruck auf normale Werte (bis zu 20 mm Hg) reguliert. Der Druck schwankt im Laufe des Tages und ist überdies nicht an allen Tagen gleich. Deshalb sind viele Druckmessungen nötig, bis man einigermaßen sicher sein kann, daß der Druck reguliert ist. Im allgemeinen muß man vier Tage lang morgens, mittags und am späten Nachmittag normale Druckwerte gemessen haben, wenn man den Druck „reguliert" nennen will. Ein normaler Druck kurz nach dem Eintropfen bedeutet sehr wenig. Wichtig ist vielmehr, daß er auch dann noch normal ist, wenn gerade wieder Augentropfen fällig wären. Wenn Sie also morgens um 7 oder 8 h gemessen werden, dürfen Sie an diesem Morgen noch nicht getropft haben. Wir wollen ja prüfen, ob das abends angewandte Medikament den Druck bis zum nächsten Morgen normalisiert. Wenn Sie mittags gemessen werden, wollen wir prüfen, ob die morgens angewandten Tropfen den Druck bis zum Mittag normalisieren. Also sollen Sie morgens wie üblich die Tropfen anwenden, aber mittags erst nach der Druckmessung. Gegen 17.00 h wollen wir prüfen, ob die Mittagstropfen den Druck bis um 17.00 h regulieren: Tropfen Sie also an diesem Tag mittags wie gewöhnlich, jedoch um 17.00 h erst nach der Druckmessung.

Die vier Tage der Druckregulierung brauchen nicht unmittelbar nacheinander zu liegen. Sie können also auch z. B. Montag als ersten Tag, Donnerstag als zweiten Tag, in der folgenden Woche Dienstag und Freitag wählen. Führen Sie dabei möglichst Ihr gewohntes Leben weiter. Wir wollen Sie nicht für günstige Bedingungen einregulieren, sondern für Ihr tägliches Leben mit allen seinen beruflichen und sonstigen Belastungen und Aufregungen. Gegen 1 bis 2 Tassen Kaffee bestehen keine Bedenken. Alkohol wirkt drucksenkend. Sie dürfen also ruhig Alkohol oder Kaffee trinken, wenn Sie dies gewohnt sind.

Nach erfolgreicher Druckeinstellung müssen Sie die Medikamente genauso weiter anwenden, denn wenn Sie die Medikamente weglassen, steigt der Druck wieder. Lassen Sie den Druck erneut alle 4 Wochen wenigstens 1mal kontrollieren. Am besten wechselt man mit der Tageszeit dabei ab, z. B. Januar um 8 Uhr, Februar um 12 Uhr, März um 17 Uhr, April wieder um 8 Uhr, usw. Auch bei diesen Kontrollmessungen muß der Abstand der letzten Tropfengabe mindestens 5 Stunden betragen, genau wie bei der ersten Druckeinstellung. Das Gesichtsfeld lassen Sie bitte etwa alle 3–6 Monate kontrollieren.

Bei manchen Kranken sind besondere Untersuchungen nötig, über die Ihnen der Arzt oder die Schwester näher Auskunft geben: eine Tagesdruckkurve mit Messung alle 2 Stunden oder, wenn Sie stationär in die Klinik aufgenommen wurden, eine Druckmessung morgens im Bett vor dem Aufstehen. Mit dieser Methode will man herausfinden, ob der Druck auch morgens vor dem Aufstehen noch normal ist. An diesem Tag dürfen Sie keinesfalls vor der Druckmessung aufstehen, weil innerhalb von wenigen Minuten der Augeninnendruck auf niedrigere Werte absinkt. Trinken Sie also am Abend vorher nicht zu viel Flüssigkeit, damit Sie nicht in den frühen Morgenstunden den Drang zum Wasserlassen verspüren. Lassen Sie sich sicherheitshalber ein Urinbecken neben das Bett stellen, damit Sie nicht aufzustehen brauchen.

Abb. 28. Einregulierung des Augeninnendruckes. Merkblatt für Patienten

ner Patientenbefragung fanden wir, daß 60–70% aller Patienten eine ausführliche schriftliche Aufklärung wünschen und etwa ebenso viele die Informationen richtig behalten, wie wir mit Erstaunen feststellten.

Die dritte Stufe, die präoperative Aufklärung, ist in Kap. 23.3 besprochen.

Wenn man dem Kranken die Diagnose nicht mitteilt und er sie später an Hand des Rezeptes oder der Liquidation, durch Familienangehörige, andere Ärzte oder den Apotheker erfährt, wird er alarmiert und verliert das Vertrauen zu seinem Arzt, der ihm etwas verschwieg. Falls man nach der ersten Untersuchung über die Diagnose keine Klarheit hat, soll man dies dem Patienten ruhig sagen. Kein Mensch erwartet von uns Unfehlbarkeit bei beginnenden Leiden.

Das Eintropfen übt man mit dem Kranken. Stets soll der Patient lernen, die Miotika selbst anzuwenden und sich nicht auf Angehörige zu verlassen.

Unsinnige Einschränkungen der Lebensweise werden dem Patienten von manchen Ärzten mit veralteten Anschauungen oder durch Merkblätter immer wieder mitgeteilt. Das abgebildete Merkblatt (Abb. 27) gibt dem Patienten Aufklärung über die wichtigsten Punkte, ohne ihn zu beunruhigen. Es ist nicht die Aufgabe des Arztes, dem Patienten den Rest seiner Lebensfreude zu rauben, sondern ihn so einzuregulieren, daß er sich auch einmal aufregen kann und dem Streß des täglichen Lebens gewachsen ist, ohne i. o. Druckanstiege zu bekommen. Meine einzige einschränkende Forderung an den Patienten mit Gesichtsfeldausfällen ist, den Nikotingenuß völlig aufzugeben.

22.6 Die Überwachung des eingestellten Glaukomkranken

Die erste Einstellung des i. o. Druckes mit Medikamenten hilft dem Patienten auf die Dauer wenig, wenn sie nicht alle 4–6 Wochen durch eine Tonometrie an den Nahtstellen überwacht wird. Hierbei wechseln wir die Tageszeit und bestellen den Kranken in einem Monat z. B. um 8.00 Uhr, im nächsten um 12.00 Uhr und im folgenden um 17.00 Uhr. Falls die Druckwerte nahe der oberen Grenze liegen, sind häufigere Kontrollen nötig, bei Einregulierung durch Medikamente oder Operationen auf Druckwerte um 15 mm Hg oder weniger genügen seltenere Kontrollen (alle 2 Monate).

Bei der Druckeinstellung mit Betablockern muß man unbedingt schon nach einer Woche Druckkontrollen verabreden, da die stärkste Drucksenkung am ersten Tag eintritt, aber nach einer Woche fast stets viel geringer ist. Für die Prüfung der Medikamentenwirkung muß man wissen, wann die maximale Wirkung eintritt: bei Miotika nach 30–60 min, Adrenalinpräparaten 2 h, Betablockern 4 h. Für alle Kontrolluntersuchungen verabredet man Tag und Stunde genau und trägt sie in einen Terminkalender ein. Für die kurze Druckkontrolle soll man den Patienten dann nicht warten lassen, sondern sofort hereinrufen. Pünktlichkeit des Arztes erzieht den Patienten am besten zum pünktlichen Einhalten der Kontrollen. Manche Patienten kann man jedoch nicht zur Vernunft zwingen. Einem Kranken, der die Ratschläge des Arztes nicht befolgt, sollte man in aller Deutlichkeit sagen, daß man die weitere Verantwortung für ihn nicht zu übernehmen gedenkt und ihm empfiehlt, sich einen anderen Arzt zu suchen.

Von manchen Augenärzten wurde empfohlen, eine Kartei der Glaukomkranken einzurichten und säumige Kranke zu mahnen. Ich habe das in der privaten Praxis nicht für zweckmäßig gefunden. Ein Glaukomtag pro Woche ist jedoch in einer großen Augenpraxis sehr zu empfehlen, an dem man keine sonstigen Patienten bestellt und sich für die Überwachung eingestellter Patienten und längerdauernde Untersuchungen an glaukomverdächtigen Kranken (Tonografie, Perimetrie) Zeit nehmen kann.

Ein „Glaukompaß" ist nützlich, in den der Augenarzt die Verordnungen und den nächsten Untersuchungstermin einträgt. Vordrucke in Verbindung mit dem Merkblatt geben einige Medikamentenhersteller kostenlos ab.

22.7 Was ist unter „Druckregulierung" zu verstehen?

Wenn die Therapie den Kranken vor Schaden bewahren soll, müssen wir sie so dosieren, daß bei der Tonometrie an den Nahtstellen die Grenze von 21 mm Hg nie überschritten wird. Wir dürften uns dabei nicht allein auf die übliche Sprechstundenzeit beschränken, die i. allg. zwischen 9.00 und 17.00 Uhr liegt, weil 60% der Glaukomkranken die Druckspitzen außerhalb dieser Zeit haben. In der Praxis wird oft der Fehler gemacht, auch leicht erhöhte Druckwerte über 21 mm Hg hinzunehmen. Eine ungenügende Therapie hilft dem Kranken aber wenig. Die veraltete Vorstellung, das Glaukom gehe seinen schicksalmäßigen Lauf zum Schlechteren, entstand aus der ungenügenden Therapie und ungenügenden Überwachung der Kranken. Die angebliche Nutzlosigkeit der Therapie wurde bei Patienten gefunden, die nicht über die Technik des Eintropfens aufgeklärt waren, die Notwendigkeit der regelmäßigen Selbstbehandlung nicht verstanden hatten, über die Nebenwirkungen der Medikamente nicht belehrt waren und nur im Abstand von Monaten kurz nach dem Eintropfen nachgemessen wurden. Das Aushändigen eines Rezeptes allein schützt nicht vor dem Gesichtsfeldverfall. Ein Fatalismus ist unberechtigt, wenn die Therapie ausreichend dosiert und sorgfältig überwacht wird.

Die Grenze von 21 mm Hg gilt für die Applanationstonometrie am Goldmann-Tonometer. Bei abnormer Rigidität gilt die Kalibrierungstabelle des Schiötz-Tonometers nicht, wir können uns also über die Güte der Druckeinstellung bei der Schiötz-Tonometrie leicht täuschen. Auch bei Augen mit normaler Rigidität kann ein Druck von 21 mm Hg zu hoch

sein, wenn nämlich der normative Druck wesentlich niedriger lag. Umgekehrt wirken sich nicht alle Druckwerte über 21 mm Hg schädlich aus, wie in diesem Buch mehrfach betont wurde. Mir scheint es jedoch nicht erlaubt, die Sicherheit bietende Grenze von 21 mm Hg bei der Drucküberwachung eines Glaukoms mit Gesichtsfeldausfällen überschreiten zu lassen.

Die Senkung des i. o. Druckes unter 20 mm Hg wird i. allg. als Normalisierung des Druckes bezeichnet. Das ist insofern nicht richtig, als der individuell normale Druck nicht bekannt ist und der statistisch „normale Druck", wenn man nur *eine* Zahl nennen will, der häufigste Druck bei etwa 15 mm Hg wäre. Man muß also individuell prüfen, ob die Senkung unter 20 mm Hg ausreicht. Bei Verschlechterung des Gesichtsfeldes trotz Druckwerten im oberen Bereich der statistischen Norm muß man eine Drucksenkung auf niedrig-normale Werte von 10–15 mm Hg anstreben.

In den letzten Jahren wurde die Ansicht vertreten, bei der Therapie sei die Druckhöhe entscheidend, bei der die Gesichtsfeldausfälle auftraten. Wenn der i. o. Druck 35–40 mm Hg betragen habe, sei es genügend, ihn auf 25 mm Hg zu senken. Nach meiner Ansicht ist diese These nicht bewiesen. Natürlich ist 25 mm Hg weniger schädlich als 40 mm Hg, aber man kann dann allenfalls eine Verlangsamung des Verfalls erwarten, jedoch keinen Stillstand. Man findet meistens gerade bei hohem Druck einen erheblichen Schaden am Gesichtsfeld und soll dann eine Drucknormalisierung (15 mm Hg) anstreben, wozu bei Offenwinkelglaukom mit 40 mm Hg in vielen Fällen eine Filteroperation nötig ist. Übrigens weiß man ja retrospektiv nicht, bei welchem früher niedrigeren Druckniveau der Gesichtsfeldverfall begann. Für die Vermutung, ein hoher i. o. Druck mit Gesichtsfelddefekten bedeute eine besonders gute Tensionstoleranz und mit 25 mm Hg sei der Kranke aus dem Schadensbereich heraus, gibt es keine Bestätigung aus der Erfahrung.

22.8 Die Therapie des akuten Glaukomanfalls

Bei akutem Glaukomanfall gibt man Pilocarpin 0,5% alle 10 min 1 h lang, also 6mal;
Acetazolamid 750 mg oral (bei Brechreiz i.v.);
1 Glas Weinbrand;
i.v.-Infusionen von 250 ml Mannit 20%.

Alternativ kann man Glycerin oral 1,2 ml pro kg Körpergewicht mit Zitronensaft als Geschmackskorrigens eisgekühlt geben, falls kein Brechreiz besteht.

Wenn an der Spaltlampe noch ein Rest der Vorderkammer sichtbar ist, versucht man durch Eindellen der Hornhautmitte (Watteträger oder Gonioskopielinse) das restliche Kammerwasser in die Peripherie der Vorderkammer zu drücken, wodurch manchmal der Abfluß sich wiederherstellt. Falls der Anfall sich in 6–12 h löst, kann man danach unter Miotikatherapie abwarten, bis das Hornhautödem völlig verschwunden ist und dann mit dem YAG-Laser eine periphere Iridektomie ausführen. Dies genügt nur, wenn das Trabekelwerk durchgängig ist. Falls eine Abflußbehinderung im Trabekelwerk besteht (Mischform des Glaukoms oder periphere Synechien), ist es besser, eine periphere Iridenkleisis mit basaler Iridektomie auszuführen. Diese Operation ist auch dann angezeigt, wenn der Anfall mit der medikamentösen Therapie in längstens 12 h nicht zu lösen ist. Die Rückenlage des Patienten kann die Linse ein wenig zurücksinken lassen und die Lösung des Anfalles begünstigen. Am zweiten Auge

pflegt die Vorderkammer gleichfalls flach zu sein, eine prophylaktische Iridektomie mit dem YAG-Laser ist deshalb nötig.

22.9 Die Therapie des absoluten Glaukoms

Die Therapie dient hier nur dazu, die Schmerzen zu beseitigen. In einem blinden Auge kann sich ein Melanoblastom entwickeln oder dieses kann die Ursache des absoluten Glaukoms sein. Deshalb ist die sicherste Therapie immer die Enukleation. Wenn der Patient die Entfernung des Auges verweigert, so spritzt man Alkohol retrobulbär. Hierzu injiziert man Novocain 0,8 ml durch eine temporal unten in die Orbita eingestochene Nadel, läßt diese liegen und injiziert die gleiche Menge Novocain durch eine zweite Nadel nasal unten und schließlich durch eine Nadel temporal oben. Nach etwa 4 min überzeugt man sich, daß bei Bewegung der Nadeln keine Schmerzen mehr empfunden werden und spritzt dann durch jede Nadel 0,8 ml 80%igen sterilen Alkohol. Danach entfernt man die Nadeln. Manchmal entsteht eine Chemosis mit Okulomotoriuslähmung und Ptosis, die sich jedoch in 2 Wochen zurückbilden. In wenigstens $^2/_3$ der Fälle erreicht man Schmerzfreiheit. Bei den anderen Fällen kann man die Injektion wiederholen.

22.10 Indikationen von Mydriatika

Miotika sind kontraindiziert, wenn sie drucksteigernd wirken und Mydriatika den Druck senken. Dies ist bei vielen Sekundärglaukomen der Fall, so bei hämorrhagischem Glaukom infolge der Gefäßerweiterung durch Miotika, bei Iridozyklitis, weil Miotika hintere Synechien bei enger Pupille begünstigen. Eine drucksteigernde Wirkung haben Miotika bei linsenbedingten Sekundärglaukomen, so bei der Kugellinse, bei Cataracta intumescens, bei dem malignen Glaukom und bei Fällen von Glaukom nach intrakapsulärer Staroperation, wenn kragenknopfartig ein Glaskörperprolaps in die Pupille eingeklemmt ist. Als Mydriatikum kann man zunächst Dipivefrin versuchen, bei Block zwischen Ziliarkörper und Linse auch 1–2% Atropin. Bei einer hierdurch erzielten Drucksenkung muß Atropin wenigstens zwei Monate lang weitergegeben werden, weil der Block sonst erneut eintritt. Es darf nur ausschleichend abgesetzt werden.

22.11 Die häufigsten Fehler bei der medikamentösen Therapie

Eine medikamentöse Therapie ist abzulehnen, wenn sie erfahrungsgemäß nichts nutzt: bei Hydrophthalmie und sonstigen Mißbildungen des Kammerwinkels, bei Aniridie, bei iridokornealer Dysplasie, bei progressiver Irisatrophie, bei hämorrhagischem Glaukom oder bei schmerzlosem absolutem Glaukom. Ferner ist, wie oben bereits ausgeführt wurde, nicht jede Drucksteigerung ein zwingender Grund für die Behandlung, die man unterlassen kann, wenn z. B. bei einem sehr alten Menschen das Gesichtsfeld noch völlig normal ist. Nicht angezeigt ist die medikamentöse Therapie auf die Dauer bei engem Kammerwinkel, weil nach einem Glaukomanfall zwar zunächst der Druck mit Medikamenten reguliert werden soll, dann aber eine Operation möglichst bald erfolgen soll. Miotika sind nicht angezeigt, wenn sie den Patienten z. B. durch akkommodative Myopie oder Nachtblindheit arbeitsunfähig machen.

Weitere häufige Fehler sind die ungenügende Kontrolle bei der primären Druckeinstellung, wobei an 4 verschiedenen Tagen um 8.00, 12.00 und 17.00 Uhr tonometriert werden muß. Die Tonometrie 1–2 h nach dem Eintropfen sagt wenig, denn dann ist sehr häufig der Druck auch bei solchen Augen normal, die an den Nahtstellen bereits nicht mehr reguliert sind. Dies gilt auch für die spätere Überwachung. Ferner ist es sinnlos, einen Druckwert zu notieren, ohne die Uhrzeit und den Zeitabstand zur letzten Tropfengabe anzugeben.

Die psychologische Führung des Patienten wird oft vernachlässigt, indem er z. B. über seine Krankheit nicht aufgeklärt wird oder verängstigt ist oder die Krankheit bagatellisiert.

Für die Besserung der Blutversorgung des Sehnervs wird zu wenig unternommen. Bei fortgeschrittenem Gesichtsfeldverfall soll man Medikamente geben, die die Fließeigenschaften des Blutes bessern (Verformbarkeit der Erythrozyten steigern, Aggregation der Thrombozyten mindern) und möglichst das Herzminutenvolumen steigern. Der i.o. Druck sollte dann unter 15 mm Hg gesenkt werden.

Eine verzettelte Therapie mit Miotika nutzt nichts, z. B. wenn Pilocarpin nur 1- oder 2mal täglich verordnet wird. Jede unnötige Therapie ist ein Fehler, so die Verordnung von Pilocarpin oder Betablockern „vorbeugend" oder „sicherheitshalber", wenn nur einmal ein fraglich erhöhter Druck gemessen wurde, aber keine weitere Abklärung erfolgte. Es gibt keine medikamentöse Vorbeugung gegen Glaucoma simplex. Bei unklarer Diagnose muß man die Tagesdruckkurve und die programmgesteuerte Perimetrie wiederholen.

Druckkontrollen in Abständen, die länger als 4–6 Wochen sind, oder fehlende Gesichtsfeldkontrollen machen den Wert jeder Therapie höchst fragwürdig. Schlampige Überwachung führt zu dem falschen Schluß, auf den i. o. Druck komme es nicht so sehr an, Druckregulierung nutze wenig und bei okulärer Hypertension bleibe das Gesichtsfeld intakt. Bei näherem Befragen stellt sich mitunter heraus, daß „intaktes Gesichtsfeld" nach Ansicht solcher Autoren bedeutet: von einer Hilfskraft mit Goldmannperimeter Marke I_4 geprüft, kleinere Marken nicht geprüft, keine Untersuchung mit computergesteuerter Perimetrie. Der Druck wurde fälschlich als reguliert bezeichnet bei Werten unter 21 mm Hg bei Tonometrie alle paar Monate kurz nach Anwendung der Medikamente, ohne Belehrung des Kranken, wie, wie oft und warum er die Tropfen anwenden soll; keine Tagesdruckkurven.

Betablocker zeigen oft bereits nach 3 Tagen eine viel geringere Wirkung als am Tag der ersten Anwendung. Es ist also fehlerhaft, sich auf die Druckmessungen der ersten 2 Tage zu verlassen und Verlaufskontrollen erst nach Monaten vorzunehmen. Bei dieser Therapie muß die erste Kontrolle nach einer Woche erfolgen, am besten an den Nahtstellen, sowie zur Zeit des Höchstdruckes, wenn diese Zeit aus der Leerkurve vom Behandlungsbeginn bekannt ist. Die nächste derartige Kontrolle sollte spätestens einen Monat nach Behandlungsbeginn stattfinden.

23 Operationen

23.1 Zusammenfassung

Glaukomoperationen sollte nur ausführen, wer die Technik völlig beherrscht, die besonderen Probleme der Vor- und Nachbehandlung Glaukomkranker genau kennt und auch die Zeit für die nötigen Untersuchungen hat. Eine nur gelegentliche operative Tätigkeit in einem Krankenhaus mit einigen Belegbetten zwischen anderen Betten und ohne die Betreuung durch eine Schwester, die in der Augenpflege besonders ausgebildet ist, ist nicht anzuraten.

Sind günstige Bedingungen vorhanden, wie: gute Operationstechnik, ein Operationssaal, der nur für Augenoperationen zur Verfügung steht, eine eigene Augenabteilung mit speziell geschultem Personal, dann sind die Ergebnisse von Glaukomoperationen i. allg. gut, der Patient braucht die Operation nicht zu scheuen. Die Ergebnisse von Filteroperationen wie Iridenkleisis, Trepanation nach Elliot sowie anderer Methoden der Gewebsausschneidung im Kammerwinkelbereich sind annähernd gleich gut, wobei mein Verfahren der peripheren Iridenkleisis den Vorzug hat, daß die Vorderkammer nicht abfließt, was für die Linse günstig ist, und daß ein enger Kammerwinkel auch unten erweitert wird, wenn man die Irisperipherie oben einklemmt. Die Zyklodialyse wird wegen der Blutungsgefahr nur selten vorgenommen. Sie beschleunigt Linsentrübungen bei Patienten über 45 Jahre. Die Ergeb-

nisse der Angulozision oder der Trabekulotomie sind ähnlich. In beiden wird das Gewebe zwischen der Vorderkammer und dem Schlemm-Kanal durchtrennt, im einen Fall von der Vorderkammer aus, im anderen Fall vom Schlemm-Kanal aus. Die Iridektomie sollte man nur bei klinisch gesunden Augen mit engem Kammerwinkel als prophylaktische Operation ausführen, wenn am anderen Auge ein Winkelblockglaukom vorkam, während man nach einem akuten Glaukomanfall eine periphere Iridenkleisis mit Iridektomie vornimmt. Operationen zur Sekretionsminderung des Ziliarkörpers (Diathermie, Kälte, YAG-Laser) sind nur als Notlösung zu bezeichnen, da der Druck unsicherer und seltener geregelt wird als bei allen anderen Eingriffen. Wenn Katarakt und Glaukom gleichzeitig vorhanden sind, sollte man bei der Kataraktoperation eine Hinterkammerlinse einsetzen und eine Glaukomoperation erst als zweiten Eingriff nötigenfalls folgen lassen.

Bei aufgehobener Vorderkammer und sehr hohem Druck durch Block zwischen Linse und Ziliarkörper (Ziliarblockglaukom) versucht man, ob 10% Neosynephrin und Atropin 1% innerhalb von 2 Tagen den i. o. Druck senken. Bei der Hälfte der Fälle hat man damit keinen Erfolg. Am 3. Tag kommt als erster Eingriff die Kälteoperation des Ziliarkörpers in Frage. Versagt dies, so sollte man die Linse entfernen, die vordere Glaskörpergrenzmembran tief einschneiden und

Glaskörper mit Kammerwasser absaugen. Meist ist Kammerwasser in oder hinter dem Glaskörper gestaut (vgl. Kap. 8.10.4).

23.2 Die Entscheidung für oder gegen eine Operation

Bei einigen Glaukomformen ist die *Operation* stets der medikamentösen Behandlung *vorzuziehen.* Bei Hydrophthalmie nutzen Medikamente auf die Dauer nichts, die Sekretionsminderung durch Betablocker stellt nur eine vorübergehende Lösung dar. Bei einem akuten Glaukomanfall ist die Operation angezeigt, wenn die medikamentöse Behandlung den Druck in 6–12 h nicht auf Normalwerte senkt. Nach einem Anfall schützt die Operation viel sicherer vor erneuten Anfällen als eine fortgesetzte medikamentöse Behandlung. Als erster Eingriff kommt eine Iridektomie mit dem YAG-Laser in Frage. Aber die periphere Iridektomie reicht hierbei oft nicht aus, weil das Engwinkel-Glaukom nicht selten mit Glaucoma simplex kombiniert ist (Kap. 3.2.4) oder durch den Anfall eine Schädigung des Abflußsystems entstand. Die Kombination einer peripheren Iridektomie mit peripherer Iridenkleisis ist bei sehr flacher Vorderkammer ungefährlicher als eine andere Filteroperation, weil die Kammer bei der Operation nicht abfließt. Am zweiten, klinisch noch gesunden Auge mit sehr engem Kammerwinkel genügt die periphere Iridektomie, falls die Tonografie normal ausfällt. Sie ist eine bessere Sicherung für die Zukunft als die medikamentöse Behandlung. Auch bei einigen Sekundärglaukomen gibt eine Operation dauerhafte Resultate, während die medikamentöse Behandlung nur den Charakter des Vorläufigen hat, so bei allen linsenbedingten Glau-

komen, einschließlich des Ziliarblockglaukoms.

Bei Glaucoma simplex operieren wir, wenn das Gesichtsfeld sich bei erhöhtem Druck verschlechtert oder wenn der Druck mit Medikamenten nicht unter 30 mm Hg zu senken ist und die Lebenserwartung 10 Jahre oder mehr beträgt. *Nicht operieren* werden wir also bei einem Gesichtsfeldverlust bei i.o. Druck unter 15 mm Hg (Glaukom ohne Hochdruck). Mäßig erhöhte Druckwerte bei Menschen über 75 Jahren sind gleichfalls keine Anzeige zur Operation, es sei denn, daß das Gesichtsfeld verfällt. Je länger die Lebenserwartung, je jünger der Patient ist, desto weniger wird man erhöhte Druckwerte bestehen lassen. Dies gilt nicht für voraussichtlich vorübergehende Drucksteigerungen bei sekundären Glaukomen, da jüngere Menschen eine bessere Tensionstoleranz haben als ältere. Die Lebenserwartung eines 70jährigen Menschen beträgt rund 10 Jahre, die Lebenserwartung eines 80jährigen rund 5 Jahre. Man muß jedoch alle Faktoren auch nach ihrem Ausmaß abwägen, um *individuell entscheiden* zu können, ob das Risiko des Zuwartens größer ist, als das der Operation. Im Zweifelsfall sprechen die in Kap. 2.3 genannten Risikofaktoren für eine Operation. Besonders kommt es auf die Höhe des i.o. Druckes an, den allgemeinen Gesundheitszustand und das Tempo des Gesichtsfeldverfalls. Im Zweifelsfalle sprechen für die Operation ein erfolgreicher Eingriff am anderen Auge, ein rascher Gesichtsfeldverfall ohne Operation an einem der beiden Augen, Unzuverlässigkeit des Patienten bei der Anwendung der Miotika oder im Einhalten der verabredeten Kontrollen, Allergie gegen Medikamente oder sonstige Unverträglichkeit der Miotika. Auch die Einstellung des Patienten für oder gegen eine Operation ist ein wichtiger Faktor,

den wir keineswegs vernachlässigen dürfen. Psychologische und soziale Faktoren
sind bei der Entscheidung für oder gegen
die Operation wichtig, Tonografiewerte
meistens nicht entscheidend.

Von allen hier genannten Faktoren
scheinen mir die *Höhe des i. o. Druckes
und das Lebensalter* die wichtigsten zu
sein. Einen mittleren i. o. Druck über
35 mm Hg trotz Medikamente würde ich
nur dann ohne Operation lassen, wenn
die Lebenserwartung des Patienten maximal 5 Jahre ist. Hierbei sind Augen mit
normalem Operationsrisiko gemeint.
Falls die Operation ein ungewöhnlich
großes Risiko darstellt, wird man auch
bei jüngeren Menschen ausnahmsweise
einmal solche Druckwerte dulden müssen. Je jünger der Patient ist, desto mehr
verschiebt sich der mittlere, auf die Dauer noch zu tolerierende Druckwert zum
Normbereich. Bei Patienten unter
50 Jahren würde ich zur Operation raten,
wenn die Druckwerte mit maximaler
Therapie um 30 mm Hg betragen. Bei
Druckwerten von 21–30 mm Hg würde
ich in der Regel nur dann zur Operation
raten, wenn ein fortschreitender Gesichtsfeldschaden nachgewiesen werden
kann.

Bei Druck über 35 mm Hg trotz maximaler Therapie würde ich in der Regel
auch bei normalem Gesichtsfeld operieren. Ein Gesichtsfeldverfall drängt stets
zur Operation. Eine Verschlechterung
des Gesichtsfeldes läßt sich bei kinetischer Perimetrie nur schlecht beurteilen,
weil das Resultat auch vom Untersucher
abhängt. Die programmgesteuerte Perimetrie gibt zuverlässige Werte.

Je weiter der Gesichtsfeldverfall zum
Zentrum fortgeschritten ist, desto dringender wird die Druckregulierung. Es ist
ein Fehler, wegen des bedrohten Zentrums nicht zu operieren. Man soll allerdings den Patienten vorher darauf aufmerksam machen, daß eine weitere

Verschlechterung nicht wegen, sondern
trotz der Operation möglich ist. Gleichfalls drängen eine randständige Exkavation und Atrophie der Papille zur Operation.

23.3 Präoperative Aufklärung des Patienten

Die Gründe für und gegen eine Operation soll man mit dem Kranken besprechen, auf vorhandene Linsentrübungen
hinweisen und ihn darüber aufklären,
daß ein Filterkissen vernarben kann,
daß nach einer Iridenkleisis die Pupille
leicht entrundet ist und daß nach Filteroperationen ein Sickerkissen vorhanden
ist.

Wegen der Möglichkeit eines Spätinfektes raten wir dem operierten Patienten, bei jeder stärkeren Bindehautentzündung einen Augenarzt aufzusuchen.
Die präoperative Aufklärung ist eine
ethische und juristische Pflicht des Arztes. Sie ist wesentlich erleichtert, wenn
die Kranken die ersten beiden Stufen der
Information (Kap. 22.5) bereits verstanden haben.

Nach der mündlichen präoperativen
Aufklärung geben wir dem Patienten ein
Aufklärungsblatt (Abb. 29), das sehr kurz
die früher mit dem Kranken schon besprochene Stufe 1 und 2 der Aufklärung
zusammenfaßt, die möglichen Komplikationen aller Augenoperationen erläutert
und dann auf die besonderen Risiken der
Glaukomoperation eingeht. Hiernach
folgt die Einverständniserklärung des Patienten, die er unterschreibt und die der
aufklärende Arzt gegenzeichnet. Der
Text entspricht juristischen Anforderungen.

Die präoperative Information dauert
etwa 15 min und verminderte bei unseren
Patienten nie das Vertrauen zum Arzt. In
der Klinik kann man durch gemeinsame

PATIENTENINFORMATION UND EINVERSTÄNDNISERKLÄRUNG GLAUKOMOPERATION

Allgemeines

Es liegt bei Ihnen ein grüner Star (Glaukom) vor. Bei der Krankheit ist der Abfluß des Kammerwassers aus dem Auge behindert, was eine schädliche Steigerung des Augeninnendruckes zur Folge hat. Die Veranlagung zum Entstehen der Krankheit im Alter kann vererbt werden. Ein Glaukom kann auch als Folge anderer Augenerkrankungen entstehen: z.B. Entzündung, Verletzung, Gefäßleiden am Auge. Bei der häufigsten Glaukomform wird der Kammerwasserabfluß mit zunehmendem Alter verlegt, der Augeninnendruck steigt langsam auf höhere Werte an, die Krankheit verläuft schleichend. Der Kranke selbst spürt meist wenig, das zentrale Sehen bleibt jahrelang erhalten und Schädigungen machen sich nur in Ausnahmefällen im Gesichtsfeld bemerkbar. Es gibt aber noch eine ganz andere Glaukomform, den „akuten Glaukom-Anfall". Nur beim akuten Glaukomanfall treten heftige Kopfschmerzen und u. U. eine Trübung der Hornhaut auf. Der Augeninnendruck steigt plötzlich auf sehr hohe Werte an. – Wenn ein zu hoher Augeninnendruck ohne Behandlung andauert, tritt ein allmählich zunehmender Schwund des Sehnervs ein, der bis zur Erblindung führen kann.

Das Glaukom wird entweder durch Medikamente, die den Augeninnendruck senken, oder durch eine Operation behandelt, die den Abfluß aus dem Auge wiederherstellt.

Bei einfachem Glaukom wird man möglichst medikamentös behandeln unter laufender Kontrolle des Augeninnendruckes. Zur Operation entschließt man sich nur, wenn Medikamente nicht mehr ausreichen. Bei den meisten Operationen wird für das Wasser aus dem Auge ein neuer Abfluß nach außen geschaffen: das sogenannte Sickerkissen. Hierfür gibt es verschiedene Operationsmethoden, aus denen der Operateur die für Sie geeignete auswählt.

Bei der zweiten wichtigen Glaukomform, dem Glaukomanfall, muß der Augeninnendruck möglichst schnell, innerhalb von Stunden, durch Medikamente gesenkt werden. Die anschließende Operation beugt einem weiteren Glaukomanfall vor.

Bei einfachem Glaukom erwarten wir, daß durch die Operation bei ca. 70% der Augeninnendruck ohne Medikamente und bei weiteren 20% mit Augentropfen normalisiert werden kann. Bei 10% kann eine Nachoperation notwendig werden.

Mögliche Komplikationen
bei oder nach einer Augen-Operation

Bei *allen Operationen* am Auge können Blutungen an oder im Auge vorkommen, sehr selten Infektionen, sowie die Unverträglichkeit von Nahtmaterial (Seide, Kunststoff), so daß die Nähte entfernt werden müssen. Nach allen Augenoperationen kann vorübergehend die Fähigkeit zum Steuern eines Fahrzeuges stark beeinträchtigt sein, so daß in jedem Falle vor Wiederaufnahme der Fahrtätigkeit Rücksprache mit dem behandelnden Augenarzt genommen werden muß.

Operation wegen grünem Star

Nach einer Operation wegen grünem Star werden Sehschärfe und Gesichtsfeld in der Regel nicht besser. Die Operation dient nur zur Drucknormalisierung und dadurch zum Bewahren der noch vorhandenen Funktion (Sehschärfe, Gesichtsfeld). Die Drucknormalisierung kann nicht bei allen Augen erreicht werden, weshalb noch drucksenkende Medikamente oder eine weitere Operation nötig sein können. Linsentrübungen können zunehmen. Bei zu niedrigem Augeninnendruck können Netzhaut- oder Linsenveränderungen eine Nachoperation erfordern. Selten verlegt die Linse den neugeschaffenen Abfluß und muß dann entfernt werden. An dem Sickerkissen, dem neugeschaffenen Abfluß des Kammerwassers unter die Bindehaut, können sich später eine Entzündung oder eine Fistel entwickeln, weshalb eine Operation nötig werden könnte.

Besondere Risikofaktoren, die sich bei mir bei oder nach der Operation auswirken können, wie

____

sind mir bekannt.

Einverständniserklärung
zu einer Glaukom-Operation

Ich bin mit der bei mir/bei meinem Kind vorgesehenen Operation am grünen Star (Glaukom) einverstanden.

Ich wurde über Notwendigkeit, Zweck und Umfang der Operation, ihre Chancen, Risiken und Nachwirkungen im allgemeinen und in meinem speziellen Fall ausreichend aufgeklärt. Dadurch fühle ich mich in die Lage versetzt, eine selbständige und unbeeinflußte Entscheidung zur Bewilligung des geplanten Eingriffs abzugeben. Über andere in Betracht kommende Behandlungsmöglichkeiten sowie über mögliche Komplikationen bei oder nach der Operation wurde ich umfassend aufgeklärt; die aufgeführten Erläuterungen zu meiner Operation habe ich verstanden. Ich hatte ausreichend Gelegenheit, mich mit dem Arzt über die Operation zu unterhalten; an den Operateur habe ich keine weiteren Fragen. Mir ist bekannt, daß jede Operation ein gewisses Risiko bietet und eine Gewähr für den gewünschten Erfolg der Operation nicht gegeben werden kann. Ich kenne auch die Folgen und Risiken, die ohne Operation auf mich zukommen können.

_______________________, den __________

____

Unterschrift des Arztes
(der das Aufklärungsgespräch geführt hat)

____

Unterschrift des Patienten
(bzw. Sorgeberechtigten)

Abb. 29. Dritte Stufe der Aufklärung vor einer Operation. Das Formular wird im Anschluß an die mündliche Aufklärung vom Patienten gelesen oder ihm vorgelesen und vom Arzt und dem Patienten unterschrieben

Aufklärung mehrerer Patienten viel Zeit sparen.

23.4 Die Wahl der Operationsmethode

Laserbehandlung der Trabekel. *Wirkungsweise:* Die Narbenschrumpfung an den Koagulationsstellen spreizt die nicht-behandelten Trabekel, der Abfluß wird gebessert.

Anzeigen: Medikamentös nicht beherrschbare Drucksteigerung bis 30 mm Hg mit Gesichtsfeldverschlechterung. Der i.o. Druck sinkt anfangs um etwa 10 mm Hg, die Wirkung läßt aber nach. In 2 Jahren beträgt die Druckminderung im Mittel nur noch etwa 6 mm Hg. Zusätzliche Medikamente sind fast stets weiterhin nötig, nur 10% der Patienten sind ohne Medikamente druckreguliert. Diese Behandlung steht zwischen den medikamentösen Therapien und den eigentlichen Operationen. Sie ist risikolos.

Skleragedeckte limbale Exzision (Trepanation nach Elliot, Trabekulektomie). *Wirkungsweise:* Abfluß von der Vorderkammer zum subkonjunktivalen Raum.

Anzeigen: Alle chronischen Glaukomformen, besonders wenn eine Iridenkleisis nicht angezeigt ist (Irisatrophie, Kammerwinkelsynechien), viele sekundäre Glaukomformen, Versagen der Iridenkleisis. In Kombination mit der Staroperation bei stärkerer Drucksteigerung.

Relative Gegenanzeigen: Vernarbte Bindehaut am oberen Limbus. Infektiöse chronische Krankheit des äußeren Auges, Lagophthalmus, sehr flache Vorderkammer, Unreinlichkeit bei sehr alten Menschen oder schmutzigem Beruf. Die neueren Operationen wie Trabekulektomie, Goniektomie, usw. sind prinzipiell nichts anderes als die Elliot-Trepanation.

Periphere Iridenkleisis nach Leydhekker. *Wirkungsweise:* Einklemmen einer möglichst dicken Irisfalte mit unbeschädigtem Pigmentblatt, wobei die Iris als ein Docht wirkt, der eine Verbindung zwischen der Vorderkammer und dem subkonjunktivalen Raum herstellt. Bei engem Kammerwinkel wird dieser erweitert durch das Hochziehen der Iris zur Einklemmungsstelle. Das ist bei Plateauiris besonders wichtig, bei der eine basale Iridektomie die Verbindung zwischen hinterer und vorderer Kammer nicht herstellt, weshalb hierbei die skleragedeckten limbalen Exzisionen mit Iridektomie versagen können.

Anzeigen: Alle chronischen Glaukomformen, insbesondere die mit engem Kammerwinkel. Bei akutem Glaukomanfall in Verbindung mit Iridektomie am nicht eingeklemmten Schenkel.

Gegenanzeigen: Irisatrophie, besonders Pigmentblattdefekte (mit diaskleraler Durchleuchtung zu prüfen), periphere Synechien mit Irisatrophie, hämorrhagisches Glaukom.

Besondere Vorzüge: Nur geringe kosmetische Entstellung durch leichte Entrundung der Pupille, Sickerkissen meistens nicht so dünnwandig wie nach Elliot-Trepanation ohne Skleradeckung. Die Vorderkammer fließt bei der Operation nicht ab, deshalb ist die Linse nie der Ernährung beraubt, Linsentrübungen nehmen nach dieser Operation nicht beschleunigt zu.

Filteroperation mit dem YAG-Laser. Das Herstellen eines Substanzdefektes am Limbus mit dem YAG-Laser von der Vorderkammer aus ist eine Operation, die noch in Erprobung steht. Sie hat die

Vorzüge, daß man das Auge nicht öffnen muß und keine Tenonnarben die Filtration behindern werden.

Zweischenkeliridenkleisis. Für die Zweischenkeliridenkleisis gibt es keine Indikation. Sie wirkt entstellend und bringt Blendung.

Filternde Iridektomie nach Scheie. *Wirkungsweise:* Wie bei Trepanation nach Elliot.

Anzeigen: Starke Gefäßbildung am Limbus, hämorrhagisches Glaukom, Sturge-Weber-Syndrom, bei Hydrophthalmie nach Versagen der Goniotomie, Angulozision oder Trabekulotomie.

Gegenanzeigen: Wie bei Trepanation nach Elliot beschrieben.

Implantation eines Abflußsystems nach Molteno u. a. *Wirkungsweise:* Das Kammerwasser wird durch einen Silikonschlauch intraskleral in eine Muschel aus Kunststoff geleitet, die nahe dem Äquator oben auf die Sklera genäht wurde.

Anzeigen: Hämorrhagisches Glaukom. Versagen anderer Operationen durch Vernarbung.

Periphere Iridektomie. Meistens führt man die Operation jetzt mit dem YAG-Laser ohne Eröffnung des Auges aus.

Wirkungsweise: Die Operation stellt die Verbindung zwischen hinterer und vorderer Augenkammer her, ohne den Abfluß aus dem Auge zu verbessern.

Anzeigen: Sehr enger Kammerwinkel am zweiten Auge eines Patienten, der am anderen Auge einen akuten Glaukomanfall hatte (prophylaktische Operation) falls tonografisch der Abflußwiderstand normal ist.

Gegenanzeigen: Alle anderen Formen des Glaukoms, insbesondere die chronischen Glaukomformen.

Zyklodialyse. Sie wird nur noch selten ausgeführt. *Wirkungsweise:* Die Operation stellt den Abfluß aus der Vorderkammer zur Uvea her und bewirkt auch eine Hyposekretion des Kammerwassers durch Atrophie des Ziliarkörpers. Linsentrübungen nehmen nach diesem Eingriff beschleunigt zu.

Anzeigen: Glaukom bei Aphakie.

Gegenanzeigen: Linsenhaltige Augen, sehr enger Kammerwinkel, da hierbei postoperativ eine Verlegung des Zyklodialysespaltes möglich ist und ein akuter Glaukomanfall entstehen kann. Vor dem Eingriff soll man gonioskopisch eine Stelle möglichst ohne Synechien oder Blutgefäße aussuchen.

Goniotomie. *Wirkungsweise:* Die Gewebe zwischen Vorderkammer und Schlemm-Kanal werden durchtrennt, so daß der normale Abfluß wieder herstellt wird.

Anzeigen: Hydrophthalmie bei gutem gonioskopischem Einblick.

Nachteil: Bei schlechtem Einblick in den Kammerwinkel soll die Operation nicht ausgeführt werden, die Trabekulotomie ist dann vorzuziehen.

Trabekulotomie. *Wirkungsweise:* Wie Goniotomie.

Anzeigen: Manche Operateure führen die Trabekulotomie an Stelle der Angulozision oder Goniotomie aus und wenden sie überdies auch bei Glaukom des Erwachsenen an. Ich nehme die Trabekulotomie nur bei Hydrophthalmie vor, wenn der Kammerwinkel gonioskopisch nicht gut sichtbar ist.

Kälteoperation des Ziliarkörpers. Kältesonde − 80 °C, 2 min Einwirkungszeit, 2–3 Herde pro Quadrant in 2 Quadranten 4 mm vom Limbus ohne Abpräparieren der Bindehaut.

Wirkungsweise: Verminderung der Kammerwasserbildung.

Anzeigen: Versagen oder Gegenanzeigen von Filteroperationen. Alternativ kommt die YAG-Laser Operation transkonjunktival in Frage (Kap. 23.5.11).

Die **Zyklodiathermiepunktur** ist überholt.

23.5 Zur Operationstechnik

23.5.1 Allgemeines. Die folgenden Bemerkungen sollen kein Ersatz für eine Operationslehre sein, sondern nur einige Besonderheiten der Technik zusammen mit Vor- und Nachteilen des jeweiligen Verfahrens schildern. Es gibt zahlreiche andere Operationsarten, die in Operationslehren beschrieben sind. Es hängt auch von der operativen Schule ab, aus der man kommt, sowie den gegenwärtig gerade geltenden Lehrmeinungen (die ohne ausreichenden Grund manchmal wie die Kleidermode wechseln), für welche Verfahren man sich entscheidet. Hier beschränke ich mich auf die Methoden, die ich selbst erprobte und die mir genügten. Leider besteht eine merkwürdige Sucht bei vielen Operateuren, um jeden Preis originell sein zu wollen und neue Modifikationen zu ersinnen, nicht selten ehe sie die erprobten Verfahren wirklich beherrschen. Die Berechtigung von Abänderungen wird kaum jemals in objektiven Vergleichen nachgewiesen, aber sie werden mit Stolz und Selbsttäuschung

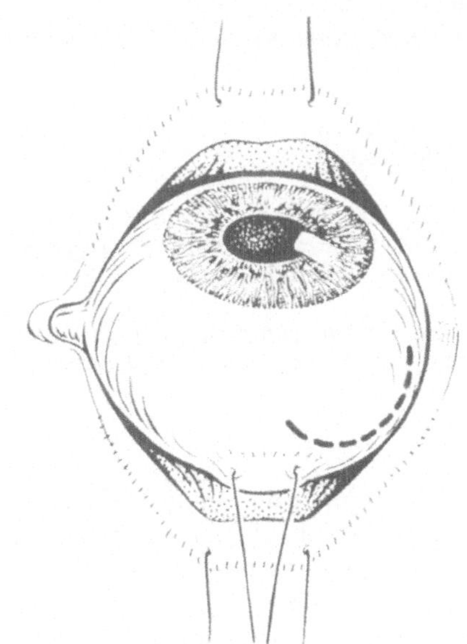

Abb. 30. Der Bindehautschnitt ist bei Iridenkleisis, Elliot-Trepanation oder Scheie-Operation auf einen Quadranten beschränkt und bogenförmig. Der Abstand des Bogenscheitels vom Limbus beträgt 10–12 mm, der Schnitt endet 7–8 mm vom Limbus entfernt. Zeichnungen und Fotos der Operationen sind mit Ausnahme der schematischen Abb. 41 und 42 so dargestellt, wie sie der Operateur sieht, der normalerweise hinter dem Kopf des Patienten sitzt. Im Bild oben ist also das Unterlid dargestellt, im Bild unten das Oberlid und die Naht durch den M. rectus superior

geschildert, wie wenn Eltern über ihre Kinder erzählen.

Allgemein empfiehlt es sich, sehr schonend zu operieren. Die Bindehaut soll nur mit einer anatomischen Pinzette und sehr zart angefaßt werden. Blutungen werden auf das sorgfältigste gestillt, wobei stärkeres Kautern im Filterbereich vermieden wird. Man kann die Operationen einteilen in solche, die einen *neuen Abfluß* herstellen, die den *normalen Abfluß* wieder herstellen und die die *Kammerwasserbildung vermindern.* Das Herstellen eines neuen Abflusses geschieht entweder durch eine Exzision am Limbus, durch die das Kam-

Abb. 31. *Exzision der Tenon-Faszie* bei Iridenkleisis oder Trepanation nach Elliot, falls eine Vernarbungstendenz durch frühere Operationen bekannt ist, oder die Faszie ungewöhnlich dick ist

Abb. 32. *Trepanation nach Elliot.* Ein dreieckiger lamellärer Skleralappen wird präpariert, etwa $^1/_3$ der Skleradecke

Abb. 33. *Trepanation nach Elliot.* Die Hornhaut wird an der Basis des Lappens aufgesplittert

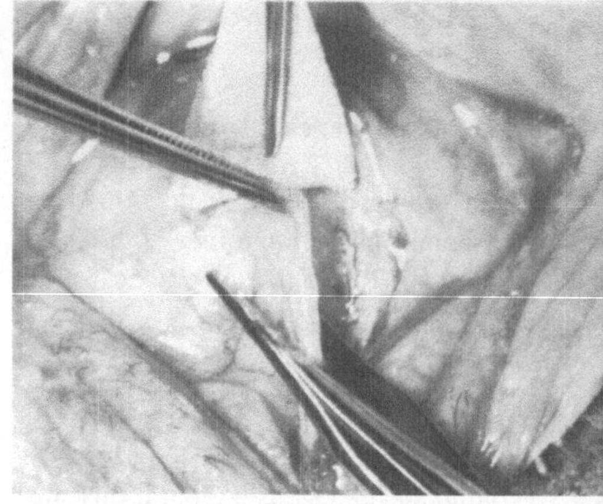

31

merwasser unter die Bindehaut abgeleitet wird, oder durch eine schlitzförmige Öffnung mit eingeklemmter Iris (Iridenkleisis). Ferner kann man das Kammerwasser auch zur Aderhaut ableiten (Zyklodialyse). Zu den Operationen, die den normalen Abfluß wieder herstellen, gehören die Iridektomie (Verbindung von der hinteren zur vorderen Kammer) und die Operationen, die das Gewebe zwischen dem Schlemm-Kanal und der Vorderkammer durchtrennen (Goniotomie, Trabekulotomie). Bei der Laseroperation setzt man in der Regel 100 Laserherde mit 1 W, 50 μ, in 2 Quadranten in der Gegend des Schlemm-Kanals. Vermutlich wirkt die Operation durch Spreizen der Trabekel infolge der Lasernarben. Die Operationen schließlich, die die Produktion von Kammerwasser vermindern, versuchen eine partielle Atrophie des Ziliarkörpers durch Hitze oder Kälte herzustellen. Auch die Zyklodialyse gehört insofern hierher, als außer dem Abfluß zur Aderhaut auch eine Atrophie des Ziliarkörpers entsteht.

Die Indikationen von Filteroperationen sind weit, während die Indikationen von Iridektomie, Zyklodialyse oder Kälteanwendung am Ziliarkörper eng sind. Die Frage, ob die Goniotomie nur für Hydrophthalmie oder darüber hinaus auch für andere Glaukomformen geeig-

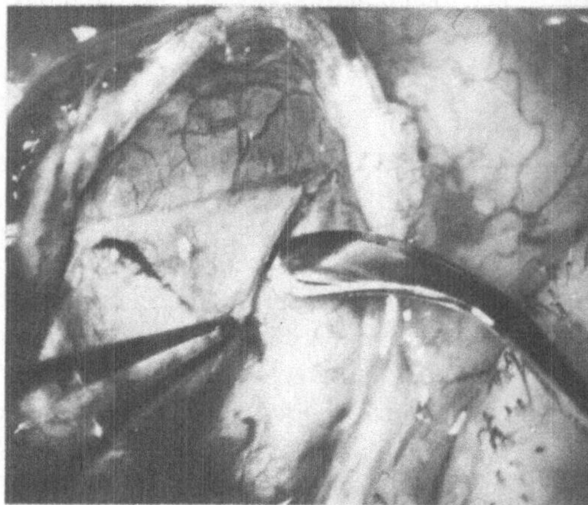

32

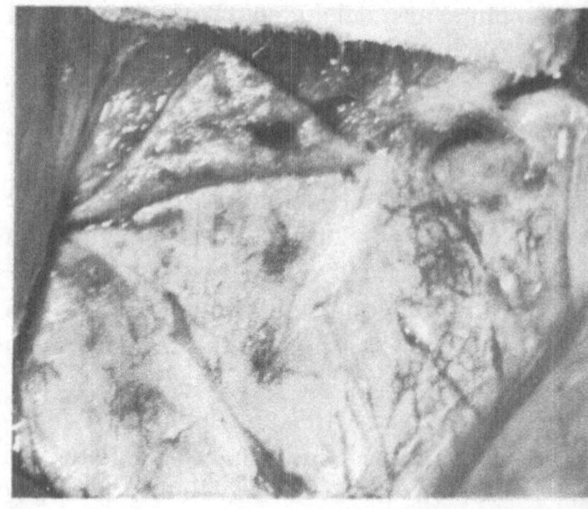

33

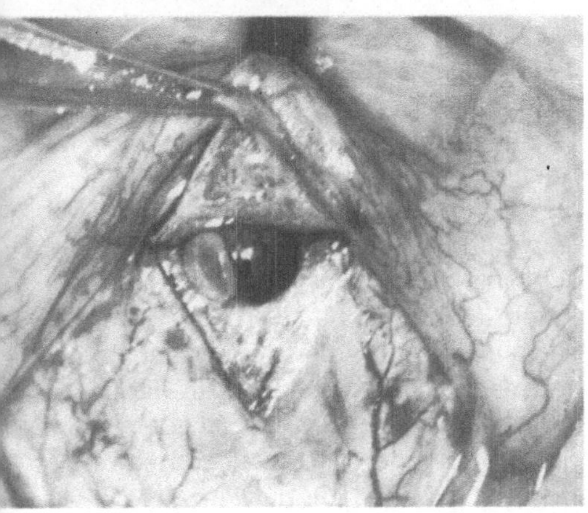

34

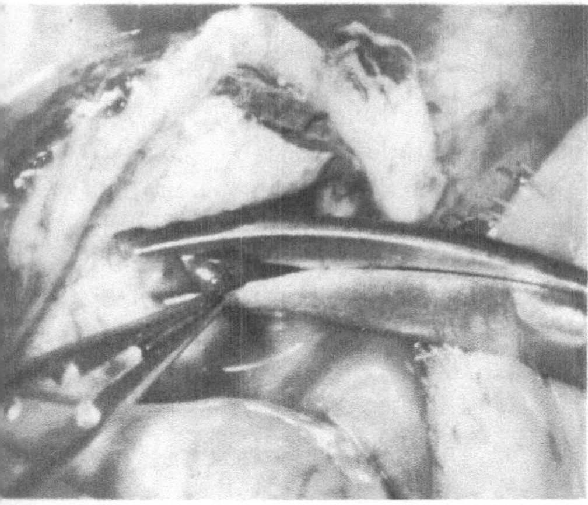

35

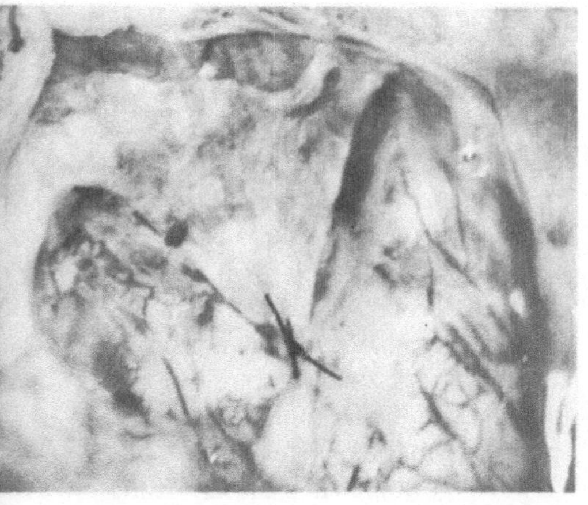

36

Abb. 34. *Trepanation nach Elliot.* Trepanation mit 1,5 mm Trepan, Iris fällt vor.

Abb. 35. *Trepanation nach Elliot.* Basale Iridektomie

Abb. 36. *Trepanation nach Elliot.* Die Spitze des Skleralappens wird mit einer 10.0 Nylonnaht fixiert

net ist, wird zur Zeit noch verschieden beantwortet. Ich habe sie in wenigen Fällen bei jungen Menschen unter 25 Jahren ohne sichtbare Mißbildung des Kammerwinkels erfolgreich angewendet.

23.5.2 Die Trepanation nach Elliot mit lamellärem Skleradeckel. Das Prinzip der Verstärkung des Sickerkissens ist schon 1960 in der ersten Auflage meines Handbuches beschrieben. Größere lamelläre Skleralappen wurden später von verschiedenen Autoren angegeben.

Technik (Abb. 30–36): Der Bindehautschnitt ist bei allen Filteroperationen auf einen oberen Quadranten beschränkt und bogenförmig. Der Abstand des Bogenscheitels vom Limbus ist 10–12 mm, der Abstand der Schnittenden 7–8 mm vom Limbus.

Auf diese Weise steht bei einer erneuten Operation ein Quadrant unberührt zur Verfügung. Man stillt alle Blutungen aus episkleralen Gefäßen sorgfältig durch zartes Kautern. Am Übergang der Bindehaut in die Hornhaut wird die Bindehaut mit einem stumpfen Instrument etwas auf die Hornhaut geschoben, so daß der Limbus ganz freiliegt. Bei dicker oder vernarbter Tenon wird diese exzidiert.

Manche Operateure fanden eine geringere Narbentendenz, wenn die Bindehaut am Limbus abgeschnitten und hochgeschoben wird. Sie muß nach der Trepanation wasserdicht vernäht werden.

Die episkleralen Blutgefäße werden durch zartes Kautern verschlossen. Ein dreieckiger Skleralappen wird lamellär umschnitten, Seitenlänge und Basislänge ungefähr 5 mm. Die Dicke ist etwa $^1/_3$ der Sklera. Man präpariert bis zum Limbus vor und splittert die Hornhautperipherie auf. Man muß in der Regel weiter in die Hornhaut vordringen als man zunächst glaubt, um eine richtig lokalisierte Trepanation zu erreichen, die möglichst mitten über dem Schlemm-Kanal erfolgen soll. Zur Trepanation nimmt man den 1,5-mm-Trepan. Man schneidet tiefe, etwa noch stehengebliebene Sklerahalbmonde mit der Vannas-Schere aus. Bei starkem Vordrängen der Iris schneidet man erst ein winziges Loch in diese, um das Kammerwasser allmählich abfließen zu lassen. Fällt die Iris wegen Synechien oder wegen langjähriger Miotikumbehandlung nicht vor, so holt man sie mit der Kolibripinzette. Anschließend erfolgt eine kleine Iridektomie, bei der das Pigmentepithel nicht stehenbleiben darf. Eine Naht fixiert die Spitze des Skleralappens an der ursprünglichen Stelle (10.0 Nylon). Der Lappen wird seitlich nicht weiter vernäht, damit das Kammerwasser absickern kann. Die Bindehaut wird fortlaufend mit 8.0-Seide genäht, Steroide werden subkonjunktival gespritzt.

Komplikationen: Wenn die Trepanation wegen ungenügenden Aufspaltens der Hornhaut teilweise oder ganz über dem Ziliarkörper erfolgt, muß man das Loch mit der Vannas-Schere oder mit dem Messer, z.B. einem Stückchen Rasierklinge oder dem Hockeymesser, nach genügendem Aufspalten der Hornhaut so erweitern, daß eine große Verbindung mit der Vorderkammer entsteht und allenfalls im peripheren Anteil des Loches einige Ziliarzotten sichtbar sind, das Loch im übrigen aber in die Vorderkammer reicht. – Ein in die Vorderkammer entglittenes, völlig umschnittenes Trepanat kann man dort belassen, weil es reizfrei vertragen wird, während man beim Suchen mit der Pinzette leicht Hornhautendothel oder Linse verletzt. Häufiger hängt das Trepanat noch mit einigen Fasern an der Schnittstelle und ist nur nach innen zur Vorderkammer hin umgeschlagen. Dann könnte es in die ursprüngliche Lage zurückgelangen und den Abfluß verlegen. Deshalb soll man es bei der Operation mit der Pinzette entfernen, was leicht gelingt. – Eine Linsenverletzung dürfte nur Anfängern unterlaufen. Es sollte dann die Trepanation mit der Castroviejo-Schere erweitert und die Linse gleich entfernt werden, die sonst quillt und eine schwierige Nachoperation erfordert.

Entsteht ein Bindehautloch nahe dem Limbus, so ist es am besten, die Hornhautperipherie zu abradieren und die Bindehaut im Lochgebiet mit 8.0-Seidennähten auf dem abradierten Bezirk zu verankern. Wenn das Bindehautloch klein und limbusfern ist, kann man es mit Einzelnähten aus 8.0-Seide schließen.

23.5.3 Die Trabekulektomie nach Cairns. Während man bei der Trepanation nicht sicher weiß, ob sie im Bereich des Schlemm-Kanals ausgeführt wird, ist die Exzision des Trabekelwerkes unter dem Mikroskop bei der Methode von Cairns genau zu bewerkstelligen. Man präpariert einen Bindehautlappen mit der Basis am Limbus, der auf die Hornhaut zurückgeschlagen wird. Anschließend wird ein viereckiger lamellärer Korneosklerallappen gebildet durch Inzision parallel zum Limbus, Basis des Lappens an der Hornhaut. Der Sklerasporn ist im tiefen stehengebliebenen Gewebe gewöhnlich sichtbar. Entlang

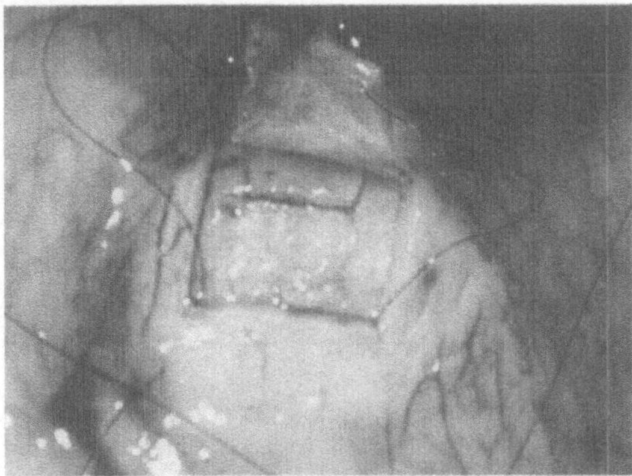

Abb. 37. Trabekulektomie nach Cairns. Oben im Bild ist der hochgehobene lamelläre Skleralappen sichtbar. Unterhalb davon ist in der stehengebliebenen tiefen Sklera ein rechteckiger Bezirk umschnitten, der den Schlemm-Kanal enthält und entfernt wird. Der lamelläre Skleralappen wird mit den vorgelegten Nähten in seine ursprüngliche Lage zurückgenäht und mit Bindehaut bedeckt

dem Skleralsporn wird eine 4-mm-Inzision gemacht, die die Vorderkammer eröffnet. Mit der Vannas-Schere wird die tiefe Lamelle der Sklera, die den Schlemm-Kanal und Trabekelwerk enthält, ausgeschnitten. Iridektomie, Naht der Sklera, Bindehautnaht (Abb. 37).

Eigene Untersuchungen zeigten, daß es bei der Trepanation am Limbus für die Druckregulierung einerlei war, ob das Trepanat Trabekelwerk enthielt oder nicht. Deshalb scheint mir die rechteckige Ausschneidung des Trabekelwerks nach Cairns zwar für den Verstand anziehender, aber für den Erfolg nicht vorteilhafter zu sein als der runde Ausschnitt nach Elliot. Entscheidend ist die funktionierende Öffnung am Limbus.

23.5.4 Periphere Iridenkleisis nach Leydhecker. *Anzeigen:* S. Kap. 22.4

Technik (Abb. 38–48): Bindehautpräparation: Kap. 22.5.2. Mit dem Kauter bestreicht man die Sklera entlang dem Limbus in der Gegend des beabsichtigten

Einschnittes, wobei die Temperatur des Kauters so dosiert sein muß, daß sich gerade eben die Gefäße schließen, aber die Sklera nicht gelb oder gar braun verfärbt wird (Abb. 38). Der Einschnitt beginnt parallel zum Limbus im Abstand von 1–2 mm von diesem mit schräg gehaltener Klinge (Abb. 39, 41). Wir verwenden ein abgebrochenes Stückchen einer Rasierklinge. Der Schnitt wird in der Richtung zum Schlemm-Kanal geführt. Falls es in dem Schnitt blutet, streichen wir mit nur leicht erhitztem Kauter einmal in dem Schnitt entlang. Das Gewebe soll sich dabei nicht verfärben, sonst ist die Hitze zu groß. Die Wundränder würden dann klaffen, die Iris bliebe nicht eingeklemmt, es entstünde eine Art Scheie-Operation.

Wenn etwa die Gegend des Schlemm-Kanals erreicht ist, ändert man die Richtung der Rasierklinge und schneidet jetzt senkrecht zur Vorderkammer ein (Abb. 42). Die periphere Iris fällt vor und blockiert den Kammerwasserabfluß (Abb. 43). Dies gelingt besser, wenn starke Miotika eine Woche lang weggelassen

Abb. 38. *Periphere Iridenkleisis.* Vor dem
Einschnitt am Limbus werden die Gefäße
durch zartes Kautern geschlossen. Das Kautern soll nicht zu einer gelben Verfärbung und
Schrumpfung der Sklera führen, sondern nur
gerade für die Blutleere ausreichen, weil die
Iris sonst später in die Vorderkammer zurück-
rutscht. Dieses zarte Kautern in der ganzen
Schnittlänge dient nicht der Filtration!

Abb. 39. *Periphere Iridenkleisis.* 6 mm langer
Schnitt parallel zum Limbus mit einem Stück
Rasierklinge, die tangential gehalten wird und
1–2 mm Abstand vom Limbus einhält

Abb. 40. *Periphere Iridenkleisis.* Wenn der
Einschnitt etwa bis in die Gegend des
Schlemm-Kanals erfolgt, wird nicht mehr weiter lamellierend geschnitten, sondern mit
senkrecht gehaltener Klinge (vgl. Abb. 41 und
42)

wurden und selbst Pilocarpin in den letzten 24 h nicht gegeben wurde. Der starke
Sphinkterzug ist außerdem unerwünscht,
weil die Irisperipherie dann manchmal
nicht eingeklemmt bleibt. Wenn die Iris
nicht vorfällt, so muß man sie mit der Kolibripinzette holen. Dabei fließt meist etwas Kammerwasser ab. Fällt im Gegen-
teil mehr als die Irisperipherie vor, etwa
die Hälfte der Breite der Iris oder sogar
der Sphinkter, so schiebt man die Iris mit
einem kleinen Spatel sanft in die Vorderkammer zurück und läßt 1–2 Tropfen
Kammerwasser entweichen, bis nur die
periphere Iris in der Wunde liegt
(Abb. 44).

Der hinter dem Patienten sitzende
Chirurg schneidet nun die Doppelfalte
der Irisperipherie vom rechten Rand her
ein (Abb. 46). Die Schnittrichtung ist weder senkrecht zur Pupille noch parallel
zum Limbus, sondern 45° zwischen beiden Richtungen. Eine möglichst dicke

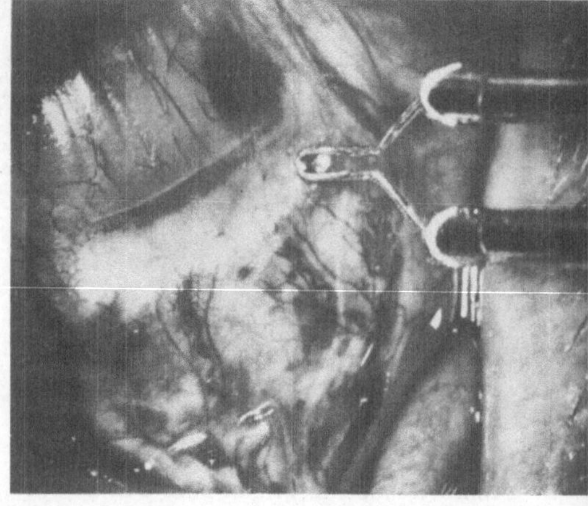

38

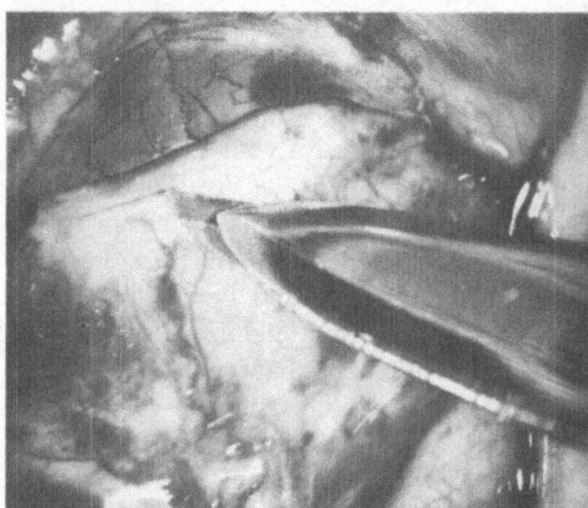

39

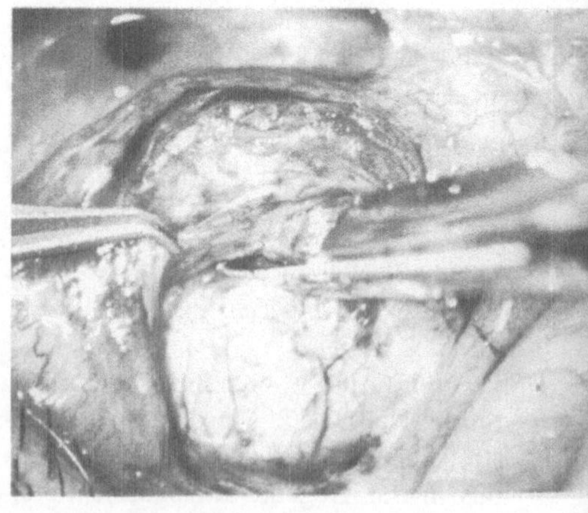

40

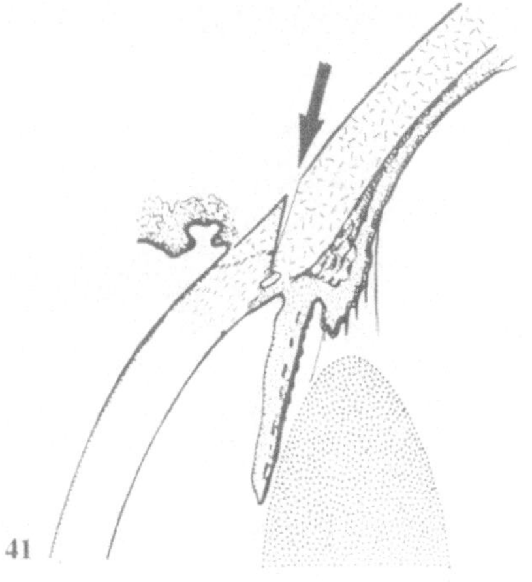

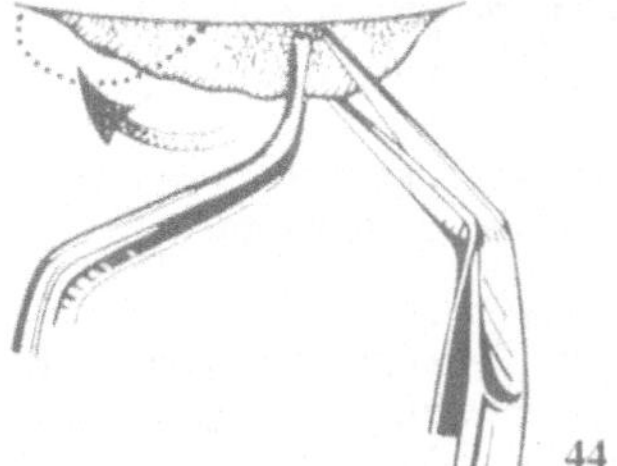

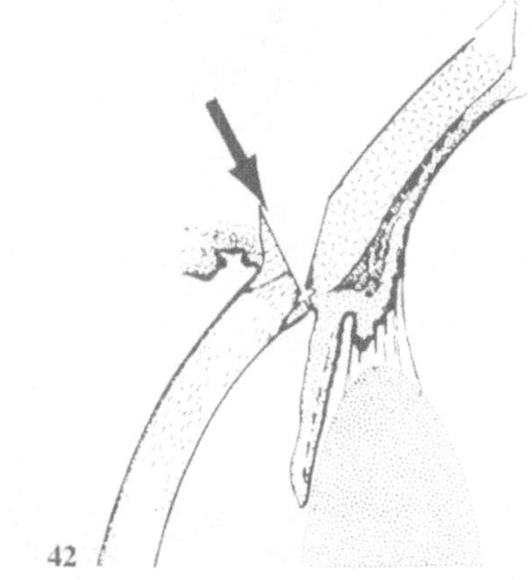

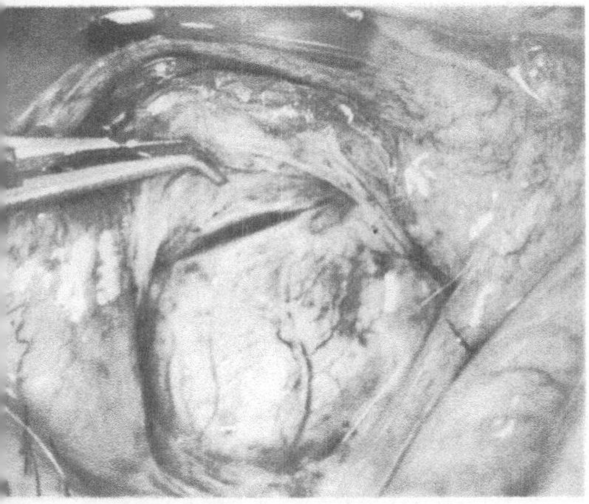

Abb. 41. *Periphere Iridenkleisis.* Erste Phase des Einschnittes, der 1 mm sklerawärts vom Limbus beginnt und lamellierend schräg bis in die Gegend des Schlemm-Kanals geführt wird

Abb. 42. *Periphere Iridenkleisis.* Zweite Phase des Einschnittes, der nun senkrecht auf die Bulbuswand in der Tiefe des ersten Einschnittes, geführt wird. Die innere Öffnung des Schnittes soll in der Gegend des Schlemm-Kanals liegen, nicht hornhautwärts davon, damit die eingeklemmte Iris nicht nach vorn gezogen wird. Sie wird später sonst atrophisch. Die äußere Öffnung des Schnittes soll nicht zu dicht an dem Übergang des Hornhautepithels in die Bindehaut liegen, damit genügend Platz für die Filtration besteht, Schnittlänge 5–6 mm

Abb. 43. *Periphere Iridenkleisis.* Die Irisbasis fällt vor und blockiert den Abfluß des Kammerwassers. Falls vorher mit Miotika lange behandelt wurde oder Synechien bestehen, fällt die Irisbasis nicht vor und muß mit der Kolibripinzette geholt werden. Falls bei hohem Druck viel Iris vorfällt, kann man mit einem Spatel ein wenig Kammerwasser dosiert ablassen und die Iris dann so zurückschieben, wie in der Abbildung dargestellt. Falls dies nicht gelingt: Mit Wecker-Schere oder Vannas-Schere kleines Loch an der Irisbasis schneiden und hier ein wenig Kammerwasser ablassen

Abb. 44. *Periphere Iridenkleisis.* Die vorgefallene Irisbasis wird mit einer Wecker-Schere oder Vannas-Schere am einen Ende eingeschnitten und die möglichst dicke Falte der Iris, die mit der stumpfen Pinzette gefaßt wurde, wird am anderen Ende des Limbusschnittes eingeklemmt. Der nicht eingeklemmte Irisschenkel kann in die Vorderkammer zurückgeschoben werden. Bei engem Kammerwinkel erfolgt an diesem Schenkel eine periphere Iridektomie (vgl. Abb. 45)

Abb.45. *Periphere Iridenkleisis.* Bei sehr engem Kammerwinkel erfolgt zunächst eine periphere Iridektomie am rechten Ende des Irisvorfalles. Bei weitem Kammerwinkel unterbleibt diese Iridektomie

Abb.46. *Periphere Iridenkleisis.* Mit der Vannas-Schere wird eine doppelte Falte der Irisperipherie im Winkel von 45° eingeschnitten

Abb.47. *Periphere Iridenkleisis.* Die Irisfalte ist am linken Ende der Wunde eingeklemmt. Das Pigmentepithel wird sorgfältig geschont

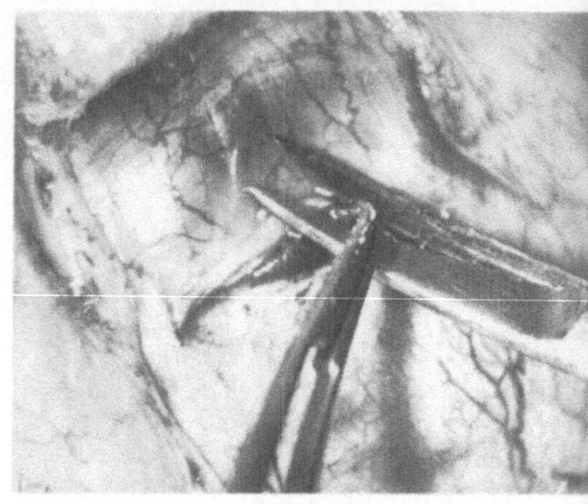

45

Falte wird dann in dem linken Ende der Wunde eingeklemmt (Abb.47). Diese Beschreibung gilt für Rechtshänder. Ein linkshändiger Chirurg kann genauso gut umgekehrt verfahren.

Der freie, rechte Schenkel der Iris schlüpft meist von selbst in die Vorderkammer zurück. Tut er dies nicht, so wird er mit dem Spatel zurückgestrichen. Falls man wegen des engen Kammerwinkels zusätzlich eine Iridektomie wünscht, macht man diese zuerst ganz rechts an der vorgefallenen Irisfalte und operiert dann mit dem 45°-Einschnitt der Iris wie geschildert weiter (Abb.45).

Die Bindehaut wird mit 8.0-Seide unter Mitfassen der Tenon fortlaufend vernäht (Abb.48). Die Naht kann nach einer Woche leicht gezogen werden. Zum Schluß injiziert man Kortikosteroide unter die Bindehaut und gibt je nach eigener Überzeugung eine desinfizierende Salbe oder ein Antibiotikum, stets aber ein Mydriatikum. Während der ersten Woche stellt man die Pupille mit Cyklopentolat oder Adrenalinpräparaten weit und gibt Steroide örtlich. Die Mydriasis ist auch bei engem Kammerwinkel jetzt

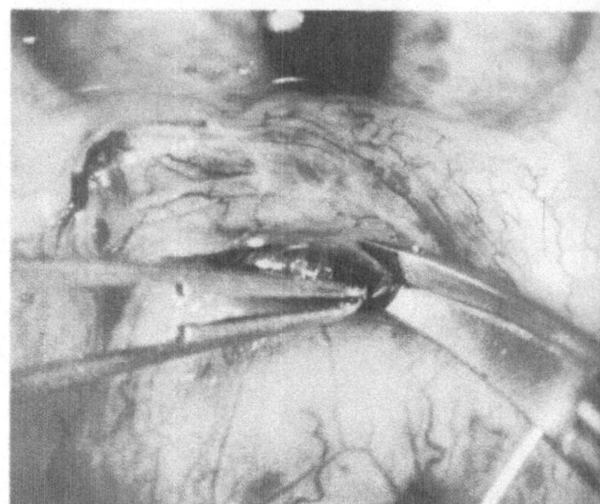

46

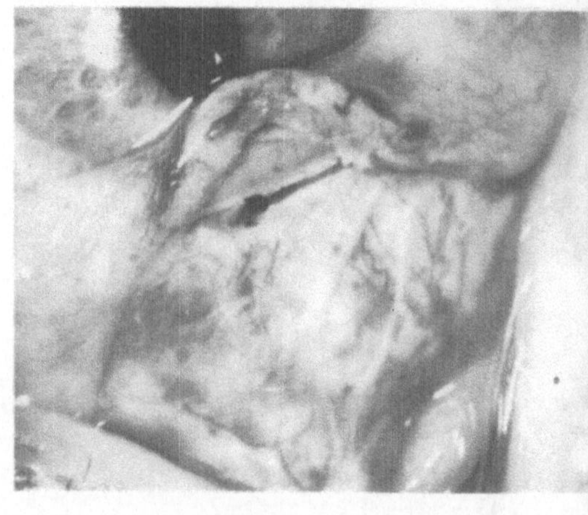

47

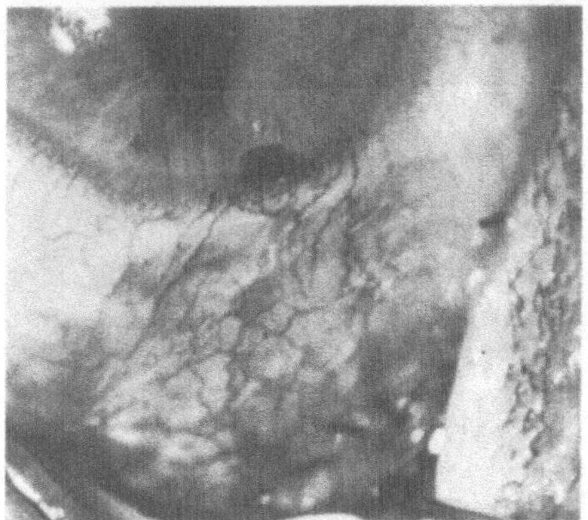

Abb. 48. *Periphere Iridenkleisis.* Die Bindehaut ist mit einer fortlaufenden 8,0-Seidennaht geschlossen. Die Vorderkammer steht

ungefährlich, da der neugeschaffene Abfluß benutzt wird.

Bei der Operation bleibt die Vorderkammer stets erhalten. Manchmal fließt gar kein Kammerwasser ab, oder man läßt 1–2 Tropfen dosiert entweichen.

Bei bekannter Vernarbungstendenz, sehr dicker Tenon, Personen unter 50 Jahren oder Negern exzidiere ich im Bereich der Bindehautöffnung die Tenon, um eine stärkere Filtration zu bekommen. Vernarbungen pflegen an der Tenon-Faszie und nicht durch die Bindehaut zu entstehen. Man präpariert die Bindehaut am besten getrennt von der Tenon bis zum Limbus und kann die stehengebliebene Faszie nun bequem exzidieren (Abb. 31).

Komplikationen: Wenn bei der Tenonexzision ein limbusfernes Loch in der Bindehaut entsteht, kann man es sofort mit Einzelnähten aus 8.0-Seide verschließen. Entsteht ein Loch am Limbus, so abradiert man die Hornhautperipherie in diesem Gebiet und verankert die Bindehaut auf dem abradierten Bezirk.

Wenn man den ersten Skleraschnitt zu weit vom Limbus begann, aber noch nicht bis zur Vorderkammer führte, muß man entscheiden, welche Korrektur am wenigsten traumatisch ist. Meist wird man den falsch gewählten, noch nicht perforierenden Einschnitt so lassen und nach besserer Freilegung des Limbus einen limbusnäheren Parallelschnitt nun an der richtigen Stelle ausführen. Alternativlösungen könnten sein, den falschen Schnitt zu belassen, aber eine limbale Ausschneidung (Trabekulektomie), oder eine Trepanation nach Elliot auszuführen oder im äußersten Fall die Operation in dem anderen oberen Quadranten weiterzuführen.

23.5.5 Filternde Iridektomie nach Scheie-Malbran. *Anzeigen:* Diese Operation führe ich nur bei hämorrhagischem Glaukom oder als Notlösung bei Hydrophthalmie aus, wenn die Goniotomie versagte, in beiden Fällen ohne lamellären Skleradeckel.

Technik: Der Bindehautlappen wird in einem oberen Quadranten wie bei der peripheren Iridenkleisis oder der Trepanation nach Elliot präpariert. Die am Limbus haftende Bindehaut wird mit einem stumpfen Instrument zur Hornhaut geschoben. Der Kauter wird heißer gestellt, als dies zum Blutstillen nötig ist. Bei Kontakt von etwa 1 s mit der Sklera, soll sich diese hellbraun verfärbt haben. Man zieht mit dem Kauter zahlreiche, etwa 5 mm lange Striche am Limbus stets auf der gleichen Linie, schneidet dann dort senkrecht zur Vorderkammer hin ein wenig ein ohne zu perforieren, kautert und schneidet weiterhin abwechselnd, bis ein 0,5 mm breiter und 5 mm langer Graben entstanden ist (Abb. 49–52). Dessen letzte Schicht wird mit der Rasierklinge durchtrennt, wobei das Kammerwasser abfließt. Es soll nicht ein außen breiter und innen schmaler Graben gekautert bzw. geschnitten werden.

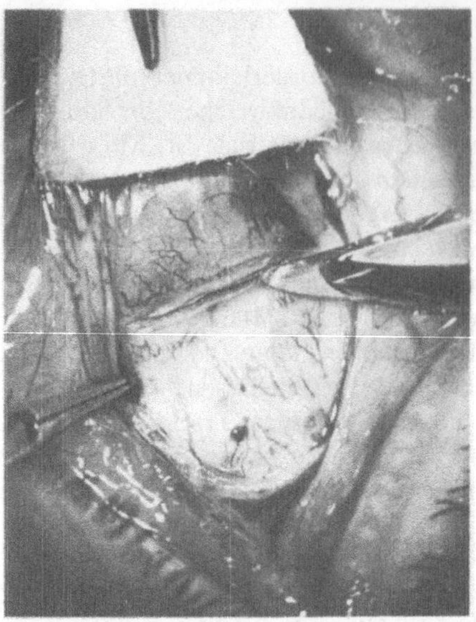

Abb. 49. *Filternde Iridektomie nach Scheie.* Bindehautlappen wie bei Trepanation nach Elliot oder Iridenkleisis. Die Bindehaut ist auf die Hornhaut zurückgeschlagen und wird in der Abbildung mit einem Tupfer festgehalten. Am Limbus wird in einer Schnittlänge von 5–6 mm mit der Rasierklinge geschnitten, ohne zu perforieren, anschließend gekautert und wieder geschnitten

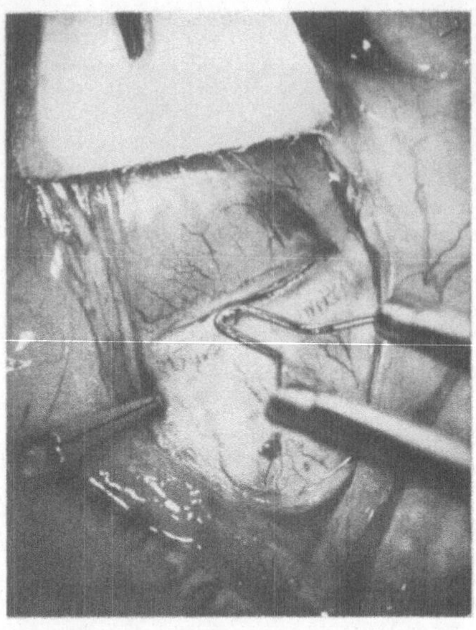

Abb. 50. *Filternde Iridektomie nach Scheie.* Der nichtperforierte Schnitt mit der Rasierklinge wird am kornealen und skleralen Wundrand gekautert. Das Kautern erfolgt hierbei so stark, daß eine Gewebsschrumpfung eintritt

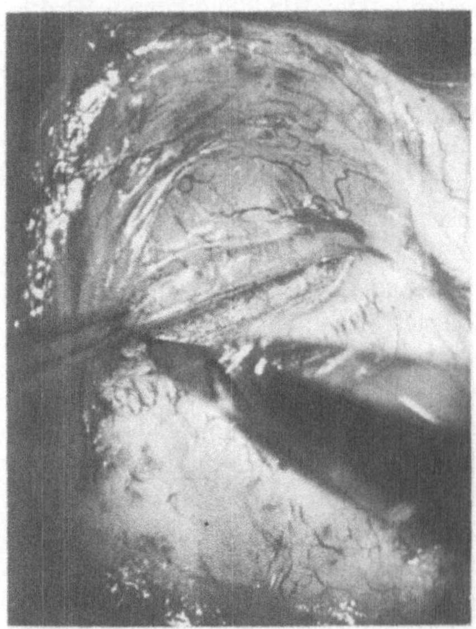

Abb. 51. *Filternde Iridektomie nach Scheie.* Nach mehrmals abwechselndem Schneiden und Kautern wird endlich die tiefste Stelle des 5–6 mm langen und 0,5 mm breiten Grabens mit der Rasierklinge perforiert

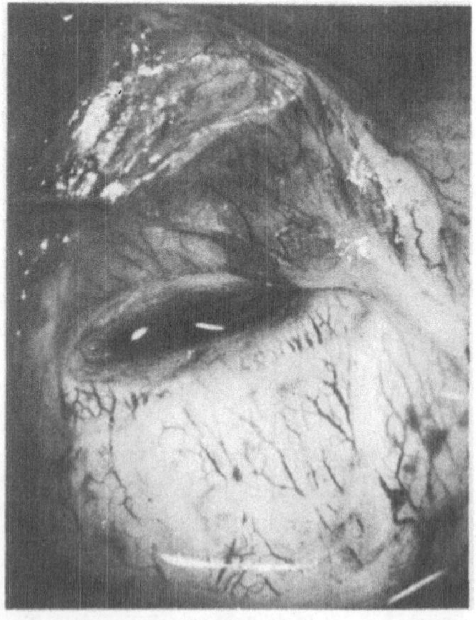

Abb. 52. *Filternde Iridektomie nach Scheie.* Nach der Perforation fällt die Iris in den Spalt. Es erfolgt eine periphere basale Iridektomie. Anschließend wird die Bindehaut in die ursprüngliche Lage zurückgenäht

Man kann dies durch senkrechte Haltung des Kauters und gleichmäßiges Kautern der skleralen oder der kornealen Wundlippe erreichen. Iridektomie und Bindehautnaht wie oben beschrieben.

Komplikationen: Wenn die Iris nicht vorfällt, so soll man sie nur bei guter Sicht unter dem Mikroskop hervorziehen. Bei blindem Tasten mit der Pinzette verursacht man bei Hydrophthalmie sonst einen Glaskörperverlust. Bei Korpusvorfall macht man eine Vitrektomie, damit die Wunde frei ist und der Glaskörper zurücksinkt. Danach füllt man die Vorderkammer mit Luft auf.

23.5.6 Zyklodialyse. Die in Kap. 22.4 angegebenen Anzeigen und Gegenanzeigen sind unbedingt zu beachten.

Auf die Schilderung der Technik, die in früheren Auflagen dieses Buches beschrieben wurde, wird hier verzichtet, weil diese Operation kaum noch ausgeführt wird.

23.5.7 Iridektomie. Die Iridektomie nimmt man meistens mit dem YAG-Laser vor. Eine chirurgische Iridektomie erfolgt peripher und basal. Die Operation ist am zweiten, klinisch noch gesunden Auge mit sehr engem Kammerwinkel angezeigt, wenn am anderen Auge ein akuter Glaukomanfall bestand.

Technik: Präparieren eines Bindehautlappens in einem Quadranten, Eröffnen der Vorderkammer ab externo mit der Rasierklinge wie bei der Iridenkleisis, periphere basale Iridektomie, keine Korneoskleralnaht.

Komplikationen: Bei Ab-externo-Schnitt kenne ich keine Komplikationen. Bei einem Lanzenschnitt wäre eine Verletzung der Iris denkbar.

23.5.8 Goniotomie. Die Barkan-Goniotomie habe ich modifiziert und in Veröffentlichungen zur Unterscheidung Angulozision genannt, aber diese hat dasselbe Prinzip wie die Goniotomie und die Änderungen beziehen sich nur auf Einzelheiten der

Technik: schmaleres perforiertes Messer (Abb. 53), durch das die Vorderkammer mit BSS-Lösung vertieft gehalten wird; Gonioskopielinse mit eingebautem Kaltlicht, die keine Methozellösung braucht und beliebig oft auf die Hornhaut aufgesetzt und abgenommen werden kann, ohne daß sich Luftblasen bilden; Einschneiden des Kammerwinkels tiefer als Barkan dies vorschrieb, nämlich möglichst bis in den Schlemm-Kanal und dessen jenseitige (zur Hornhautoberfläche gelegene) Wand, ohne nach außen zu perforieren. Das Prinzip der Operation ist also dasselbe wie bei der Goniotomie. Für diese Operation ist große Übung und eine eingearbeitete Arbeitsgruppe erforderlich, da ein Assistent das Auge mit Pinzetten festhalten und während der Operation auf Anweisung des Operateurs rotieren, abduzieren und adduzieren muß. Der Assistent soll dabei das Auge mit Castroviejo-Pinzetten ein wenig aus der Orbita herausheben und darf keineswegs auf die Sklera drücken. Ein weiterer Assistent (Schwester) muß den Hergang der Operation genau kennen und durch die Gonioskopielinse mitbeobachten, also hinter dem Operateur stehen. Aufgabe dieses Assistenten ist es, den Druck in der Vorderkammer gleichmäßig so zu regulieren, daß die Kammer gleich tief bleibt. Wird zuviel BSS-Lösung eingefüllt, so tritt eine Drucktrübung der Hornhaut auf und der Einblick ist behindert, wird zuwenig eingefüllt, so kommt es zur Blutung durch die Inzision. I. allg. arbeite ich hierbei lieber mit Lupenbrille und einer Stirnleuchte als mit

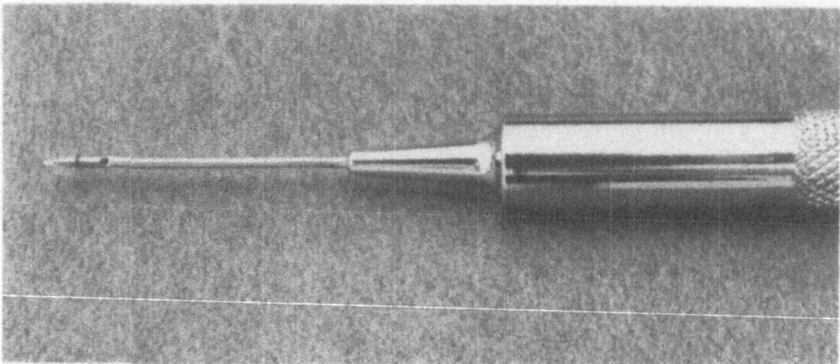

Abb. 53. Perforiertes, sehr schlankes Goniotomiemesser nach Leydhecker. An seiner hier nicht abgebildeten Seite ist ein Schlauch angebracht, durch den während des Eingriffs BSS (Balanced Salt Solution) unter Druck in die Vorderkammer gespritzt wird. Am Ende des Eingriffs wird durch einen zweiten Stutzen Luft in die Vorderkammer geblasen, ohne daß das Messer herausgezogen werden muß

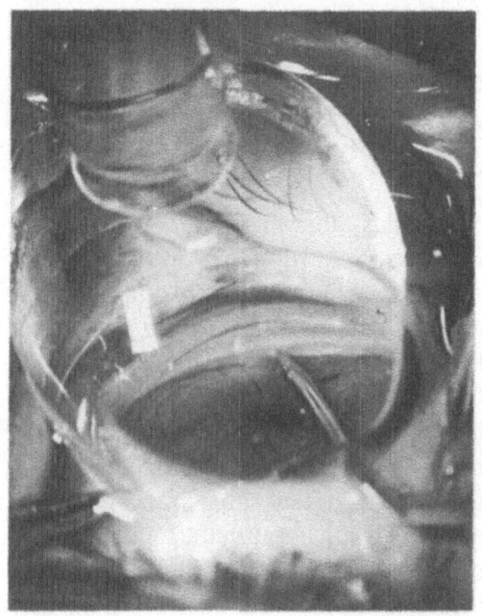

Abb. 54. *Goniotomie.* Die Beobachtung erfolgt durch die Gonioskopielinse nach Leydhecker (Hersteller: Firma Storz, vormals Klein, Heidelberg), bei der keine Kontaktflüssigkeit erforderlich ist und sich keine Luftblasen zwischen Linse und Hornhaut ansammeln. Während der Operation kann sie beliebig aufgesetzt oder wieder entfernt werden. Sie ist mit einer Kaltlichtquelle verbunden. Rechts von dem Messer: Kammerwinkel geöffnet. Links von dem Messer: Kammerwinkel noch verschlossen

dem Mikroskop, obgleich ich sonst alle Operationen (außer Ablatio- und Schiel-Operationen) unter dem Operationsmikroskop ausführe. Die größere Tiefenschärfe und größere Beweglichkeit sind ohne Mikroskop von Vorteil. Das Operationsverfahren ist so diffizil, daß es für Ärzte, die es nur gelegentlich anwenden, nicht geeignet ist.

Zur *Technik:* Vor der Operation wird die Pupille verengt. Der Assistent faßt nahe dem M. rect. sup. und inf. den Bulbus mit der Pinzette. Bei leichter Trübung des Hornhautepithels wird es völlig abradiert. Das Auge wird nach nasal gewendet, das durchbohrte Angulozisionsmesser (Abb. 53) wird temporal am Limbus eingestochen und unter direkter Beobachtung bis nahe zum Kammerwinkel geführt. Die Öffnung des Messers, aus der die Infusionslösung austritt, ist zur Iris hingewendet. Die Gonioskopielinse wird auf die Hornhaut gesetzt. Man schneidet dann in der Gegend des Schlemm-Kanals in möglichst großer Ausdehnung ein, wobei man wiederholte Schnittbewegungen ausführt, so daß der Kammerwinkel mehr ausgekratzt als eingeschnitten wird (Abb. 54). Durch einen seitlichen Ansatz am Messer bläst ein Assistent (Schwester) vor dem Herausziehen des Messers aus dem Auge Luft in die Vorderkammer. Falls die Operation versagt, soll man sie 4mal jeweils in einer anderen Region des Kammerwinkels wiederholen, ehe man sich zu anderen Eingriffen entschließt.

Komplikationen: Eine häufige, aber klinisch belanglose Komplikation ist die periphere Synechie der Iris an der Einstichstelle. Im Bereich der Angulozision kann eine periphere Irisatrophie oder eine Iridotomie entstehen, wenn man mit dem Angulozisionsmesser in die Irisperipherie gerät. Blutungen sind an der Einschnittstelle möglich. Sie stehen in der Regel, sobald man Luft in die Vorderkammer füllt. – Wenn in die Infusionslösung, mit der die Vorderkammer tief gehalten wird, während der Operation Luftblasen geraten, sieht der Operateur die Operationsstelle nicht mehr. Bei dieser lästigen Komplikation pflege ich die Luftblasen abzusaugen und versuche mit Hilfe eines anderen, luftfreien Systems von Angulozisionsmesser, Schlauch und Spritze die Operation erneut. – Der Assistent muß das Auge zwar fest und ruhig halten, darf aber nicht gleichzeitig durch zu starken Pinzettenzug oder -druck den Druck im Auge steigern. – Schließlich ist es noch ausnahmsweise möglich, daß man bei sehr dünner Sklera zu tief schneidet und subkonjunktival perforiert. Ich habe diesen Fehler nur einmal gesehen und nach einer Woche durch eine Naht der Sklera behoben.

23.5.9 Trabekulotomie nach Harms. Auch für diesen Eingriff gilt, daß er nur für eine eingearbeitete Gruppe und einen sehr geübten Operateur geeignet ist. Dieser muß ein Operationsmikroskop mit bis zu 40facher Vergrößerung und eine sehr helle Beleuchtung zur Verfügung haben.

Technik: Man bildet einen Bindehautlappen, meist temporal oben, mit der Basis am Limbus und präpariert einen lamellären Skleralappen, dessen Basis gleichfalls am Limbus unberührt bleibt. In der stehengebliebenen tiefen Skleraschicht wird ein radiärer Schnitt vorsichtig präpariert, um den Schlemm-Kanal aufzusuchen. Die Operation kann nur unter dem Mikroskop bei starker Vergrößerung erfolgreich ausgeführt werden. Mit einem feinsten Scherchen schlitzt man den Kanal in seiner Verlaufsrichtung zum leichteren Einführen einer Sonde, die man möglichst weit in den Kanal schiebt und dann in die Vorderkammer schwenkt. Hierbei entsteht meistens eine leichte Blutung. Der lamelläre Skleralappen wird wieder an seinen Ort genäht und die Bindehaut verschlossen (Abb. 55–57).

Komplikationen: Der Schlemm-Kanal ist bei Hydrophthalmie schwieriger zu finden, als bei Erwachsenen. Falls man die Sonde an einer Stelle eingeschoben hat, von der man später erkennt, daß es sich nicht um den Schlemm-Kanal handelt, und die Sonde nicht in die Vorderkammer zu schwenken war, oder wenn der Schlemm-Kanal nicht eindeutig gefunden wird, kann man an der Operationsstelle immer noch eine Trabekulektomie mit der Rasierklinge oder mit der Schere ausführen.

23.5.10 Operation bei Katarakt und Glaukom. Man kann zunächst die Staroperation ausführen und eine Hinterkammerlinse einsetzen, wenn der Druck mit medikamentöser Therapie nicht über 35–40 mm Hg ist und der Glaskörper bei der Operation nicht drängt. Die Glaukomoperation folgt später nötigenfalls als zweiter Eingriff. Vor der Entwicklung der Implantation von Kunstlinsen pflegte ich die intrakapsuläre Kälteoperation der Linse und eine skleragedeckte Trepa-

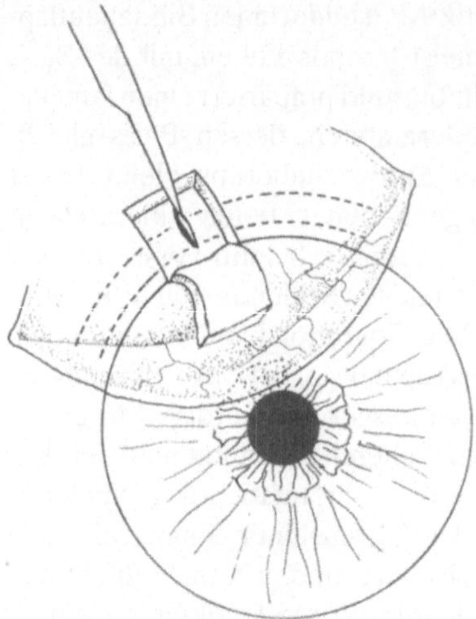

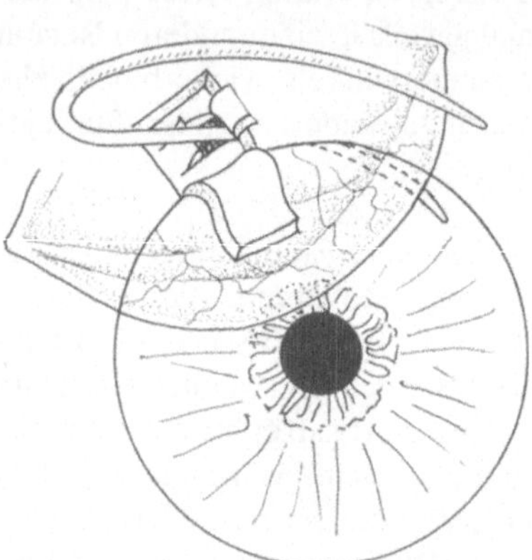

Abb. 55. *Trabekulotomie nach Harms.* Die Bindehaut ist auf die Hornhaut geschoben, der Limbus freigelegt. Bei 11 Uhr ist ein lamelläres Sklerastück umschnitten und auf die Hornhaut geklappt. In der Tiefe wird unter mikroskopischer Beobachtung der Schlemm-Kanal präpariert, dessen ungefähre Lage in der Zeichnung durch die halbkreisförmigen, gestrichelten Linien angedeutet ist. Links oben im Bild: Schematisiert wiedergegebenes Messer

Abb. 57. *Trabekulotomie nach Harms.* Das doppelzinkige Instrument wird aus der ursprünglich limbusparallelen Lage in die Vorderkammer geschwenkt, das Trabekelwerk dabei aufgerissen. (Nach Harms, persönliche Mitteilung)

nation in einer Sitzung auszuführen, um nicht die Narben von zwei Operationen zu verursachen. Die Entfernung der Linse allein wirkt auf die Dauer nicht drucksenkend.

23.5.11 Verödung des Ziliarkörpers.

Diese Operationsart kommt bei Versagen von Filteroperationen infrage, ferner wenn eine zeitlich begrenzte Wirkung vermutlich genügt oder wenn eine andere Operationsart nicht möglich ist.

Ich setze bei der Kryooperation 6 Herde mit $-80°$ je 2 min unten in der Gegend des Ziliarkörpers. Wenn dies nicht ausreicht oder nicht möglich ist, kann man eine Skleralamelle abpräparieren, den Ziliarkörper in diesem Bereich mit Diathermie veröden und die Skleralamelle wieder zurücknähen. Man vermeidet so Sklerastaphylome.

Bei allen derartigen Eingriffen soll man nasal oder temporal nur eine der Ar-

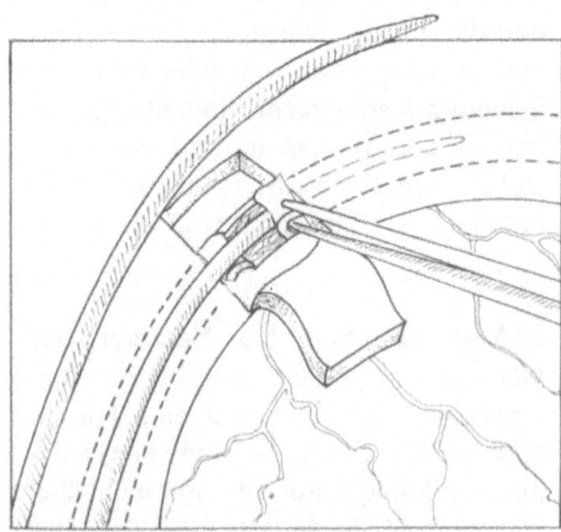

Abb. 56. *Trabekulotomie nach Harms.* In den Schlemm-Kanal wird ein Zinken eines doppelzinkigen Instrumentes eingeführt

teriae ciliaris posteriores longae mitveröden, weil bei Zerstörung beider Arterien eine Phthisis bulbi entstehen kann.

Man kann den Ziliarkörper auch durch die Bindehaut und Sklera hindurch mit einem entsprechend fokussierten YAG-Laser veröden.

23.5.12 Einpflanzen eines Abflußsystems (nach Molteno u. a.).

Ein Silikonröhrchen wird am Limbus eingepflanzt. Es steht mit einer nahezu äquatorial verankerten gewölbten Muschel aus Kunststoff in Verbindung.

Durch lamelläres Aufsplittern der Sklera wird das Röhrchen intraskleral von der Muschel zur Vorderkammer geführt. Molteno empfiehlt, zunächst die Muschel einzupflanzen und nach Wochen erst die Sklera zu spalten, um das Röhrchen zur Vorderkammer zu bringen. Ich habe die Operation bisher nur in verzweifelten Fällen vorgenommen, bei denen alle anderen Verfahren wiederholt versagt hatten, und dann die ganze Prozedur in einer Sitzung ausgeführt.

23.6 Vor- und Nachbehandlung. Allgemeine Ratschläge zur Operationstechnik

Vor einer Zyklodialyse, Goniotomie, Angulozision oder Trabekulotomie soll die Pupille eng sein. Bei allen anderen Operationen läßt man starke Miotika möglichst drei Wochen vor dem Eingriff weg, Pilocarpin wenigstens 24 h vor dem Eingriff, damit der Sphinktertonus nachläßt und möglichst die Pupille spielt. Wenn der Druck bei Weitwinkelglaukom deshalb bei Operationsbeginn erhöht ist, schadet dies nichts. Bei sehr engem Kammerwinkel soll natürlich kein akuter Glaukomanfall unmittelbar vor der Operation entstehen; man gibt deshalb Acetazolamid, Mannit oder notfalls

eben doch Pilocarpin. Wir operieren vorzugsweise in Allgemeinnarkose unter dem Operationsmikroskop. Am Vortag geben wir dem Patienten Beruhigungsmittel, wenn er aufgeregt ist und Prostaglandinhemmer. Wir bestimmen Blutungs- und Gerinnungszeit sowie die Thrombozytenzahl bei allen Patienten vor der Operation. Wenn eine Blutungsneigung bekannt ist, lassen wir den Patienten im Gerinnungslabor der Medizinischen Klinik untersuchen und entsprechend vorbehandeln. Zur Nachbehandlung geben wir örtlich Kortikosteroide für wenigstens 1 Woche, wobei die Dosierung sich nach dem Reizzustand richtet, den wir an der Spaltlampe beurteilen. Nach jeder bulbuseröffnenden Operation findet man im Kammerwasser Zellen. Mit der Kortikosteroidbehandlung kann man die entzündliche Reaktion unterdrücken und die Vernarbung vermindern. Wenn eine starke Vernarbungstendenz bekannt ist oder es sich um eine zweite oder dritte Operation wegen Vernarbung des Sickerkissens handelt, geben wir schon am Tag vor der Operation Kortikosteroide auch oral und setzen diese Behandlung wenigstens eine Woche nach der Operation fort. Außerdem exzidiere ich bei solchen Patienten im Operationsgebiet die Tenon-Faszie, was auch bei Patienten unter 50 Jahren oder bei sehr dicker Faszie sowie bei Negern zu empfehlen ist. Die Decke des Filterkissens wird dadurch dünner, der postoperative Druck niedriger, da das Kammerwasser nur zum Teil durch die Bindehaut aufgesaugt wird, zum anderen Teil durch das Sickerkissen hindurch in den Bindehautsack diffundiert.

In den USA sind die Erfahrungen mit 5-Fluorouracil überzeugend, das als Schutz gegen Vernarbung in der ersten Woche nach der Operation täglich subkonjunktival injiziert wird.

Die Pupille wird nach Filteroperationen während der ersten Woche weit gestellt, außer nach Zyklodialyse, Goniotomie (Angulozision) und Trabekulotomie.

Wir verbinden nur ein Auge, um dem Patienten den unnötigen Zustand der Hilflosigkeit zu ersparen. Die Bindehaut ist mit einem fortlaufenden Faden verschlossen, der nach einer Woche mühelos herausgezogen werden kann. Druckmessungen beginnen i. allg. 4–5 Tage nach der Operation. Bis zur Entlassung am 10.–12. Tag ist i. allg. ein horizontaler Verlauf der Druckkurve erkennbar. Weitere Nachuntersuchungen finden zunächst im Abstand von 1–2 Wochen statt, später entsprechend dem Zustand seltener. Vor der Entlassung werden Sehschärfe und Gesichtsfeld nochmals überprüft. Wenn nötig werden andere Korrekturgläser verordnet, als der Patient sie vor der Operation trug; jedenfalls soll er die optimale Korrektur haben, damit er nicht glaubt, durch die Operation habe das Sehen sich verschlechtert. Aus diesem Grund geben wir Atropin zur Nachbehandlung möglichst nur 1 Tag und danach Zyklopentolat oder Adrenalinpräparate. Von Kontaktlinsen raten wir bei dünnem und großem Sickerkissen ab.

23.7 Postoperative Komplikationen

Blutung. Bettruhe und Lochbrille zusammen mit blutungshemmender Allgemeinbehandlung sind anzuraten. Falls Herz und Kreislauf des Patienten dies gestatten, kann man versuchen, durch einen Wasserstoß (1 l in 5 min) Blut aus der Vorderkammer oder dem Glaskörper auszuschwemmen.

Entzündungen. Leichte Entzündungen treten nach Glaukomoperationen fast immer auf, wie man sich durch Untersuchung an der Spaltlampe am 2. oder 3. Tag überzeugen kann. Wir geben am Tag vor der Operation und am Operationstag vor dem Eingriff Kortikosteroide als Augentropfen und behandeln nach Iridektomie, Iridenkleisis oder Trepanation örtlich mit Mydriatika und Kortikosteroiden. Deren Dosierung richtet sich nach dem Befund, wobei wir als Durchschnittsdosis wenigstens 3mal täglich ein Dexamethasonpräparat eintropfen, bei starker Entzündung 6mal tägl., dies jedoch höchstens 1 Woche lang. Wir vermindern die Kortikosteroidgabe in der ersten Woche und versuchen, bis zur Entlassung des Patienten (12. Tag) die Behandlung ganz zu beenden. Nach einer Zyklodialyse, Goniotomie oder Trabekulotomie halten wir die Pupille eng, damit der Operationsspalt offen bleibt. Es wird bei der Operation immer nur das operierte Auge verbunden. Bettruhe braucht der Patient nur am Tag der Operation, wenn in Narkose operiert wurde, einzuhalten, am nächsten Tag kann er aufstehen. Man muß das zweite, nichtoperierte Auge behandeln und den Druck regelmäßig messen, insbesondere bei engem Kammerwinkel. Wenn beide Augen erkrankt sind und zur Operation anstehen, operieren wir das zweite Auge gewöhnlich eine Woche nach dem ersten Auge, das dann keinen Verband mehr braucht. Druckmessungen erfolgen vom 4. Tag ab.

Fehlen der Vorderkammer. Durch Auftropfen von Fluoreszein stellt man fest, ob eine offene Fistel vorhanden ist (Seidel-Probe: klare Kammerwasserstraße in der Fluoreszeinfarbe), die durch eine Bindehautdeckung geschlossen werden muß. Fehlende Vorderkammer und Hypotonie kommen auch zugleich mit einer

Aderhautabhebung vor. Das völlige Fehlen der Vorderkammer gefährdet die Linse, die sich bei längerer Dauer als eine Woche trüben kann sowie das Hornhautendothel. Die Therapie besteht in einem elastischen Druckverband für einige Tage, Karboanhydrasehemmern oder in dem vorübergehenden Einlegen einer sehr großen weichen Kontaktlinse auf das Sickerkissen, um die Filtration zu verringern und den Druck zu steigern. Gegen eine Aderhautabhebung kann man Dexamethason oral in hoher Dosierung geben, was aber nicht immer wirkt (Dauer der Dexamethasongabe 3–4 Tage). Wenn die Vorderkammer nur in der Peripherie aufgehoben ist, jedoch im Pupillarbereich steht, ist die Gefahr einer Linsentrübung geringer und man kann abwarten. Gefahr besteht bei aufgehobener Vorderkammer und hohem Druck nach einer Glaukomoperation. Graefe nannte diesen Zustand *malignes Glaukom,* weil durch die starke Drucksteigerung in einigen Tagen eine Erblindung eintreten kann (s. Kap. 8.10.4).

Unkomplizierte Hypotonie ohne aufgehobene Vorderkammer ist nach eigenen Untersuchungen nicht Ursache der postoperativen Linsentrübung, wie man früher glaubte. Im übrigen s. Kap. 5.4.

Niedriger i. o. Druck von 5–10 mm Hg. Dies ist nicht grundsätzlich als Komplikation anzusehen, da meistens keine nachteiligen Folgen entstehen. Wenn jedoch ein Makulaödem mit Verzerrtsehen und ein Papillenödem entsteht, muß man versuchen, die drucksenkende Operation teilweise wieder rückgängig zu machen, indem man das Filterkissen diathermisch oder durch Kälteanwendung verkleinert oder den Zyklodialysespalt zunäht. Der häufigste Schaden bei Hypotonie entsteht jedoch durch die psychologische Ungeschicklichkeit des Arztes, der dem Patienten Besorgnisse wegen des niedrigen Druckes überflüssigerweise mitteilt, auch wenn Gesichtsfeld und Sehschärfe wie vor der Operation sind und am Fundus keine nachteiligen Folgen des niedrigen Druckes erkennbar sind.

Vernarbung des Sickerkissens. Wenn eine Vernarbungstendenz bekannt ist, wird man die Operation unter allgemeiner und intensiver örtlicher Vor- und Nachbehandlung mit Kortikosteroiden ausführen und das subkonjunktivale Gewebe, von dem die Narbenbildung stets ausgeht, bei der Operation in großer Ausdehnung exzidieren.

Die Injektion von 5-Fluorouracil subkonjunktival hat sich bewährt, wie bereits erwähnt wurde. Das Mittel ist in Deutschland noch nicht erhältlich. Alle diese Vorsichtsmaßnahmen sind jedoch nicht mit Sicherheit wirksam. Von der Saugglocken-Behandlung zur Stimulation der Sickerkissenbildung habe ich keine Vorteile gesehen, sondern nur Hornhauterosionen nach jeder Behandlung. Auch eine Massage oder ein Druck auf das Auge nützen nur für 1 h.

23.8 Erfolge

Der Operationserfolg nach drucksenkenden Operationen, den wir i. allg. bei der Entlassung, 8–12 Tage nach der Operation, beurteilen, hat später eher eine Tendenz zum Besseren als zum Schlechteren: 20–40% der Augen, die zwei Wochen nach der Operation noch einen leicht erhöhten Druck hatten, zeigten bei eigener Nachbeobachtung nach einem Jahr spontan Normalwerte. Das umgekehrte Verhalten, daß anfangs druckregulierte Augen später wieder erhöhte Druckwerte haben, ist seltener. Der nach einem Jahr erreichte Zustand des Druckes ist nach Filteroperationen stabil und tendiert selbst dann noch eher zum Besseren als zum Schlechteren.

Nach Filteroperationen können wir mit einer dauernden Druckregulierung bei 60–90% aller Augen rechnen, wobei die Unterschiede von der Ausgangssituation abhängen. Der Gesichtsfeldverfall schreitet bei Frühfällen höchstens bei 10% der Augen fort, bei Spätfällen je nach dem Zustand der Gefäße öfter, jedoch langsamer als dies ohne druckregulierende Operation geschehen wäre. Die Beurteilung des Operationseinflusses auf die Sehschärfe ist sehr schwierig, weil die meisten Patienten im fortgeschrittenen Lebensalter sind und auch ohne Operation die Linsentrübung zugenommen hätte. Die Zunahme der Linsentrübung ist die häufigste Ursache für die Abnahme der Sehschärfe nach der Operation. Man muß damit rechnen, daß in 3 Jahren bei rund der Hälfte der glaukomoperierten Augen die Sehschärfe durch eine Zunahme der Linsentrübung

abnimmt, wobei meine periphere Iridenkleisis am günstigsten abschneidet, weil die Vorderkammer bei der Operation nicht abfließt. Vergleiche beider Augen miteinander bei einseitig mit peripherer Iridenkleisis operierten Patienten zeigten, daß eine Zunahme der Linsentrübung am nichtoperierten Auge häufiger oder stärker geschah, als am operierten Auge, also allein altersbedingt und nicht operationsbedingt war.

Nach längerem Fehlen der Vorderkammer pflegen die Linsentrübungen beschleunigt zuzunehmen. Eine Katarakt (Visus 0,1 oder weniger) entsteht bei Filteroperationen bei rund 10% der Augen, wobei die Hypotonie mit stehender Vorderkammer in eigenen Untersuchungen sich nicht als kataraktfördernder Faktor zeigte. Nach einer Zyklodialyse dagegen pflegen Linsentrübungen bei Personen über 45 Jahren oder bei Menschen mit einer vorher schon getrübten Linse rasch zuzunehmen.

24 Die häufigsten Fehler in der Praxis

Zusammenfassend sollen noch einmal die häufigsten Fehler in der Praxis kurz geschildert werden. Da man dieses ganze Buch als eine Warnung vor Fehlern in der Praxis ansehen kann, ist es nicht möglich, *alle* Fehler hier nochmals zu nennen. Wenn das Glaukom heute immer noch an erster Stelle der Ursachen der Erblindung steht, so liegt das nicht am Fehlen diagnostischer und therapeutischer Möglichkeiten, sondern daran, daß es oft zu spät erkannt und ungenügend behandelt wird.

Diagnose. Alle Patienten müssen unabhängig vom Grund ihres Kommens mit dem Applanationstonometer gemessen werden und die Papille muß gespiegelt werden. Bei Tonometrie mit dem Schiötz-Tonometer muß man sich darüber im klaren sein, daß bei abnormer Rigidität falsche Werte gemessen werden und ein Glaukom übersehen werden kann. Dies ist besonders oft bei Myopie der Fall. Wiederholte Druckwerte von 22 mm Hg oder höher legen den Verdacht auf ein Glaukom nahe und erfordern weitere Untersuchungen. Eine normal aussehende Papille schließt ein Glaukom nicht aus; es ist deshalb falsch, nur mit dem Augenspiegel nach einem Glaukom zu suchen. Zu jeder Untersuchung auf Glaukom gehören eine Prüfung des Gesichtsfeldes mit programmgesteuerter statischer Perimetrie und die Gonioskopie. Tonometer ohne den amtlichen Eichstempel sind wertlos. Der negative Ausfall von Belastungsproben, die ich fast nie mehr für nötig halte und durch die Tagesdruckkurve ersetze, schließt ein Glaukom nie aus. Zur Diagnose gehören außer der Angabe der Glaukomform auch die Kammerwinkelweite und das Stadium, zur minimalen Kurzinformation weitere Angaben (Kap. 3.5).

Therapie. Die Therapie ist nur genügend, wenn der i. o. Druck durch die 24 h jeder Tag-Nacht-Periode wenigstens auf Werte unter 20 mm Hg reguliert ist. Dies ist die Mindestforderung. Bei Risikopatienten (Kap. 2.3) kann es nötig sein, eine niedrigere Grenze des Druckes anzustreben. Hieran muß man insbesondere denken, wenn bei wenig erhöhtem Druck ein Gesichtsfeldverfall auftrat oder nach einer Druckregulierung unter 20 mm Hg das Gesichtsfeld sich weiter verschlechterte. Bei einem individuell physiologischen Ausgangsdruck von 10 mm Hg kann ein Druck von 18 mm Hg bereits zu Schäden führen. Für die erste Druckeinstellung eines Patienten sind 12 Messungen zu verschiedenen Tageszeiten nötig. Diese müssen an den Nahtstellen der Therapie erfolgen, ehe wieder Tropfen fällig sind. Die ambulante Überwachung muß wie bei der Einregulierung an den Nahtstellen erfolgen und nicht 1–3 h nach der letzten Gabe eines Medikaments. Zur Überwachung muß je nach Höhe des Druckes und Zustand von Papille und Gesichtsfeld alle 6–12 Monate eine Tagesdruckkurve angelegt und bei fortschreitenden Gesichtsfeldschäden trotz vermeintlicher Druckregulierung der i. o. Druck auch morgens im Bett vor dem Aufstehen gemessen werden. Feste Verabredungen (Terminkalender) ersparen dem Patienten langes Warten und fördern seine Tendenz zu regelmäßigen Kontrollen. Die Überwachung des Druckes soll mit dem Applanationstonometer nach Goldmann erfolgen, die Überwachung des Gesichtsfeldes muß alle 6 Monate mit einer Computerperimetrie mit einem Programm, das der Fragestellung angemessen ist, geschehen. Starke Miotika eignen sich nicht für die Behandlung, weil die Nebenerscheinungen zu sehr stören. Karboanhydrasehemmer sind in der Regel keine für die Dauerbehandlung geeigneten Medikamente. Betablocker allein reichen nur bei spontanen Drucken bis 30 mm Hg aus. Sonstige Fehler s. Kap. 22.11 u. 5.2.

Aufklärung. Eine Aufklärung des Kranken verhindert, daß er Miotika wegen geringer Anfangsbeschwerden ablehnt oder sie nur so lange anwendet, wie die erste Tropfenflasche reicht. Leichtsinn wie übertriebene Ängstlichkeit lassen sich oft durch einige aufklärende Worte korrigieren. Der Patient soll seine Diagnose, den Namen des Medikaments kennen und dessen mögliche Nebenwirkungen, und er soll verstanden haben, warum regelmäßige Kontrollen erforderlich sind. Eine normale Lebensweise soll nicht eingeschränkt werden.

Aufklärungsblätter, wie sie z. B. die Fa. Dr. Winzer nach meinen Angaben gedruckt hat und die sie kostenlos abgibt, oder Aufklärungsschriften (z. B. mein Buch „Alles über den grünen Star") können die erforderliche Belehrung des Patienten zeitlich abkürzen und erleichtern. Nur etwa 50% der nur mündlich aufgeklärten Patienten tropfen nach Vorschrift!

Operation. Bei rechtzeitig gestellter Diagnose und sorgfältiger Überwachung kommt der Patient nicht erst im Spätstadium zur Operation. Im Frühstadium sind die Ergebnisse der Operation sehr gut, bei Operationen im Spätstadium jedoch kann das Gesichtsfeld trotz der Druckregulierung weiter verfallen. Bei der Operationswahl sind die häufigsten Fehler: Iridektomie ohne zusätzliche Filteroperation nach einem akuten Glaukomanfall, ohne langfristig weiter tonometrisch zu kontrollieren, ob diese Operation ausreicht und der i. o. Druck normal bleibt, Zyklodialyse bei engem Kammerwinkel, Verödungsoperationen des Ziliarkörpers als erste Operation bei primärem Glaukom. Häufig ist auch der Fehler, die Operationsentscheidung zu lange hinauszuzögern. Bei der Kombination von Katarakt und Glaukom kann man nicht damit rechnen, durch die Staroperation allein die Drucksteigerung zu regulieren, wenn es sich um ein primäres Glaukom handelt. Nur bei linsenbedingtem Sekundärglaukom wirkt die Kataraktoperation auf die Dauer druckregulierend. Irrtümlich ist auch die Vorstellung, man könne die Drucksenkung des einen Auges für das andere Auge therapeutisch benutzen. Die sog. konsenuelle Drucksenkung ist meistens ein Scheinerfolg, der auf einer vorübergehend verminderten Kammerwasserbildung beruht und nach Tagen oder Wochen wieder verschwindet.

Denken! Individualisieren, nicht schematisieren! Der vielleicht häufigste Fehler bei der Glaukombehandlung ist es, die individuellen Probleme des Patienten nicht eingehend zu bedenken, sich keine genaueste Rechenschaft über die bisherige Entwicklung von Druck, Gesichtsfeld und Sehschärfe zu geben, die Mentalität des Patienten und sein Verhalten nicht zu berücksichtigen und alle Befunde und

Angaben nicht kritisch und skeptisch zu prüfen: War der i. o. Druck wirklich immer reguliert? Hat der Patient seine Medikamente richtig angewendet? Sind die Gesichtsfelder regelmäßig und mit programmgesteuerten statischen Methoden geprüft worden, und waren die Angaben bei der Prüfung zuverlässig? Könnten noch andere Krankheiten außer der i. o. Drucksteigerung an dem Verlauf beteiligt sein, wie z. B. allgemeine Gefäßleiden oder zerebrale Veränderungen (Hypophysentumor)? Ist ein sehr langsamer und gutartiger Verlauf oder eine rasche Tendenz zum Schlechteren zu beobachten? Ist es gelungen, den i. o. Druck dauernd auf Werte um 15 mm Hg oder weniger zu senken? Wird man dem Patienten mit einer medikamentösen Therapie, einer Änderung der Therapie oder einer Operation den größeren Dienst erweisen? Man muß die Fähigkeit üben, den Patienten und seine Probleme jedesmal neu zu sehen und alle bisherigen Diagnosen, *insbesondere die eigenen,* in Frage zu stellen und kritisch erneut zu prüfen. Es zeugt von Denkfaulheit des Arztes, wenn eine Abnahme der Sehschärfe ohne Erklärung notiert ist. Beruht sie auf einer Refraktionsänderung oder einer Zunahme der Linsentrübung oder einer Zunahme des Gesichtsfeldausfalles oder auf Makulaveränderungen? Auch eine Abnahme des Gesichtsfeldes darf nicht kommentarlos notiert werden. Wir wollen wissen, ob der Altersstar zunahm oder ob die Schrumpfung des Gesichtsfeldes auf eine ungenügende Druckregulierung hinweist. Wir müssen eine Wiederholung der Perimetrie, dann eine Untersuchung von Linse und Fundus in Mydriasis und/oder eine Tagesdruckkurve veranlassen.

Es sind genügend Waffen im Kampf gegen die Erblindung durch ein Glaukom vorhanden. Die Aufgabe des Arztes ist es, sie zu kennen und richtig anzuwenden.

25 Schrifttum

Hier ist nur eine kleine Auswahl empfehlenswerter Veröffentlichungen angegeben, die sich besonders auf die Praxis beziehen. Im übrigen wird auf die 1. und 2. Auflage meines Handbuchs verwiesen.

Übersichten und Monographien:

Adler FH (1987) Physiology of the eye. Clinical applications. Moses RA, Hart WM (eds) Mosby, St. Louis

Bill A (1977) Basic physiology of the drainage of aqueous humor. In: Bito LZ, Davson H, Fenstermacher JD (eds) The ocular and cerebrospinal fluids. Exp Eye Res 25 [Suppl]: 291

Brockhurst RJ, Boruchoff SA, Hutchinson BT, Lessell S (1977) Controversy in ophthalmology. Sounders, Philadelphia London Toronto

Cairns JW (1986) Glaucoma, 2 vols. Grune & Stratton, London

Chandler RA, Grant WM (1979) Glaucoma. Lea & Febiger, Philadelphia

Goldmann H (1973) Pathophysiologie des Glaukoms. Klin Monatsbl Augenheilkd 162:427

Hoskins HB, Kass MA (1989) Becker-Shaffers diagnosis and therapy of the glaucomas, 6th ed. Mosby, St. Louis

Levy NS (1977) The effect of elevated intraocular pressure on axoplasmic transport in the optic nerve of the Rhesus monkey. Doc Ophthalmol 43:181

Leydhecker W (1973) Glaukom. Ein Handbuch, 2. Aufl. Springer, Berlin Heidelberg New York

Leydhecker W (1976) The intraocular pressure: Clinical aspects. Ann Ophthalmol 8: 389

Leydhecker W (1991) Glaukom. Hypotonie. In: Pau H (Hrsg) Therapie in der Augenheilkunde. Springer, Berlin Heidelberg New York

Lichter PR, Anderson DR (1977) Discussion on glaucoma. Gruner & Stratton, New York San Francisco London

Naumann GO (1980) Pathologie des Auges. Springer, Berlin Heidelberg New York

Ritch R, Shields MB, Krupin T (1989) The glaucomas, 2 vols. Mosby, St. Louis

Sears ML (1978) Perspectives in glaucoma research. Invest Ophthalmol 17:6

Symposien

Cairns JE, Drance SM, Hoskins HD, Leopold IH, Maumenee AE, Richardson KT, Simmons RJ, Spaeth GL, Worthen DM (1981) Symposium on glaucoma. Trans New Orleans Acad Ophthal. Mosby, St. Louis

Greve EL (1977) Symposium on medical therapy in glaucoma Amsterdam, 1976. Doc Ophthalmol 12

Krieglstein GK (1987) Glaucoma update III. Springer, Berlin Heidelberg New York Tokyo

Krieglstein GK, Leydhecker W (1979) Glaucoma update. International Glaucoma Symposium Nara/Japan, May 7–11, 1978. Springer, Berlin Heidelberg New York

Krieglstein GK, Leydhecker W (1982) Medikamentöse Glaukomtherapie. Bergmann, München

Krieglstein GK, Leydhecker W (1983) Glaucoma update II. Springer, Berlin Heidelberg New York Tokyo

Leydhecker W (Hrsg) (1967) Glaucoma. Tutzing Symposium. Karger, Basel New York

Leydhecker W (Hrsg) (1972) Round table discussions on glaucoma, Würzburg 1972. Doc Ophthalmol 33:221

Leydhecker W (1976) Glaukom-Symposion Würzburg 1974. Enke, Stuttgart

Leydhecker W, Krieglstein GK (1983) Okuläre Hypertension. Kaden, Heidelberg

1 Der Glaukombegriff

Leydhecker W (1983) Is glaucoma therapy useless? In: Leydhecker W, Krieglstein GK (eds) Glaucoma update II. Springer, Berlin Heidelberg New York Tokyo

Leydhecker W (1988) Epidemiologie und Risikofaktoren bei Glaukom. Fortschr Ophthalmol 85:38–41

Leydhecker W, Krieglstein GK (1984) Okuläre Hypertension. Kaden, Heidelberg

Pillunat LE, Stodtmeister R, Wilmanns I, Christ T (1986) Drucktoleranztest des Sehnervenkopfes bei okulärer Hypertension. Klin Monatsbl Augenheilkd 188:30

2 Der Augeninnendruck bei Gesunden

Leydhecker W (1959) Zur Verbreitung des Glaucoma simplex in der scheinbar gesunden, augenärztlich nicht behandelten Bevölkerung. Doc Ophthalmol 13:359

Leydhecker W 1961) Die homöostatische Regulation des i. o. Druckes. Experimentelle und klinische Befunde. Klin Monatsbl Augenheilkd 139:617

Leydhecker W (1962) Die konsensuelle ophthalmologische Reaktion. Klin Monatsbl Augenheilkd 140:780

Leydhecker W, Ricklefs G (1968) May glaucoma patients drink alcohol and coffee? Att 50. Congr Soc Oftal Ital Firenze 1967, 24

Leydhecker W, Weigand PD (1970) Die Wirkung unterschiedlicher Alkoholmengen auf den Augeninnendruck. Klin Monatsbl Augenheilkd 157:520

Leydhecker W, Akiyama K, Neumann HG (1958) Der intraokulare Druck gesunder menschlicher Augen. Klin Monatsbl Augenheilkd 133:662

Leydhecker W, Krieglstein GK, Uhlich E (1978) Experimentelle Untersuchungen zur Wirkungsweise alkoholischer Getränke auf den Augeninnendruck. Klin Monatsbl Augenheilkd 172:75

3 Die Einteilung der Glaukome

Lowe RF (1964) Primary creeping angle-closure glaucoma. Br J Ophthalmol 48:544

4 Die Ursachen der Drucksteigerung

Bill A (1977) Basic physiology of the drainage of aqueous humor. In: Bito LZ, Davson H, Fenstermacher JD (eds) The ocular and cerebrospinal fluids. Exp Eye Res 25 [Suppl]: 291

Goldmann H (1973) Pathophysiologie des Glaukoms. Klin Monatsbl Augenheilkd 162:427

Leydhecker W (1976) The intraocular pressure: clinical aspects. Ann Ophthalmol 8:389

Sears ML (1978) Perspectives in glaucoma research. Invest Ophthalmol 17:6

5 Glaucoma simplex, Offenwinkelglaukom

Krieglstein GK, Helmbold C, Leydhecker W (1982) Langzeiterfolge der Glaukomtherapie. Fortschr Ophthalmol 79:147

6 Akutes Winkelblockglaukom

Indeikin EN (1968) The role of hypertensive disease in the pathogenesis and clinical picture of an acute attack of primary glaucoma. Vestn Oftal (Mosk) 81: 31; ref Zentralbl Ophthalmol 101:73

Kozlov VI (1964) Decompensated glaucoma according to materials furnished by the Eye Clinic of the Donets Medical Institute. Vestn Oftal 81: 31; ref Zentralbl Ophthalmol 90:45

Leydhecker W (1969) Auslösende Ursachen und gonioskopische Befunde bei 300 Fällen von akutem Glaukom. Doc Ophthalmol 26: 539

Leydhecker W (1970) Subjective symptoms before and during 300 acute attacks of glaucoma. Excerpta Medica Internat Ophthalmol. Kongreß Mexico 1970, 222:1085–1088

Leydhecker W (1989) Alles über grünen Star, 3. Aufl. Trias/Thieme, Stuttgart, S 52

Mapstone R (1977) Outflow changes in normal eyes after closed-angle glaucoma. Br J Ophthalmol 61:637

7 Hydrophthalmie

Kwitko ML (1973) Glaucoma in infants and children. Meredith, New York

Shaffer RN, Weiss DI (1970) Congenital and paediatric glaucomas. Mosby, St. Louis

8 Sekundäre Glaukomformen

Chandler PA (1956) Atrophy of the stroma of iris. Am J Ophthalmol 41:607

Cogan DG, Reese AB (1969) A syndrome of iris nodules, ectopic descement's membrane, and unilateral glaucoma. Doc Ophthalmol 26:424

Ritch R, Shields MB (1982) The secondary glaucomas. Mosby, St. Louis Toronto London

9 Besondere Glaukomformen

Leydhecker W (1979) Simple glaucoma before the age of 30 years. Ophthalmologica (Basel) 178:32

Sunde OA (1956) On the so-called senile exfoliation of the anterior lens capsule. A clinical and anatonical study. Acta Ophthalmol (Copenh) [Suppl] 45:84

Tarkkanen A (1962) Pseudoexfoliation of the lens capsule. A clinical study of 418 patients with special reference to glaucoma, cataract and changes of the vitreous. Acta Ophthalmol (Copenh) [Suppl] 71

10 Lebensweise

Leydhecker W (1955) Influence of coffee upon ocular tension in normal and glaucomatous eyes. Am J Ophthalmol 39:700

12 Probleme bei der Begutachtung Glaukomkranker

Leydhecker W (1973) Die Begutachtung Glaukomkranker. Klin Monatsbl Augenheilkd 162:262

13 Tonometrie

Alpar JJ (1983) The use of the home tonometry in the diagnosis and treatment of glaucoma. Glaucoma 5:130–132

Draeger J (1971) Tonometrie und Tonografie in der Glaukomdiagnostik. Bücherei des Augenarztes, Bd 56. Enke, Stuttgart, S 28

Espildora-Couso J, Vicuña P, Muga R, Vaisman M, Covian TLO, González O (1969) Valor clinico de la curva de tension diaria. Ann Inst Barraquer 9:478

Krieglstein GK, Leydhecker W (1979) Interobserver variation in applanation tonometry and cup disc estimation. In: Leydhecker W, Krieglstein GK (Hrsg) International Glaucoma Symposium Nara 1978. Springer, Berlin Heidelberg New York

Leydhecker W, Krehn E (1983) Vergleich zwischen Non-Contact-Tonometer und Applanationstonometer. Z Prakt Augenheilkd 4:381

Leydhecker W, Akiyama K, Meinke C, Neumann HG (1958) Die Fehlergröße der Messung mit dem geeichten Schiötz-Tonometer am lebenden Menschenauge. Klin Monatsbl Augenheilkd 132:855

Moses RA (1960) Fluorescein in applanation tonometry. Am J Ophthalmol 49:1149

Phelps CD, Phelps GK (1976) Measurement of intraocular pressure: a study of its reproducibility. Graefes Arch Klin Exp Ophthalmol 198:39

Roper DL (1980) Applanation tonometry with and without fluorescein. Am J Ophthalmol 90:668

Schmidt T (1962) Über die praktische Bedeutung des Differenzwertes. Ophthalmologica 143:324

Schmidt T (1965) Tonometrie und Differentialtonometrie, Tension und Rigiditätskoeffizient. Doc Ophthalmol (Den Haag) 19:123

Wilensky JT, Gieser DK, Mori MT, Langenberg PW, Zeimer RC (1987) Self-tonometry to manage patients with glaucoma and apparently controlled intraocular pressure. Arch Ophthalmol 105:1072–1075

14 Die Tonografie nach Grant und der Tonografietest nach Leydhecker

Dähler H, Herber K (1974) Erfahrungen mit dem Tonografietest. Klin Monatsbl Augenheilkd 164:795

Dausch D, Wachholz EA, Honegger H (1975) Tonografietest nach Leydhecker. Klinischer Vergleich mit der Tonografie nach Grant. Klin Monatsbl Augenheilkd 166:59

Fisher RF (1972) Value of tonometry and tonography in the diagnosis of glaucoma. Br J Ophthalmol 56:200

Garner LL (1965) Tonography and the glaucomas. Thomas, Springfield, Ill

Leydhecker W (1958) Ein neues Verfahren der klinischen Tonografie. Klin Monatsbl Augenheilkd 132:77

Leydhecker W (1968) Klinische Bedeutung der Tonografie und des Tonografietests. Doc Ophthalmol (Den Haag) 25:100

Leydhecker W (1968) Wert und Unwert der Tonografie. Klin Monatsbl Augenheilkd 153:857

Leydhecker W (1977) Manual der Tonografie. Springer, Berlin Heidelberg New York

15 Die Tagesdruckkurve

Leydhecker W (1956) La tensión ocular en los glaucomatosos debe tomarse por la mañana antes o después de levantarse? (Soll man die Tension bei Glaukomkranken morgens vor dem Aufstehen messen?) Arch Soc Oftalmol Hisp Am 16:348

16 Belastungsproben

Friedman Z, Neumann E (1972) Comparison of prone-position, dark-room, and mydriatic tests for angle-closure glaucoma before and after peripheral iridectomy. Am J Ophthalmol 74:24

Hyams SW, Friedman BZ, Neumann E (1968) Elevated intraocular pressure in the prone position. A new provocative test for angle-closure glaucoma. Am J Ophthalmol 66:661

Leydhecker W (1950) The water-drinking test. Br J Ophthalmol 34:169

Leydhecker W (1954) Die Priscolprobe bei Glaukom. Klin Monatsbl Augenheilkd 125:57

Leydhecker W (1954) Die Wirkung von Homatropin auf die Tension des gesunden und des glaukomkranken Auges. Graefes Arch Ophthalmol 155:386

Leydhecker W (1954) Evaluation of the water-drinking test. Br J Ophthalmol 38:290

Leydhecker W (1955) Provocative tests in glaucoma-I. In: Duke-Elder S (ed) Glaucoma. A Symposium. Blackwell, Oxford, pp 205–225

Makabe R (1970) Praktische Bedeutung der Glaukomprovokationstests. Arch Klin Exp Ophthalmol 180:193

Mapstone R (1976) Provocative tests in closed-angle glaucoma. Br J Ophthalmol 60:115

Mapstone R (1977) Outflow changes in normal eyes after closed-angle glaucoma. Br J Ophthalmol 61:637

17 Gonioskopie

Anderson DR (1979) Corneal indentation to relieve acute angle-glaucoma. Am J Ophthalmol 88:1091

Becker S, Grüning H (1976) Gonioskopie. Lehrbuch und Atlas mit steroskopischen Bildern. Schattauer, Stuttgart

Dellaporta A (1975) Historical notes on gonioscopy. Surv Ophthalmol 20:137

Gorin G, Posner A (1967) Slit lamp gonioscopy, 3rd ed. Williams & Wilkins, Baltimore

Scheie HG (1957) Width and pigmentation of the angle of the anterior chamber. A system of grading by gonioscopy. Arch Ophthalmol 58:510

Shaffer RN (1960) Symposium: Primary Glaucomas. III Gonioscopy, ophthalmoscopy and perimetry. Trans Am Acad Ophthalmol Otol 62:112

Shaffer RN (1962) Stereoscopic manual of gonioscopy. Mosby, St. Louis

18 Perimetrie

Arden GB, Jacobson JJ (1978) A simple grating test for contrast sensitivity: preliminary results indicate value in screening for glaucoma. Invest Ophthalmol Vis Sci 17:23

Armaly MF (1972) Selective perimetry for glaucomatous defects in ocular hypertension. Arch Ophthalmol 87:518–524

Aulhorn E, Harms H (1967) Early visual field defects in glaucoma. In: Leydhecker W (ed) Glaucoma Symposium, Tutzing Castle. Karger, Basel New York, p 151

Drance SM (1972) A screening method for temporal visual defects in chronic simple glaucoma. Can Ophthalmol 7:428–429

Drance SM, Lakowski R (1982) Colour vision in glaucoma. In: Krieglstein GK, Leydhecker W (eds) Glaucoma update II. Springer, Berlin Heidelberg New York Tokyo, pp 117–121

Enoch JM, Fitzgerald CR, Campos EC, Temme LA (1980) Different functional changes recorded in open angle glaucoma and anterior ischemic optic neuropathy. Doc Ophthalmol 50:169

Flammer J (1983) Vermehrte Fluktuationen der perimetrischen Untersuchungsergebnisse bei okulärer Hypertension. In: Leydhecker W, Krieglstein GK (Hrsg) Okuläre Hypertension. Kaden, Heidelberg, S 79–80

Gramer E, Mohamed J, Krieglstein GK (1982) Der Ort von Gesichtsfeldausfällen bei Glaucoma simplex, Glaukom ohne Hochdruck und ischämischer Neuropathie. Indikationen zur vasoaktiven Therapie. In: Krieglstein GK, Leydhecker W (Hrsg) Medikamentöse Glaukomtherapie. Bergmann, München, S 115–121

Gramer E, Gerlach R, Krieglstein GK, Leydhecker W (1982) Zur Topographie früher glaukomatöser Gesichtsfeldausfälle bei der Computerperimetrie. Klin Monatsbl Augenheilkd 180:515

Leydhecker W (1983) Perimetry update. Ann Ophthalmol 15:511–543

Leydhecker W, Krieglstein GK (1982) Programmgesteuerte Perimetrie. Kaden, Heidelberg

Quigley HA, Addicks EM (1982) Quantitative studies of retinal nerve fiber layer defects. Arch Ophthalmol 100:807

Quigley HA, Addicks EM, Green WR (1982)
Optic nerve damage in human glaucoma.
III. Quantitative correlation of nerve fiber
loss and visual field defect in glaucoma
ischemic neuropathy, papilledema and toxic
neuropathy. Arch Ophthalmol 100: 135
Rock WJ, Drance SM, Morgan RW (1973) Visual field screening in glaucoma: an evaluation of the Armaly technique for screening
glaucomatous visual fields. Arch Ophthalmol 89: 287–290

19 Papillenveränderungen bei Glaukom

Airaksinen PJ (1983) Beobachtungen an der
Nervenfaserschicht der Netzhaut bei okulärer Hypertension und bei frühem Glaukom.
In: Leydhecker W, Krieglstein GK (Hrsg)
Okuläre Hypertension. Heidelberg
Drance SM (1976) Correlation between optic
disc changes and visual field defects in chro-
nic open-angle glaucoma. Trans Am Acad
Ophthalmol Otolaryngol 81: 224
Drance SM, Fairclough M, Butler DM, Kott-
ler MS (1977) The importance of disc he-
morrhage in the prognosis of chronic open
angle glaucoma. Arch Ophthalmol 95: 226
Gloor B (1982) Die Computerperimetrie in
der langfristigen Beurteilung des Glau-
koms. In: Krieglstein GK, Leydhecker W
(Hrsg) Medikamentöse Glaukomtherapie.
Bergmann, München, S 59–72
Gloster J (1975) Vertical ovalness of glaucomatous cupping. Br J Ophthalmol 59: 721
Gloster J (1977) Photographie der Papillen bei
der Glaukombehandlung. Klin Monatsbl
Augenheilkd 170: 842
Gloster J (1978) Quantitative relationship between cupping of the optic disc and visual
field loss in chronic simple glaucoma. Br J
Ophthalmol 62: 665
Goldmann H, Lotmar W (1984) Quantitative
studies in stereochronoscopy (Sc): applica-
tion to the disc in glaucoma. Graefes Arch
Ophthalmol 222: 38
Hitchings RA, Spaeth GL (1976) The optic
disc glaucoma. I: Classification. Br J Ophthalmol 60: 778
Hitchings RA, Spaeth GL (1977) The optic
disc in glaucoma. II: Correlation of the ap-
pearance of the optic disc with the visual
field. Br J Ophthalmol 61: 107
Hoskins HD, Gelber EE (1975) Optic disk to-
pography and visual field defects in patients
with increased intraocular pressure. Am J
Ophthalmol 80: 284

Krieglstein GK, Leydhecker W (1979) Die
Beobachtervarianz der Exkavationsbeur-
teilung der Papille. Ber Dtsch Ophthalmol
Ges 76: 627
Kronfeld PC (1974) Glaucoma and the optic
nerve: a historical review. Surv Ophthalmol 19: 154–165
Levene RZ (1980) Low tension glaucoma. A
critical review and new material. Surv Ophthalmol 24: 621
Minckler DS, Spaeth GL (1981) Optic nerve
damage in glaucoma. Surv Ophthalmol 26:
128
Quigley HA, Green WR (1978) The histology
of human glaucoma cuppings and optic
nerve damage: Clinicopathologic correlation in 21 eyes. Am Acad Ophthalmol 86:
1803
Shaffer RN, Ridgway WL, Brown R, Kramer
SG (1975) The use of diagrams to record
changes in glaucomatous disks. Am J Ophthalmol 80: 460
Spaeth GL (1977) The pathogenesis of nerve
damage in glaucoma: contributions of fluorescein angiography. Grune & Stratton,
New York San Francisco London
Tsukahara S, Nagataki S, Sugaya M, Yoshida
S, Komuro Y (1978) Visual field defects,
cup-disc-ratio and fluorescein angiography
in glaucomatous optic atrophy. Adv Ophthalmol 35: 73

21 Medikamente zur Glaukombehandlung

Fechner PU, Teichmann KD (1990) Medikamentöse Augentherapie, 3. Aufl neu bearb
von Teichmann KD. Enke, Stuttgart
Leydhecker W (1986) Umstrittene Fragen
und neue Entwicklungen in der Glaukomtherapie. Z Prakt Augenheilkd 7: 307–312

22 Medikamentöse Therapie, Überwachung und Aufklärung

Araie M, Takase M (1981) Effects of various
drugs on aqueous humor dynamics in man.
Japn J Ophthalmol 25: 91
Heilmann K (1974) Medikamentöse Glau-
komtherapie. Enke, Stuttgart
Krieglstein GK, Leydhecker W (1982) Medi-
kamentöse Glaukomtherapie. Bergmann,
München
Leydhecker W (1971) Fehler bei der medika-
mentösen Behandlung des Glaukoms. Bü-

cherei des Augenarztes, Bd 56. Enke, Stuttgart, S 42

Leydhecker W (1976) Ist eine medikamentöse Behandlung des glaukomatösen Gesichtsfeldausfalles möglich? Ergebnisse einer Doppelblindstudie. Klin Monatsbl Augenheilkd 168:631

Leydhecker W (1977) Sympathikomimetika und Sympathikolytika in der Glaukomtherapie. Klin Monatsbl Augenheilkd 171:538

Leydhecker W (1978) Alles über grünen Star. Thieme, Stuttgart

Leydhecker W (1987) Drucknormalisierung und Erhaltung des Gesichtsfeldes bei Glaukom. Z Prakt Augenheilkd 8:13–19

Leydhecker W (1990) Merkblätter für Patienten, Glaukompaß (kostenlos durch Fa. Dr. Winzer, Konstanz)

Leydhecker W, Gramer E (1989) Long-term studies of visual field changes by means of computerized perimetry (Octopus 201) in eyes with glaucomatous field defects after normalization of the intra-ocular pressure. Intern Ophthalmol 13:113–117

Leydhecker W, Gramer E, Löhr K, Krieglstein GK (1980) Erfahrungen mit der umfassenden Aufklärung des Glaukompatienten durch ein Informationsbuch. Z Prakt Augenheilkd 5:43–49

Leydhecker W, Löhr K, Gramer E, Krieglstein GK (1980) Die Aufklärung Glaukomkranker vor der Operation. Z Prakt Augenheilkd 4:50–56

Richardson KT (1972) Diagnostic evaluation and therapeutic decision in the glaucomas. Br J Ophthalmol 56:216

Tuovinen E (1961) Therapeutic results in primary glaucoma. Raittiuskansan Kirjapaino Oy, Helsinki

23 Operationen

Alle modernen Operationslehren

Ancker E, Molteno ACB (1980) Die chirurgische Behandlung des chronischen Aphakieglaukoms mit dem Moltenokunststoffimplantat. Klin Monatsbl Augenheilkd 177:365

Benedikt O (1977) Ein neues operatives Verfahren zur Behandlung des malignen Glaukoms. Klin Monatsbl Augenheilkd 170:665

Cairns JE (1968) Trabeculectomy. Am J Ophthalmol 66:673

Hager H (1977) Lasermikrochirurgie der aufgehobenen Vorderkammer. Klin Monatsbl Augenheilkd 171:252

Luntz MH, Harrison R, Schenker HI (1984) Glaucoma surgery. Williams & Wilkins, Baltimore London

Molteno ACB, Ancker E (1984) Surgical technique for advanced juvenile glaucoma. Arch Ophthalmol 102:51

Theodossiadis G (1977) Management of aphakic pupillary block. A new argonlaser approach. Ophthalmologica 174:310

Watson PG (1972) Surgery of glaucomas. Br J Ophthalmol 56:299

26 Sachverzeichnis